Ambulante Pflege von A bis Z

Martina Döbele
Ute Becker
(Hrsg.)

Ambulante Pflege von A bis Z

2., aktualisierte und überarbeitete Auflage

Mit 38 Abbildungen

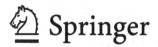 Springer

Herausgeber
Martina Döbele
Mörlenbach, Deutschland

Ute Becker
Karlsruhe, Deutschland

1. Auflage ursprünglich erschienen unter dem Titel:
Beifahrersitzbuch – Ambulante Pflege

ISBN 978-3-662-49884-2   978-3-662-49885-9 (eBook)
DOI 10.1007/978-3-662-49885-9

Die Deutsche Nationalbibliothek verzeichnet diese Publikation in der Deutschen Nationalbibliografie; detaillierte bibliografische Daten sind im Internet über http://dnb.d-nb.de abrufbar.

Umschlaggestaltung: deblik Berlin
Fotonachweis Umschlag: © fotolia/Photographee.eu

Gedruckt auf säurefreiem und chlorfrei gebleichtem Papier

Springer ist Teil von Springer Nature
Die eingetragene Gesellschaft ist Springer-Verlag GmbH Berlin Heidelberg

Vorwort

Kennen Sie das auch, unterwegs von einem Pflegebedürftigen zum nächsten? Die Situationen wechseln im Minutentakt. Kein Kollege weit und breit, mit dem man sich mal eben besprechen kann. Oder es fährt eine Schülerin mit, der Sie viele Abläufe und Pflegemaßnahmen erklären müssen, und Sie halten kurz inne, ob Sie bei der Anleitung auch an alles Wichtige gedacht haben. Wäre es dann nicht erleichternd, wenn Sie ein Buch zur Hand hätten, welches kompakt von A bis Z alle wichtigen Pflegemaßnahmen zur Verfügung stellt?

Mit diesem Handbuch haben wir eine praxistaugliche Mischung aus fundiertem pflegerischem Basiswissen, Informationen zum Umgang mit medizinischen Notfallsituationen und Selbstpflegethemen wie Stress- und Zeitmanagement zusammengestellt.

Es ist bewusst kurz gehalten und ermöglicht so eine schnelle Informationsaufnahme, denn wir wissen aus unserer täglichen Arbeit, wie viele Schwierigkeiten und Eventualitäten bei der täglichen Arbeit in der ambulanten Pflege auftreten können. Darüber hinaus bietet es eine gute Ergänzung zum standardisierten Pflegewissen durch die Aufnahme alternativer Pflegemethoden, die immer mehr gefordert werden.

Wir – das sind eine erfahrene Pflegemanagerin und Krankenschwester und eine Ärztin, beide mit langjähriger Erfahrung in der häuslichen Versorgung Pflegebedürftiger – möchten unser Wissen und unseren Erfahrungsschatz aus der Praxis weitergeben. Wir hoffen, dass Ihnen das Buch in manchen Situationen ein hilfreicher Begleiter sein wird.

Wir bedanken uns bei Frau Susanne Sobich, die uns immer kompetent zur Seite steht. Für das umsichtige Projektmanagement danken wir Frau Dr. Ulrike Niesel.

Der Lektorin Frau Annette Allée gilt unsere Anerkennung für ihre Übersicht und ihre Gründlichkeit. Für die fachliche Unterstützung danken wir Frau Gerlinde Krawutschke, Frau Andrea Kirstätter und Frau Shuyana Becker. Unseren Familien und Freunden schulden wir großen Dank für ihr Verständnis, ihre Unterstützung und Toleranz in der Zeit der Erstellung dieses Buches.

Ute Becker und Martina Döbele
Karlsruhe und Mörlenbach, im Februar 2016

Inhaltsverzeichnis

Abkürzungen

AEDL	Aktivitäten und existenzielle Erfahrungen des Lebens (Pflegemodell nach Krohwinkel)
ASE	Atemstimulierende Einreibung
ASS	Acetylsalicylsäure
AZ	Allgemeinzustand
BDSG	Bundesdatenschutzgesetz
BGB	Bürgerliches Gesetzbuch
BGV	Berufsgenossenschaftliche Vorschrift
BMI	Body-Mass-Index
BZ	Blutzucker
C	Celsius
Ch	Charrière
cm	Zentimeter
CO_2	Kohlendioxid
COPD	»chronic obstructive pulmonary disease« = chronisch obstruktive Lungenkrankheit
DBS	diabetisches Fußsyndrom
DCM	Dementia Care Mapping
DIN	Deutsche Industrienorm
dl	Deziliter
DNQP	Deutsches Netzwerk für Qualitätsentwicklung in der Pflege
EPH	»edema, proteinuria, hypertension« (Gestose)
EPUAP	European Pressure Ulcer Advisory Panel – Europäisches Beratungsgremium für Dekubitus
Essl.	Esslöffel
EV	Erstverordnung
EZ	Ernährungszustand
FeM	freiheitsentziehende Maßnahmen
FV	Folgeverordnung
gtt	Guttae = Tropfen
HBV	Hepatitis-B-Virus
HCV	Hepatitis-C-Virus
HIV	»human immunodeficiency virus«

i.c.	intrakutan
IE	Internationale Einheit
i.m.	intramuskulär
INR	»international normalized ratio«
i.v.	intravenös
kg	Kilogramm
l	Liter
M.	Musculus
MDK	Medizinischer Dienst der Krankenkassen
MDS	Medizinischer Dienst des Spitzenverbandes Bund der Krankenkassen e.V.
mg/dl	mg% = Milligramm pro 100ml
MKS	medizinische Kompressionsstrümpfe
ml	Milliliter
mm	Millimeter
mmHg	Druckeinheit (Millimeter Quecksilbersäule)
mmol/l	Millimol pro Liter
MNA	Mini Nutritional Assessment
MRSA	Methicillin-resistenter Staphylococcus aureus
MTS	medizinische Thromboseprophylaxestrümpfe
NaCl	Natriumchlorid
NLP	neurolinguistisches Programmieren
NP-Insulin	Verzögerungsinsulin (Neutral Protamin Hagedorn)
NSAR	nichsteroidale Antirheumatika
O_2	Sauerstoff
ORSA	Oxacillin-resistenter Staphylococcus aureus
PCA	»patient-controlled analgesia« = Schmerzpumpe
PEA	Person mit eingeschränkter Alltagskompetenz
PEG	perkutane endoskopische Gastrostomie
ph-Wert	Pondus hydrogenii (Maß für den Säuregehalt einer Lösung)
PIN (-Code)	Persönliche Identifikationsnummer
PKV	phlebologischer Kompressionsverband
PKW	Personenkraftwagen
RR	Blutdruck nach Riva-Rocci (mmHg)
s.c.	subkutan
SGB	Sozialgesetzbuch
StGB	Strafgesetzbuch

U	»unit«, engl. für »Einheit«
UCA	Ulcus cruris arteriosum
UCM	Ulcus cruris mixtum
UCV	Ulcus cruris venosum
UVV	Unfallverhütungsvorschrift
VW	Verbandswechsel
ZVR	Zentrales Vorsorgeregister (der Bundesnotarkammer)

Abend- und Nachtpflege

Martina Döbele, Ute Becker

M. Döbele, U. Becker (Hrsg.), *Ambulante Pflege von A–Z*,
DOI 10.1007/978-3-662-49885-9_1,
© Springer-Verlag Berlin Heidelberg 2016

Abendpflege

Die individuelle Versorgung am späten Abend ist eine Hauptaufgabe der Spätschicht. Es wird dafür gesorgt, dem Pflegebedürftigen Wohlbefinden und Sicherheit für die Nacht zu vermitteln.

- **Ziel**
- Schaffen guter Schlafbedingungen
- Gewährleisten der gewohnten Körperhygiene
- Gewährleisten der Flüssigkeitsversorgung
- Gewährleisten benötigter Behandlungspflegen

- **Maßnahmen**
- Erforderliche Behandlungspflege durchführen
- Kontrolle, ob der Notrufsender getragen wird und/oder das Telefon bereitliegt
- Auf Wunsch Nachtlicht oder Flurbeleuchtung anschalten
- Evtl. Wohnungstür abschließen (► Kap. Freiheitsentziehende Maßnahmen)
- Ggf. Flüssigkeitszufuhr: ein oder mehrere Getränke griffbereit ans Bett stellen
- Ggf. Spätmahlzeit bereitstellen
- Schalter der Nachttischlampe gut erreichbar positionieren

Bei mobilen/teilmobilen Personen:
- Unterstützung bei der Körperpflege, z. B. bei der Zahnpflege und beim Umkleiden zur Nacht
- Hilfe bei der Ausscheidung:
    - auf Toilette begleiten oder Unterstützung zur Nutzung des Toilettenstuhls

- Unterstützung beim Transfer ins Bett
- Ggf. Toilettenstuhl mit angezogenen Bremsen gut erreichbar neben dem Bett platzieren
- Ggf. Rollstuhl, Rollator, Gehbock in Reichweite stellen

Bei immobilen/inkontinenten Personen:
- Ggf. Übernahme bei der Körperpflege, z. B. Zahnpflege
- Flüssigkeit verabreichen
- Ggf. Positionierung nach individuellen Bedürfnissen bzw. gemäß Plan
- Lüften des Schlafraums/Pflegezimmers

> Nächtliche Versorgung bieten die meisten Pflegedienste im Rahmen einer Rufbereitschaft für den Notfall an.

Nachtpflege

Die Nachtpflege richtet sich an alle Menschen, die nachts auf Hilfe angewiesen sind. Gleichzeitig kann sie eine große Entlastung für pflegende Angehörige sein. Spezialisierte Pflegedienste bieten dazu Einsätze nach 22:00 bis 06:00 Uhr an. Als Kooperationspartner mit regionalen Pflegediensten können sie eine pflegerische Versorgung rund um die Uhr sicherstellen.

- **Maßnahmen**
- Alle oben genannten Maßnahmen der Abendpflege
- Postoperative Versorgung und Überwachung in der Nacht
- Nachtwachen z. B. zur Sterbebegleitung
- Nächtliche Besuche z. B. für Injektionen bei Tumorpatienten
- Nächtliche Positionswechsel zur Dekubitusprophylaxe
- Sicherheits- und Betreuungsbesuche

Praxistipp

Serviceangebote für Pflegebedürftige: Begleitung zu kulturellen Veranstaltungen am späten Abend durch Mitarbeiter der Nachtpflege.

Absaugen

Martina Döbele, Ute Becker

M. Döbele, U. Becker (Hrsg.), *Ambulante Pflege von A–Z*,
DOI 10.1007/978-3-662-49885-9_2,
© Springer-Verlag Berlin Heidelberg 2016

Das Absaugen dient der Entfernung von Sekret aus den oberen Luftwegen. Dies ist für die Betroffenen unangenehm. Wichtig sind daher ein beruhigender Umgang mit dem Patienten und genaue Information über die Durchführung der Maßnahme.

Das Absaugen sollte in Anbetracht der Belastung für den Patienten sowie der möglichen Komplikationen nur von erfahrenen Pflegefachkräften durchgeführt werden.

Absaugen

Beim Absaugen handelt es sich um die Entfernung von Sekret oder aspirierten Stoffen aus den Atemwegen mit Hilfe eines Absaugkatheters. Es kann über Mund, Nase, oder Tracheostoma abgesaugt werden.

Abgesaugt werden Patienten mit:
- Erhöhter Sekretproduktion (z. B. bei COPD)
- Veränderter Sekretbeschaffenheit (z. B. bei Mukoviszidose)
- Verminderter Fähigkeit zum Abhusten

Abgesaugt wird, sobald die Atemwege hörbar (atemsynchrone Rassel- bzw. Brodelgeräusche) oder sichtbar verlegt sind.

- **Ziel**
- Freie Belüftung der Atemwege (Sekretfreiheit)
- Vermeidung von Infektionen

❯ Absaugen nach den Bedürfnissen des Patienten: so oft wie nötig und so selten wie möglich.

- **Material**
- Absauggerät
- Händedesinfektionsmittel
- Sterile und unsterile Handschuhe
- Mehrere sterile Absaugkatheter mit kurzer gewinkelter Spitze (Charrière je nach Sekretmenge und -beschaffenheit)
- Mundpflegeutensilien
- Ggf. NaCl 0,9% zum Anspülen
- Gefäß mit Wasser zum Durchspülen des Absaugschlauches
- Abwurfbehälter

❯ Bei Patienten mit Gerinnungsstörungen (ASS, Marcumar): atraumatischen Katheter verwenden. Atraumatische Absaugkatheter müssen unter Sog eingeführt werden, da sich an der Katheterspitze ein Luftpolster bildet.

- **Vorbereitung**
- Information des Patienten
- Test der Funktionsfähigkeit des Absauggerätes
- Gefäß mit Wasser vorbereiten zum Durchspülen des Absaugschlauches
- Sterile Handschuhe und Abwurfbehälter bereitlegen
- Mehrere sterile Absaugkatheter bereitlegen

❯ Das Absaugen erfolgt unter aseptischen Bedingungen.

- **Maßnahmen**

❯ Absaugfrequenz: Die Häufigkeit des Absaugens ist von der Atemsituation des Patienten abhängig. Nach sekretmobilisierenden Maßnahmen und bei Hinweis auf Sekret in den Atemwegen kann Absaugen notwendig werden, außerdem vor dem Wechsel der Kanüle bei tracheotomierten Patienten.

- Patienten positionieren
- Eventuell liegende Magensonde vor dem Absaugvorgang öffnen
- Absauggerät einschalten (am Manometer darf nur ein Vakuum von höchsten 0,1–0,2 bar oder 1–2 cm H_2O-Säule eingestellt werden)
- Hände desinfizieren
- Katheterhülle an der Perforation öffnen und Absaugschlauch bereithalten
- Sterile Handschuhe anziehen

Absaugen durch den Mund:

- Verbinden des Katheters mit dem Absaugschlauch des Gerätes (sterile Hand am Absaugkatheter, unsterile Hand am Schlauch des Absauggerätes)
- Patienten auffordern, den Mund zu öffnen
- Katheter wird ohne Sog durch den Mund während der hörbaren Einatmungsphase des Patienten in die Trachea eingeführt
- Sog herstellen durch Schließen des Fingertips
- Katheter wird unter leichten Drehbewegungen langsam zurückgezogen und das Sekret abgesaugt
- Absaugkatheter verwerfen, Absaugschlauch durchspülen

❯ **Nie Katheter erneut vorschieben (Gefahr der Keimverschleppung).**

Absaugen durch die Nase:

- Evtl. Anästhesin- oder Xylocaincreme/-gel für den Katheter verwenden
- Katheter wird während der hörbaren Einatmungsphase ohne Sog durch das Nasenloch in die Trachea des Patienten eingeführt
- Weiteres Vorgehen wie beim Absaugen durch den Mund

Absaugen von tracheotomierten Patienten:

- Der Katheter wird ohne Sog durch die Trachealkanüle in die Trachea eingeführt
- Atraumatische Katheter werden mit Sog eingeführt. Sie sind empfehlenswert, da schleimhautschonender
- Sog herstellen durch Schließen des Fingertips oder durch Schließen der Öffnung des Aeroflow-Katheters
- Katheter wird unter leichter Drehbewegung langsam zurückgezogen und das Sekret abgesaugt
- Kein »Herumstochern« in der Trachea! Maximal 15 Sekunden absaugen
- Kontrolle der Lage der Trachealkanüle

Bei allen Absaugvorgängen:

- Absaugkatheter wird nach dem Absaugvorgang zusammengerollt und in dem darüber gestreiften Handschuh entsorgt
- Absaugschlauch und Fingertip bei noch laufendem Absauggerät mit Wasser kräftig nachspülen, um den Schlauch vom Sekret zu befreien
- Abschalten des Gerätes
- Die Atmung des Patienten beobachten: Sind die Atemwege weiterhin hörbar oder sichtbar verlegt oder weiterhin atemabhängige Rassel- oder Brodelgeräusche zu hören, Absaugvorgang wiederholen

— Für jeden Absaugvorgang einen neuen Absaugkatheter verwenden
— Nach dem Absaugen werden die Vitalzeichen kontrolliert

❯ An Komplikationen können auftreten:
  ▪ Patient wehrt sich: behutsames Vorgehen, erneute Aufklärung
  ▪ Herzrhythmusstörungen durch Vagusreiz: Beobachtung, ggf. Hausarzt benachrichtigen
  ▪ Verletzungen der Schleimhaut: Beobachtung, ggf. Hausarzt benachrichtigen
  ▪ Würgereiz
  ▪ Keimverschleppung: deshalb so steril wie möglich arbeiten
  ▪ Versehentliche Dekanülierung: Kanüle wieder einsetzen

▪ **Nachbereitung**
— Einmal täglich Reinigung und Desinfektion des Auffangbehälters am Absauggerät
— Materialbestand überprüfen
— Dokumentation von Vitalzeichen, Datum, Uhrzeit, Sekretmenge und Besonderheiten

❯ Bei Auffälligkeiten wird der Hausarzt informiert.

Alkoholabhängigkeit

Martina Döbele, Ute Becker

M. Döbele, U. Becker (Hrsg.), *Ambulante Pflege von A–Z*,
DOI 10.1007/978-3-662-49885-9_3,
© Springer-Verlag Berlin Heidelberg 2016

Menschen mit Alkoholproblemen finden sich in allen gesellschaftlichen Milieus und Berufsgruppen. Jede Alkoholkrankheit ist individuell.

Kenntnis der Fakten zu Alkoholabhängigkeit ist Voraussetzung, um mit Menschen, die Alkoholprobleme haben, angemessen und kompetent umgehen zu können.

Alkoholabhängigkeit wird in Deutschland seit 1968 als Krankheit anerkannt.

Alkoholabhängigkeit

Mindestens drei der folgenden Kriterien müssen während der letzten 12 Monate erfüllt sein:

- Starker Konsumwunsch
- Verminderte Kontrollfähigkeit
- Entzugserscheinungen
- Toleranzentwicklung (Alkoholmenge muss gesteigert werden, um gleiche Wirkung hervorzurufen)
- Fokussierung auf Alkohol, Vernachlässigung anderer Aktivitäten
- Konsum trotz eindeutig schädigender Folgen

Alkoholmissbrauch

Alkoholkonsum, der in den letzten 12 Monaten wiederholt zu einer persönlichen oder sozialen Beeinträchtigung in mindestens einem der folgenden Bereiche geführt hat:

- Schwerwiegende Beeinträchtigung bei Arbeit, Haushalt oder Schule
- Riskantes Verhalten unter Alkoholeinfluss (Straßenverkehr, Maschinenbedienung)
- Wiederholt Probleme mit Polizei und Gesetz unter Alkoholeinfluss
- Konsum trotz bestehender Probleme mit dem Umfeld

■ **Körperliche Folgen**

▶ **Alkohol ist ein Zellgift, körperliche Folgeerkrankungen betreffen alle Organe.**

Häufige Komplikationen:
- Leberverfettung, Leberzirrhose
- Schleimhautschädigung bzw. Geschwüre des gesamten Verdauungstraktes
- Entzündungen der Bauchspeicheldrüse
- Polyneuropathien (Taubheit, Missempfindungen, Lähmungen der Extremitäten)

■ **Symptome**

Die Symptome einer Alkoholabhängigkeit sind individuell unterschiedlich. Die Betroffenen sind häufig im Alltagsleben gut integriert. Bei Alkoholabhängigkeit und -missbrauch steigen die Risiken sozialer und familiärer Ausgrenzung.

Anzeichen können sein:
- Wiederholter Alkoholgeruch, torkelnder Gang, undeutliche Sprache
- Gesichtsrötung
- Persönlichkeitsveränderungen (Aggression, Redseligkeit, Suche nach körperlichem Kontakt)
- Vermehrt Magenschmerzen oder Durchfall
- Vermehrt leere Alkoholflaschen am Flaschensammelplatz
- Verwahrlosung des Patienten oder der Wohnung
- Gewichtsabnahme

Wichtig ist, körperliche Ursachen auszuschließen (Hausarzt informieren).

Zeichen des körperlichen Alkoholentzugs:
- Schlafstörungen, Unruhe
- Vermehrtes Schwitzen
- Pulserhöhung, Blutdruckerhöhung
- Tremor, Übelkeit, Erbrechen

▶ **Ein körperlicher Alkoholentzug kann zu schweren Komplikationen führen (Delir), er erfordert in der Regel eine stationäre Überwachung.**

Komplikationen bei Alkoholentzug:
- Krampfanfälle
- Delir: Halluzinationen, Wahn, Desorientiertheit, Bewusstseinsstörung, Verkennung, Schwitzen, grobschlägiger Tremor, Tachykardie
- Wernicke-Enzephalopathie: Blicklähmung, Nystagmus, Ataxie, Delir

> ❯ Entzugskomplikationen stellen immer einen Notfall dar:
> Notarzt anfordern unter Angabe der Verdachtsdiagnose.

- **Maßnahmen**

Der Umgang mit Alkoholabhängigkeit ist schwierig. Selbst behutsames und taktvolles Ansprechen einer fraglichen oder offensichtlichen Alkoholproblematik kann als Bevormundung und böswillige Unterstellung aufgefasst werden.

Andererseits kann das Ignorieren eines krankhaften Trinkverhaltens zu schweren Komplikationen für die Betroffenen führen.

- **Maßnahmen im Pflegealltag**

- Jeder Mensch hat das Recht, trotz aller Risiken Alkohol in gewünschter Menge zu sich zu nehmen
- Bei Verdacht auf Alkoholmissbrauch ist es sinnvoll, die Betroffenen beharrlich und wiederholt darauf anzusprechen
- Persönliche Achtung signalisieren, Verständnis für die Schamgefühle der Angesprochenen zeigen
- Keine moralischen Bewertungen!
- Ermutigen des Betroffenen, sich Hilfe zu holen, z. B. sich dem Hausarzt anzuvertrauen
- Bei dementen Patienten Angehörige, Betreuer und zuständigen Arzt informieren

> ❯ Bei Vorliegen von körperlichen Komplikationen muss auf jeden Fall der zuständige Arzt informiert werden.

Anleitung von Angehörigen

Martina Döbele, Ute Becker

M. Döbele, U. Becker (Hrsg.), *Ambulante Pflege von A–Z*,
DOI 10.1007/978-3-662-49885-9_4,
© Springer-Verlag Berlin Heidelberg 2016

Viele Angehörige sind oft mit stark belastenden Pflegesituationen konfrontiert. Eine zeitnahe Beratung und individuelle Einweisung in die Pflege unter den realen Gegebenheiten kann ihnen eine wertvolle Unterstützung und Entlastung sein.

Man versteht unter Anleitung von Angehörigen eine individuelle Schulung der pflegenden Angehörigen (oder anderer Bezugspersonen) in der häuslichen Umgebung des zu Pflegenden. Die Anleitung am Bett des kranken Angehörigen gehört zum Leistungskatalog der Pflegekassen. Viele Angehörige wissen nicht um diese Leistung, deswegen sollten sie darauf aufmerksam gemacht werden.

> ❯ Das Pflegeversicherungsgesetz beinhaltet auch, dass Angehörige, die in der häuslichen Umgebung Personen pflegen, kostenlos Pflegekurse besuchen können.

- **Ziel**
  - Erleichterung der Pflegesituation (Fachkompetenzen des Angehörigen)
  - Gesundheit der Pflegeperson wird geschont
  - Aktivierende Pflege (Fördern der Selbständigkeit des Pflegebedürftigen) wird umgesetzt
  - Hilfsmittel werden sinnvoll eingesetzt

- **Material**
  - Schriftliches Informationsmaterial (z. B. über Hilfsmittel)
  - Ggf. Protokoll »Schulung in der häuslichen Pflege nach § 45 SGB XI«

- **Vorbereitung**
  - Absprache mit der Pflegekasse über Zeit, Inhalt und Kostenerstattung der Anleitung

- Terminvereinbarung mit dem Pflegebedürftigen und seinen Angehörigen
- Bereitlegen des schriftlichen Materials

Praxistipp

Die anleitende Person sollte geschult und mit dem Anleitungskonzept der Einrichtung vertraut sein.

Anleitung beim Pflegebedürftigen zuhause

Einschätzen von:
- Pflegesituation
- Wohnumfeld
- Sozialem Umfeld

Erkennen von:
- Ist-Situation und Ressourcen des Pflegebedürftigen
- Voraussetzungen und Ressourcen des pflegenden Angehörigen
- Hilfsmittelversorgung
- Anleitungsbedarf des Angehörigen

- **Festlegung der Ziele**
- Festlegung eines zeitlich orientierten Lernangebotes (Zeitschiene, Planung der Anleitebesuche)
- Formulierung von Lernzielen für die geplante Anleitungssituation

- **Planung der Anleitung**
- Was? (Aufgabenstellung, z. B. kinästhetischer Transfer)
- Wie? (mit welchen Mitteln, z. B. mit Rutschbrett)
- Warum? (Gründe für die Notwendigkeit der Maßnahme)

- **Durchführung der geplanten Anleitung**
- Vorgespräch mit Absprache zur Vorgehensweise:
  - z. B. gemeinsames Durchführen oder zunächst Vormachen durch die Anleiteperson, Umgang mit nicht vorhersehbaren Situationen
- Praktische Anleitung wie geplant (z. B. Transfer durchführen)
- Praktisches Einüben mit den im Haushalt tatsächlich vorhandenen Hilfsmitteln

- **Nachbesprechung**
  - Schlussbeurteilung: hat sich etwas verändert? Ist die Pflegeperson sicherer geworden?
  - Werden weitere Anleitungen benötigt?
  - Beratung und Empfehlung zu:
    - Umräummaßnahmen (z. B. Entfernung von Stolperfallen)
    - Umbaumaßnahmen (z. B. Verbreiterung von Türen)
    - Notwendigen oder überflüssigen Hilfsmitteln
  - Weitergabe von zusätzlichem Informationsmaterial

- **Nachbereitung**
  - Ggf. Folgetermin vereinbaren
  - Dokumentation der Anleitung im Protokoll

An- und Auskleiden

Martina Döbele, Ute Becker

M. Döbele, U. Becker (Hrsg.), *Ambulante Pflege von A–Z*,
DOI 10.1007/978-3-662-49885-9_5,
© Springer-Verlag Berlin Heidelberg 2016

Bei Menschen mit absolutem Defizit an Selbstversorgung müssen Pflegende das Ankleiden übernehmen.

Folgende Faktoren können das Ankleiden erschweren:

- Kontrakturen, hoher Muskeltonus
- Psychische Abwehr der Maßnahmen
- Beim Selbstankleiden auch nachlassende Sehfähigkeit und nachlassende Feinmotorik

Erleichterung der Pflegesituation:

- Unangepasste Kleidung vermeiden
- Geeignetes Handlungsschema beim Ankleiden wählen

- **Vorbereitung**

Wahl der Kleidung:

- Sitzen die Verschlüsse an der richtigen Stelle?
- Sind Hals- und Ärmelöffnung weit genug?
- Verursacht die Stoffqualität stärkeres Schwitzen?

Anpassung der vorhandenen Kleidung:

- Bei Bettlägerigkeit bzw. Immobilität im Rollstuhl: Futter entfernen und die Rückseite des Hemdes, die Seitennaht von Hosen oder des Rockes öffnen und umsäumen
- Klettverschlüsse statt Reißverschlüsse oder Knöpfe
- Mit elastischen Schnürsenkeln können Schnürschuhe wie Slipper getragen werden
- Röcke und Hosen seitlich auftrennen und durchknöpfen
- Bei Gewichtsabnahme: Hosen kürzen (▶ Kap. Sturz)
- Bei Bettlägerigkeit: Nachthemden hinten bis 5 cm unter den Kragen aufschneiden

| ❑ Probleme und Maßnahmen beim An- und Auskleiden ||
Ursache	Maßnahmen
Gleichgewichtsstörungen, motorische Störungen	Der Pflegebedürftige sollte zum Ankleiden möglichst sitzen
Herz-, Kreislauf- und Atemprobleme	Den Pflegebedürftigen in Unterhose *und* Hose schlüpfen lassen, bevor er zum Hochziehen der Kleidung aufsteht
Hirnleistungsstörungen	Der Pflegebedürftige sollte sich so lange wie möglich selbständig anziehen, die Kleidungsstücke in der richtigen Reihenfolge bereitlegen. Verschmutzte Kleidungsstücke, die der Betroffene immer wieder anziehen will, unauffällig weglegen
Eingeschränkte Funktion einer Extremität	Die immobile Extremität wird immer zuerst angezogen und zuletzt ausgezogen
Liegende Infusion	Infusionssystem schließen, Infusionsflasche durch den Ärmel in die eigene Hand geben, dann den Arm mit der liegenden Infusionsnadel vorsichtig folgen lassen

Beim Kauf von Kleidung beachten:
━ Elastische Bündchen an Hals, Hüfte und Armen
━ Kleidung aus dehnbarem Material und etwas größer kaufen

Praxistipp

Optimal behinderungsadaptierte Kleidung gilt als pflegeerleichternder Faktor bei der Minutenberechnung zur Einstufung durch den MDK.

■ **Maßnahmen**
Probleme und Maßnahmen beim An- und Auskleiden: ❑ Tab.
An- und Auskleiden bei bettlägerigen Patienten:
━ Alle Knöpfe des Oberteils öffnen
━ Erst einen Arm ausziehen, das Kleidungsstück über den Kopf ziehen, dann erst den zweiten Arm ausziehen (alternativ: Oberteil von hinten hoch und dann über den Kopf ziehen, dann die Arme ausziehen)
━ Anziehen erfolgt in gleicher Weise, dann die Knöpfe schließen

- **Nachbereitung**
- Ggf. verschmutzte Wäsche aussortieren, waschen und pflegen
  (je nach Pflegevertrag oder Vereinbarung)

- **Dokumentation**
- Abzeichnen im Leistungsnachweis (An- und Auskleiden ist Bestandteil mehrerer Module bzw. Leistungskomplexe (z. B. der großen und
  kleinen Toilette)
- Besonderheiten (z. B. Verlust von Ressourcen) im Pflegebericht
  beschreiben

Aphasie

Martina Döbele, Ute Becker

M. Döbele, U. Becker (Hrsg.), *Ambulante Pflege von A–Z*,
DOI 10.1007/978-3-662-49885-9_6,
© Springer-Verlag Berlin Heidelberg 2016

Eine Aphasie (Sprachstörung) ist häufig Begleiterscheinung bei neurologi-schen Grunderkrankungen durch Schädigung bestimmter Gehirnareale. Patienten mit Aphasie sind intellektuell nicht beeinträchtigt. Durch die Sprachstörung sind sie allerdings emotional oft instabil. Es ist wichtig, ih-nen im täglichen Umgang Zeit zu lassen, sich zu äußern.

- **Symptome**

Sprachverständnisstörung:
- Wird oft von den Betroffenen selbst nicht bemerkt
- Meist flüssige Sprache, Wortverwechslungen und -neubildungen
- Sprache je nach Ausprägung bis zur Sinnlosigkeit entstellt

Sprachmotorikstörung:
- Sprachverständnis meist erhalten
- Langsame, stockende Sprache, oft unvollständige Sätze
- Laut- und Silbenverwechslungen

- **Ursachen**
- Neurologische Erkrankungen (Schlaganfall, Gehirnblutung, Schädel-Hirn-Trauma, Tumoren u. a.)

- **Maßnahmen**

Manche Patienten entwickeln Hemmungen zu sprechen, wenn sie merken, dass sie schwer zu verstehen sind. Neben Maßnahmen wie Logopädie und Krankengymnastik können einige einfache Maßnahmen den Umgang mit Aphasie-Patienten vereinfachen.

Zuhören:
- Ruhige Umgebung
- Dem Patienten Zeit lassen, geduldig zuhören

- Unterbrechungen so selten wie möglich
- Wenn man sich nicht sicher ist, ob man etwas korrekt verstanden hat, die Aussage in eine Frage umformulieren: »Habe ich Sie richtig verstanden, …?«
- Evtl. Ja-Nein-Fragen verwenden
- Situation und Gestik beobachten (oft lässt sich intuitiv erahnen, was ein Patient äußern will)
- Patienten beruhigen, wenn er sich über sich selbst ärgert
- Verwenden von anderen Medien (Bilder, Farben, Buchstabentafeln etc.)

Aspiration

Martina Döbele, Ute Becker

M. Döbele, U. Becker (Hrsg.), *Ambulante Pflege von A–Z*,
DOI 10.1007/978-3-662-49885-9_7,
© Springer-Verlag Berlin Heidelberg 2016

Man nennt dieses Krankheitsbild auch »sich verschlucken«. Es entsteht durch das Eindringen von z. B. Nahrung, Erbrochenem oder Gegenständen in die unteren Atemwege. Der Fremdkörper kann in die verschiedenen Abschnitte der Luftwege gelangen. Je nachdem, in welchem Bereich der Gegenstand stecken bleibt, führt dies zu unterschiedlichen Beschwerden.

Kleinere Fremdkörper können durch kräftiges Husten oder Würgen entfernt werden.

Bleibt ein Fremdkörper im Kehlkopfbereich oder im oberen Abschnitt der Luftröhre stecken, können die Atemwege vollständig verschlossen sein, sodass der Betroffene gar keine Luft mehr bekommt.

Hier besteht akute Lebensgefahr.

- **Symptome**

Milde Obstruktion:
- Der Patient kann auf die Frage »Haben Sie einen Erstickungsanfall?« mit »Ja« antworten
- Der Patient kann sprechen, husten, atmen

Schwere Obstruktion:
- Der Patient ist unfähig zu sprechen, er kann evtl. nicken
- Zusätzlich können keuchende Atmung, stille, aber erfolglose Hustenversuche und letztendlich Bewusstlosigkeit auftreten

Bei Aspiration von Flüssigkeiten:
- Ausbildung schwerer Symptomatik mit Atemnot, Lungenödem möglich
- Lungenentzündung
- Atemnot

- **Ursache**

Aspiration kann auftreten bei:

- Bewusstlosigkeit (Erbrochenes läuft in die Trachea)
- Schluckstörungen z. B. nach Schlaganfall, bei neurologischen Erkrankungen
- Unfällen (bei Verletzungen im Hals-Nasen-Rachen-Raum kann Blut in die Trachea gelangen)
- Spielenden Kindern oder dementen Patienten (Einatmen von z. B. Erdnüssen oder Legosteinen)
- Hastigem Essen

- **Maßnahmen**

Milde Obstruktion:

- Den Patienten auffordern, mit dem Husten fortzufahren
- Patienten nachbeobachten, schwere Obstruktion kann folgen

Schwere Obstruktion:

Maßnahmen bei schwerer Obstruktion

Wenn der Patient Zeichen einer schweren Atemwegsverlegung zeigt und bei Bewusstsein ist, Verabreichen von 5 Rückenschlägen, wie folgt:

- Stellen Sie sich seitlich hinter den Patienten
- Beugen Sie die Person nach vorn, damit das eingeatmete Objekt, wenn es sich löst, aus dem Mund herauskommt und nicht weiter in die Bronchien rutscht
- Schlagen Sie mit dem Ballen Ihrer anderen Hand 5-mal kräftig zwischen die Schulterblätter
- Falls die Atemwegsverlegung damit nicht beseitigt werden kann, führen Sie bis zu 5 Herzdruckmassagen des Oberbauchs durch:
  - Stellen Sie sich hinter den Patienten und legen Sie beide Arme um seinen Oberbauch
  - Lehnen Sie den Patienten über die Arme nach vorn
  - Ballen Sie eine Hand zur Faust und legen Sie sie zwischen Nabel und Brustkorb
  - Greifen Sie diese Hand mit Ihrer anderen und ziehen Sie kräftig nach innen und oben (Richtung Zwerchfell)
  - Wiederholen Sie dies bis zu 5-mal
- Falls die Verlegung immer noch nicht beseitigt ist, fahren Sie abwechselnd mit 5 Rückenschlägen und 5 Herzdruckmassagen des Oberbauchs fort

Falls der Patient zu irgendeiner Zeit bewusstlos wird:
- Lassen Sie ihn vorsichtig zu Boden gleiten
- Unverzüglich den Rettungsdienst alarmieren
- Wiederbelebung mit Herzdruckmassagen beginnen

Falls die Obstruktion beseitigt wurde:
- Patienten nach Oberbauchkompressionen unverzüglich dem Hausarzt vorstellen, da potenziell ernsthafte innere Verletzungen vorliegen können

Aspiration von Flüssigkeiten:
- Bei erhaltener Atmung mit Atemnot Krankenhauseinweisung zur Vermeidung von Komplikationen

■ **Nachbereitung**
- Patienten beobachten
- Kontrolle der Vitalwerte
- Hausarzt informieren

■ **Prävention**
- Bei Schluckstörungen: passierte Nahrung verabreichen, Flüssigkeiten evtl. andicken. Wird keine Besserung erreicht, Arzt informieren, möglicherweise besteht eine Indikation zur Anlage einer PEG-Sonde (▶ Kap. Dysphagieprophylaxe)
- Bei Unfällen: Für Abflussmöglichkeit des Blutes oder Sekretes sorgen, evtl. stabile Seitenlage, wenn Herzfrequenz, Blutdruck und Atmung stabil

Atemnot

Martina Döbele, Ute Becker

M. Döbele, U. Becker (Hrsg.), *Ambulante Pflege von A–Z*,
DOI 10.1007/978-3-662-49885-9_8,
© Springer-Verlag Berlin Heidelberg 2016

Atemnot kann viele verschiedene Ursachen haben. Oft geht sie einher mit hörbaren Atemgeräuschen, die einen Hinweis auf die Ursache geben können.

Das Ausmaß der Atemnot lässt sich in 4 Stadien einteilen:

- Grad 1: nur bei größeren körperlichen Anstrengungen (schnelles Gehen, Treppensteigen)
- Grad 2: bei mäßiger Anstrengung, z. B. normales Gehen
- Grad 3: bei geringer Anstrengung, z. B. Ankleiden
- Grad 4: in Ruhe

- **Symptome**
- Puls und RR-Veränderungen (meist Anstieg)
- Kälte, Schwitzen
- Zyanose: bläuliche Lippen, Fingerspitzen
- Motorische Unruhe, Angst, Panik
- Zusätzlich oft Atemgeräusche

■■ Inspiratorischer Stridor

Es handelt sich um ein pfeifendes, gepresstes Atemgeräusch beim Einatmen.

Ursachen:

- Allergische Reaktion, Verengung der Atemwege
- Fremdkörper

■■ Exspiratorischer Stridor

Bei der Ausatmung auftretendes, pfeifendes Atemgeräusch.

Ursachen:

- Asthma
- Chronisch obstruktive Lungenerkrankung (COPD)

■ ■ **Rasselgeräusche**

Flüssigkeit oder Sekret in Atemwegen (Lungenödem).

■ **Ursachen**

— **Pulmonale Ursachen:** Lungenentzündung, Asthma bronchiale, chronische Bronchitis, Lungenödem, Aspiration, Verlegung der Atemwege (▶ Kap. Aspiration)
— **Kardiale Ursachen:** durch Herzinsuffizienz
— **Störungen der Atemmechanik:** gebrochene Rippen, Verletzungen am Thorax, neurologische Erkrankungen
— Pneumothorax

■ **Maßnahmen**

Bei Patienten, die unter chronischer Atemnot leiden (COPD, Asthma) gibt es in der täglichen Pflege einige Erleichterungen:
— Meist bessert frische Luft, daher Fenster öffnen (mit Patienten absprechen)
— Beruhigung des Patienten (durch Angst oder Aufregung erhöht sich der Sauerstoffbedarf)
— Oberkörper hoch positionieren, evtl. Kutschersitz, beengende Kleidung öffnen
— Bronchialtoilette (▶ Kap. Pneumonieprophylaxe)
— Atemstimulierende Einreibung (▶ Kap. Atemstimulierende Einreibung)
— Patienten insbesondere bei Asthma zur Lippenbremse auffordern:
    — Patient atmet gegen den Widerstand der fast geschlossenen Lippen aus, sodass ein erhöhter Druck im Bronchialsystem aufgebaut wird. Diese Maßnahme erleichtert die Ausatmung
— Kontrolle der Lippenfarbe (Einschätzung der objektiven Gefahr)
— Patienten vom Rauchen abraten

❯ — **Verschlechtert sich eine bestehende Atemnot oder tritt eine Atemnot neu auf, sofort Hausarzt verständigen.**
   — **Bei neu auftretendem inspiratorischem Stridor oder Rasselgeräuschen Hausarzt verständigen.**

■ **Prävention**

Patienten mit Herzinsuffizienz:
— Medikamenteneinnahme kontrollieren (lassen)
— Oberkörper hoch positionieren
— Belastungen und Aufregung vermeiden

Patienten mit Lungenerkrankungen:
- Evtl. medikamentöse Unterstützung
- Frischluft, evtl. zusätzlich Sauerstoffgabe, Bronchialtoilette

Patienten mit neurologischen Erkrankungen:
- Atemgymnastik
- Evtl. Beatmung

Atemstimulierende Einreibung (ASE)

Martina Döbele, Ute Becker

M. Döbele, U. Becker (Hrsg.), *Ambulante Pflege von A–Z*,
DOI 10.1007/978-3-662-49885-9_9,
© Springer-Verlag Berlin Heidelberg 2016

Die Art der Atmung ist häufig direkter Ausdruck der momentanen Gefühlslage. Gleichzeitig kann man durch eine Beeinflussung der Atmung psychische Zustände verändern. Therapeutisch beeinflussen kann man diese wechselseitige Beziehung mit der atemstimulierenden Einreibung. Sie ist eine Maßnahme zur positiven Beeinflussung der Körperwahrnehmung und der Atmung.

Anwendungsgebiete:

- Bei Schmerzen, Unruhe, Angst
- Bei depressiven Menschen oder Menschen mit Wahrnehmungsverlusten (Demenz)
- Bei Einschlafstörungen
- Unterstützung der Entwöhnung vom Beatmungsgerät
- Bei Menschen mit chronisch-obstruktiven Atemwegserkrankungen

❯ Nicht durchführen bei:

- **Bestrahlungen und Frakturen im Thoraxbereich und im Bereich der Wirbelsäule**
- **Bei Personen mit kardiologischen Erkrankungen nach Rücksprache mit dem Hausarzt**

▪ Ziel

- Gleichmäßige, ruhige und tiefe Atmung
- Verbesserung der Atmung-/Körperwahrnehmung (auch bei COPD)

▪ Vorbereitung

- Für eine ruhige, warme Umgebung sorgen und auch während der ASE nicht sprechen
- Uhr und Schmuck ablegen, Hände anwärmen

- Den Pflegebedürftigen positionieren:
  - Bequem sitzend (freie Rückenpartie, z. B. mit Kissen vor der Brust am Tisch
  - Liegend: 135°-Positionierung oder Seitenlage (in Seitenlage wird nur eine Lungenhälfte stimuliert) (▶ Kap. Positionierungen)

- **Material**
- Unparfümierte Wasser-in-Öl-Lotion oder Olivenöl
- Handtuch

- **Maßnahmen**
- Ausreichend Pflegelotion in der Hand anwärmen und gleichmäßig vom Nacken zum Steiß hin im Verlauf der Körperbehaarung auftragen, die Brustkorbseiten mit einbeziehen
- Beide Hände gleichzeitig an den Schultern auflegen. Sie werden nun gleichzeitig mit kreisenden Bewegungen vom Nacken zum Steiß hin geführt. Dabei liegen die Hände flach auf dem Rücken, Daumen und Finger liegen dicht aneinander, Finger nicht spreizen
- Die Kreisbewegungen erfolgen synchron zum Atemrhythmus der Pflegeperson
- Die Abwärtsbewegung entlang der Wirbelsäule (Dornfortsätze freilassen) erfolgt **mit Druck** auf Daumen und Zeigefinger (verstärkt die Ausatmung)
- Die Hände werden seitlich gedreht nach außen oben geführt und drücken dabei den Brustkorb. Ohne Druck wird der Kreis zur Wirbelsäule hin geschlossen (verstärkt die Einatmung) und es beginnt, etwas nach unten versetzt, der nächste Kreis
- Am Steiß angekommen, hält eine Hand Körperkontakt (der Handwechsel erfolgt versetzt), die andere Hand wird wieder auf die Schulter gelegt. Dann folgt die zweite Hand zur Schulter und der Vorgang der ASE wird wiederholt (5- bis 8-mal)
- Die ASE endet mit deutlichen Abstrichen vom Nacken zum Steiß

- **Nachbereitung**
- Das Handtuch auf den Rücken legen und den Pflegebedürftigen einige Zeit nachfühlen lassen
- Person wieder ankleiden und in bequeme Position bringen

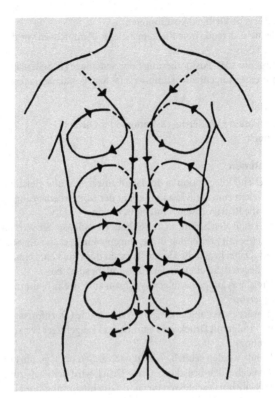

◘ Verlauf der Atemstimulierenden Einreibung. (Aus Döbele et al. 2006)

Literatur

Döbele M, Becker U, Glück B (2006) Beifahrersitzbuch – Ambulante Pflege. Springer, Berlin Heidelberg

Augenpflege

Martina Döbele, Ute Becker

M. Döbele, U. Becker (Hrsg.), *Ambulante Pflege von A–Z,*
DOI 10.1007/978-3-662-49885-9_10,
© Springer-Verlag Berlin Heidelberg 2016

Bei Pflegebedürftigen, die dies nicht selbst können, muss die Augenpflege von Pflegepersonen übernommen werden.

Allgemeine Augenpflege

Bei normalem Augenbefund geschieht die Reinigung der Augen im Rahmen der Ganzkörperpflege. Stets sanft und behutsam arbeiten.

- **Ziel**
- Reinigung
- Infektionsprophylaxe

- **Material**
- Klares Wasser
- Waschlappen und Handtuch

- **Vorbereitung**
- Hygienische Händedesinfektion

- **Maßnahmen**

Normalerweise werden die Augen beim Waschen des Gesichts ausreichend gereinigt. Bei Bedarf kann man Verkrustungen mit nasser Kompresse kurz anfeuchten. Wischrichtung von außen nach innen. Getrocknet wird nur durch Tupfen, nicht reiben oder drücken.

Weitere Maßnahmen:

- Inspektion der Augen auf Auffälligkeiten wie z. B. Rötungen, Einblutungen in die Bindehaut
- Ggf. Brillenpflege

- **Nachbereitung**
- Dokumentation der Maßnahme mit der Ganzkörperpflege
- Bei Auffälligkeiten Rücksprache mit dem Arzt

Spezielle Augenpflege

Spezielle Augenpflege wird bei entzündlichen Augenerkrankungen/fehlendem Lidschluss nach ärztlicher Verordnung mit verordneten Augensalben oder -tropfen durchgeführt. Achtung: Augensekret kann infektiös sein.

- **Ziel**
- Abheilen der Entzündung
- Gewährleistung des Tränenflusses
- Vermeidung von Keimverschleppung

- **Material**
- Einmalhandschuhe
- Sterile Mullkompressen und NaCl 0,9%
- Ggf. Einmalspritze
- Augensalbe oder -tropfen nach ärztlicher Anordnung
- Tränenersatzflüssigkeit bei fehlendem Lidschluss
- Abwurfmöglichkeit

> **Das Auge und seine Umgebung sollten nicht mit Kamille oder anderen Kräutern behandelt werden (Reizung).**

- **Vorbereitung**
- Saubere Arbeitsfläche
- Hygienische Händedesinfektion, Einmalhandschuhe anziehen
- Verfallsdatum der Lokaltherapeutika kontrollieren
- Pflegebedürftigen in geeignete Position bringen (Kopf nach hinten, Blick nach oben)

- **Maßnahmen**
Die Häufigkeit der Maßnahmen ist abhängig vom Krankheitsbild und der Verordnung.
Auge säubern:
- Augen und Umgebung mit in NaCl-Lösung getränkten, sterilen Mullkompressen anfeuchten
- Vorsichtig vom äußeren zum inneren Augenwinkel auswischen, ggf. alte Salbenreste entfernen

- Für jeden Wischvorgang und für das zweite Auge jeweils eine neue Mullkompresse benutzen!
- Falls die Augen gespült werden, immer vom anderen Auge wegspülen, um Kreuzinfektionen zu vermeiden: Spülflüssigkeit aus steriler Spritze in den inneren Augenwinkel träufeln, von Zeit zu Zeit die Augen schließen (lassen). Spülflüssigkeit nach außen ablaufen lassen, mit Mullkompresse auffangen

Medikamente applizieren:

❯ **Benötigt der Patient sowohl Tropfen als auch Salbe, sind die Tropfen immer zuerst zu applizieren.**

- Verabreichung von Augentropfen und Augensalben nach ärztlicher Anordnung (Anbruchdatum auf der Packung vermerken)
  - Unterlid vorsichtig mit steriler Kompresse nach unten ziehen
  - Tropfen aus der senkrecht gehaltenen Flasche in den unteren Bindehautsack träufeln, dabei mit der Flasche Auge und Wimpern nicht berühren!
  - Salbenstrang vom inneren zum äußeren Augenwinkel in den unteren Bindehautsack applizieren
  - Während der Pflegebedürftige das Auge schließt, ist das Unterlid mit der Kompresse weiterhin leicht festzuhalten, damit die Salbe nicht durch die Lidspalte gedrückt wird
  - Durch leichten Druck mit der Kompresse auf den nasalen Augenwinkel wird der Tränenkanal kurzfristig verschlossen, die Medikamente haben Zeit, in die Bindehaut einzudringen
- Prüfung des Lides auf fehlendes, verlangsamtes oder unvollständiges Schließen

- **Nachbereitung**
- Material entsorgen, Arbeitsfläche reinigen
- Aufbewahrungsart der angewandten Tropfen oder Salben beachten (dunkel, kühl)
- Händedesinfektion
- Dokumentation

❯ **Jegliche Veränderung unmittelbar dem Arzt mitteilen.**

Baden

Martina Döbele, Ute Becker

M. Döbele, U. Becker (Hrsg.), *Ambulante Pflege von A–Z*,
DOI 10.1007/978-3-662-49885-9_11,
© Springer-Verlag Berlin Heidelberg 2016

Bei bewegungseingeschränkten Pflegebedürftigen ist ein Wannenbad nicht nur eine wichtige pflegende und therapeutische Maßnahme, sondern beruhigt und entspannt auch.

Vollbad

- **Ziel**

Das Hauptziel des Bades ist Reinigung und Pflege der Haut

- **Material**
- Badetuch oder Handtücher und Waschlappen
- Seife oder Waschlotion, Haarshampoo
- Badezusatz (Badezusätze werden nach Anordnung des Arztes oder nach Wunsch des Pflegebedürftigen angewandt)
- Creme oder Hautlotion
- Fön, Kamm, Bürste
- Ggf. Schutzschürze für die Pflegeperson

> **Praxistipp**
>
> Natürliche Badezusätze wie z. B. Lavendelöl (2–4 gtt = Guttae = Tropfen ins Vollbad) wirken dank ihres Gehaltes an ätherischen Ölen wohltuend für Leib und Seele. Meersalz im Badewasser regt die Durchblutung der Haut an. Milch und Honig reinigen die Haut schonend und spenden Feuchtigkeit. Bergamotte wirkt anregend und erfrischend. Basenbad entgiftet, entschlackt und entsäuert und unterstützt die Heilung bei Hautproblemen.

Für bewegungseingeschränkte Patienten sollte das Bad entsprechend eingerichtet sein. Hilfsmittel tragen zur aktiven Pflege bei.

- Haltegriffe unterstützen das Ein- und Aussteigen
- Rutschfeste Matten vor und in der Wanne verhindern Stürze
- Badewannensitze ermöglichen dem Patienten die Benutzung der Badewanne
- Durch einen Badewannenlifter kann der Pflegebedürftige langsam zum Badewannenboden abgesenkt werden und nach Beendigung des Bades sicher und ohne Kraftaufwand auf Höhe des Badewannenrandes wieder hinauffahren. Der Badewannenlift kann vom Arzt verschrieben werden (► Kap. Hilfs- und Pflegehilfsmittel)

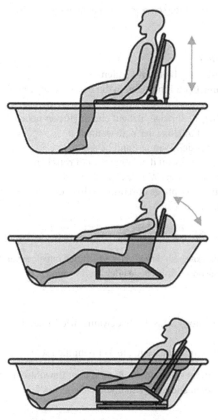

■ Badewannenlifter. (Aus Döbele et al. 2006)

- **Vorbereitung**
- Alle notwendigen Pflegeutensilien sowie frische Wäsche bereitlegen
- Badetuch evtl. vorwärmen
- Das Badewasser einlaufen lassen und Badezusätze schon früh beigeben, damit sie sich gut lösen. Das Badewasser sollte nicht zu heiß sein (ca. 35°C)
- Fenster schließen, Raumtemperatur ca. 24°C
- Ggf. Hocker bereitstellen
- Rutschfeste Matte vor oder in die Badewanne legen
- Badewannenlifter überprüfen (Akku geladen?)

Praxistipp

Der Pflegebedürftige sollte vor dem Baden Blase und Darm entleeren.

- **Maßnahmen**
- Ggf. Hilfestellung beim Entkleiden
- Hilfestellung beim Einsteigen in die Badewanne ohne Badewannenlifter:
  - Der Pflegebedürftige sitzt auf einem Hocker neben der Wanne (möglichst in Höhe der Badewanne)
  - Beine über den Wannenrand heben
  - Mit dem Gesäß auf den Wannenrand rutschen
  - Nun vorsichtig ins Wasser gleiten lassen
- Körper- und Haarpflege durchführen bzw. den Pflegebedürftigen dabei unterstützen

Praxistipp

Das Einseifen kann für den Pflegebedürftigen mit einem an einer Schnur befestigten Stück Seife erleichtert werden.

- Zum Hinaussteigen aus der Badewanne wieder auf den Wannenrand setzen
- Beim Platznehmen auf dem Hocker behilflich sein

❯ **Klagt ein Patient während des Badens über Unwohlsein, so ist das Bad sofort zu beenden (Kreislaufkontrolle!).**

- **Nachbereitung**
- Unterstützung oder Übernahme von Abtrocknen, Fönen, Eincremen und Anziehen, dabei Hautzustand beobachten
- Badezimmer aufräumen
- Maßnahme und Wirkungsweise im Pflegebericht dokumentieren, große Toilette im Leistungsnachweis abzeichnen

Teilbad

Neben dem Vollbad gibt es auch Teilbäder:
- Sitzbad (oft als therapeutisches Bad bei Erkrankungen im Genitalbereich angewendet)
- Hand- oder Fußbad, kann auch im Rahmen der Ganzkörperpflege im Bett durchgeführt werden

Literatur

Döbele M, Becker U, Glück B (2006) Beifahrersitzbuch – Ambulante Pflege. Springer, Berlin Heidelberg

Basale Stimulation

Martina Döbele, Ute Becker

M. Döbele, U. Becker (Hrsg.), *Ambulante Pflege von A–Z*,
DOI 10.1007/978-3-662-49885-9_12,
© Springer-Verlag Berlin Heidelberg 2016

Basale Stimulation ist ein Konzept zur Betreuung von schwerstbeeinträchtigten Menschen, die in ihrer Fähigkeit zur Wahrnehmung, Bewegung und Kommunikation eingeschränkt oder gestört sind.

Anwendungsgebiete der Basalen Stimulation
- Bewusstlose und beatmete Menschen
- Desorientierte Menschen (auch bei Demenz)
- Bewegungseingeschränkte Menschen (Hemiplegiker)
- Betagte und Sterbende

All diesen Menschen ist gemeinsam, dass sie
- körperliche Nähe brauchen, um andere Menschen wahrnehmen zu können
- den Pflegenden brauchen, der ihnen die Umwelt auf einfachste Weise nahe bringt
- den Pflegenden brauchen, der ihnen Fortbewegung und Lageveränderung ermöglicht
- den Pflegenden brauchen, der sie auch ohne Sprache versteht und sie zuverlässig versorgt und pflegt

Selbst schwer beeinträchtigte Menschen haben das elementare Bedürfnis nach Wahrnehmung, Bewegung und Kommunikation, können dieses aber nur schwer selbständig erfüllen.

Basal bedeutet hier, Wahrnehmungserfahrungen anzubieten, die an vorgeburtliche Erfahrungen anknüpfen:
- Spüren der Körpergrenzen (somatische Erfahrungen)
- Sich in Bewegung erleben (vestibuläre Erfahrungen)
- Lageveränderung im Raum (vestibuläre Erfahrungen)
- Entdecken des Inneren durch Vibrationen (vibratorische Erfahrungen)

Stimulation bedeutet hier eine Anregung. Der Pflegebedürftige entscheidet, ob er das Angebot annehmen möchte. Durch eine gute Wahrnehmung des Pflegenden kann auch die nonverbale Annahme des Angebots erkannt werden (Entspannung von Gesicht, Muskeln und Atmung).

▪ **Wahrnehmungsangebote in der häuslichen Pflege**

In der häuslichen Pflege sind pflegerische Maßnahmen die unmittelbare Stimulation der 5 Sinne: Sehen, Hören, Schmecken, Riechen, Greifen bzw. Tasten.

Voraussetzung für die individuelle Stimulation ist das Wissen um die Geschichte und die Lebensgewohnheiten des beeinträchtigten Menschen (▶ Kap. Biographiearbeit). Indem Erinnerungen und frühere Gewohnheiten genutzt werden, ist ein erster Schritt zu individueller Pflege gewährleistet.

Somatische Stimulation durch die Körperwäsche

Durch langes Liegen und das Fehlen von Reizen ist die körperliche Wahrnehmung reduziert. Berührungen beim Waschen und vertraute Gerüche (Pflegemittel) lassen den Menschen seine Körpergrenzen wieder wahrnehmen.

Belebende Ganzkörperwäsche

▪ **Material**

▬ Wassertemperatur: ca. 10°C unter Körpertemperatur (Kühle weckt Aufmerksamkeit)

▬ Rauen Waschhandschuh verwenden (Naturschwämme, ein festes Handtuch o. Ä.)

Belebende Waschzusätze

▬ Rosmarin (1 l Tee auf 4–5 l verdünnen) oder Rosmarinbademilchzusatz

▬ Zitronensaft

▬ 3–5 Essl. Obstessig

▬ Ätherisches Öl mit Emulgator (neutrales Öl, Sahne, Milch oder Honig)

Vorbereitung

- Für eine ruhige Umgebung sorgen

- **Maßnahmen**
- Jeweils beim Waschen, Abtrocknen und Eincremen **gegen** die Wuchsrichtung der Körperbehaarung streichen
- Möglichst ohne Waschzusätze beginnen. Der Pflegebedürftige soll sich allein auf die somatische Stimulation einlassen können
- Wäsche ruhig, langsam und mit deutlichem Druck, mit den Händen Körperkontakt halten
- Zunächst Körperstamm waschen. Dann die Extremitäten, Hände und Füße betonen

- **Nachbereitung**
- Anschließend wird durch gut sitzende und vollständige Kleidung, bei Bettlägerigen durch grenzgebende Lagerung (mit einer Decke den Körper nachmodulieren), zusätzlich Orientierung gegeben.

Beruhigende Ganzkörperwäsche

- **Vorbereitung**
- Ruhige Umgebung, eher abends

- **Material**
- Wassertemperatur: ca. 40–42°C
- Weichen Waschhandschuh verwenden, der sich gut an die Körperform anpasst

> **Beruhigende Waschzusätze**
> - Lavendelmilch oder
> - Lavendelöl (mit Emulgator)

Maßnahmen

- Jeweils beim Waschen, Abtrocknen und Eincremen **mit dem Verlauf** der Haarwuchsrichtung streichen
- Wäsche ruhig, langsam und mit deutlichem Druck, mit den Händen Körperkontakt halten
- Am Brustkorb beginnen, dann erst die Extremitäten waschen

- **Nachbereitung**
  - Abschließend Extremitäten warm halten (Handtuch). Bei Bettlägerigen grenzgebende Lagerung (mit Decke oder Handtüchern den Körper nachmodulieren). Nachruhe einhalten

---

Ätherische Öle

Es gilt grundsätzlich:
- Ätherische Öle sind Konzentrate (immer verdünnen)
- Nur echte, reine ätherische Öle benutzen
- Ätherische Öle lichtgeschützt, kühl und für Kinder unzugänglich aufbewahren
- Bei allergiebelasteten Patienten erhöhtes Risiko von Kontaktallergien (Teebaumöl)
- Für Bäder Emulgator verwenden z. B. Sahne

Vestibuläre Stimulation

Der Gleichgewichtssinn verarmt durch langes Liegen in gleicher Lage. Es können Orientierungsstörungen auftreten. Alle Bewegungen vorbereiten und langsam durchführen.

- **Maßnahmen**
- Vor dem Positionieren den Kopf langsam in die zu positionierende Richtung drehen
- Vor dem Aufsetzen den Hinterkopf des Patienten in beide Hände nehmen und wiegen
- Vor der Mobilisation Hin-und-her-Bewegen des ganzen Beines in Längsachse des Körpers
- Geführte Bewegungen (z. B. beim Essen oder Waschen)
- Häufige und kleinere Positionierungen (nur Bein oder Arm in neue Position bringen)
- Gemeinsames Ausführen rhythmischer Bewegungen (z. B. Tanzschritte oder bei leichteren Menschen das Hin-und-her-Wiegen im Arm der Pflegekraft z. B. beim Transfer)
- Schaukeln im Schaukelstuhl

Vibratorische Stimulation

- **Material**
- Geräte, die vibrieren, wie Rasierapparat, elektrische Zahnbürste, Vibrax auf niedrigster Stufe
- Sollten die Vibrationen als zu stark empfunden werden, können diese durch einen Waschhandschuh gedämpft werden oder man legt das Gerät nur auf das Bett

- **Maßnahmen**
- Man legt dem Pflegebedürftigen das vibrierende Gerät in die Hand
- Ansetzen des Gerätes durch die Pflegeperson am Ellenbogen, Beckenkamm, Fuß usw. (Knochen leiten die Vibrationen im Skelett weiter und sind tiefer zu spüren)

Alle Sinne pflegen

Visuelle Stimulation

- **Maßnahmen**
- Fotos aus dem Privatleben auf den Tisch bzw. ans Bett stellen
- Mit Hilfe ans Fenster treten/fahren und hinaus sehen
- Möbel umstellen
- Mobiles, bunte Poster mit leicht erkennbaren Motiven aufhängen

Auditive Stimulation

- **Maßnahmen**
- Beliebte Radiosender einstellen oder Kassetten einlegen, keine Dauerberieselung (max. 20 Minuten)
- Vertraute Alltagsgeräusche bewusst machen, wie z. B. Schlagen einer Kirchenglocke, Ticken einer Uhr, Vorbeifahren eines Zuges usw.

> ❯ Die akustische Stimulation stützt sich jedoch nicht nur auf Musik oder Geräusche, sondern erfolgt insbesondere auch durch Ansprache von Seiten der Pflegenden und der Familienangehörigen.

Orale Stimulation

> Wichtig für Menschen, mit Ernährungssonden oder Schluckstö-
> rungen. Fördert Gefühl für den Mundbereich. Wird die Mundschleim-
> haut mit einer Zahnbürste ohne Zahncreme regelmäßig stimuliert,
> verbessert dies den Schluckreflex.

Maßnahmen

- Regelmäßiges Bestreichen von Lippen, Zähnen, Zunge und Gaumen
  mit den Fingern oder einem feuchten Waschlappen (z. B. bei der
  Mundpflege)
- Fördern von Lutsch- und Schluckbewegungen durch harte Brot-
  rinden, Eiswürfel, etc.
- Anbieten verschiedener Geschmackstoffe (Brausepulver, gefrorener
  Zitronensaft, Erdnussflips)

Olfaktorische Stimulation

- **Maßnahmen**
- Vertrautes Parfum, Deo oder Rasierwasser verwenden
- Anregung des Geruchssinnes durch natürliche Gerüche (Flieder,
  Zimt, Nelken, Zwiebeln)
- Duftöle 100% naturrein für Duftlampen (z. B. Lavendelöl)

Taktil-haptische Stimulation

- **Maßnahmen**
- Unterschiedliche Gegenstände in die Hand des Patienten legen
  (rau, weich, feucht, warm)
- Durch geführte Bewegungen kann die Umgebung ertastet und der
  eigene Körper erfahren werden, z. B.:
  - Geführte Rasur. Dem Betroffenen wird der Rasierapparat in die
    Arbeitshand gegeben und der gesamte Unterarm am Ellenbogen
    bis zur Hand hin unterstützt. Mit führenden Bewegungen die
    Rasur durchführen

Beratung

Martina Döbele, Ute Becker

M. Döbele, U. Becker (Hrsg.), *Ambulante Pflege von A–Z*,
DOI 10.1007/978-3-662-49885-9_13,
© Springer-Verlag Berlin Heidelberg 2016

Die sachkundige Beratung von Pflegebedürftigen und deren Angehörigen durch Pflegefachkräfte bekommt eine immer größere Bedeutung.

Beratung ist integraler Bestandteil pflegerischen Handelns. Im Rahmen der Expertenstandards ist die Pflegefachkraft zu Beratung und Information verpflichtet.

■ **Ziel**

Das Ziel von Beratung in der Pflege besteht darin,

- die im Prozess des Krank- und Pflegebedürftigseins entstehenden Probleme anzusprechen und zu verstehen;
- die individuellen und umfeldbezogenen Ressourcen und Entwicklungschancen zu erkennen.

Aus der Sicht des Pflegebedürftigen können u. a. folgende Ziele erreicht werden:

- Gesundheitsrelevante Informationen erhalten
- Anregung erhalten zur Überprüfung von Einstellungen und Werthaltungen zur Gesundheit
- Unabwendbare Veränderungen und Einschränkungen annehmen
- Wissens- und Handlungsstrategien für ein gesünderes Leben erlangen
- Entscheidungen treffen
- Krisen und Konflikte bewusst wahrnehmen, gegebenenfalls bewältigen

■ **Vorbereitung**

Im Unterschied zum **Beratungseinsatz** (siehe unten) oder der **häuslichen Anleitung** (▶ Kap. Anleitung), wird die Beratungstätigkeit innerhalb der Pflege oft parallel zu Pflegeverrichtungen geleistet.

- **Maßnahmen**

Im Mittelpunkt der Beratung steht der pflegebedürftige Mensch mit all den Begleitumständen seiner Erkrankung und den Veränderungen im häuslichen Umfeld. Diese Situation muss die Pflegekraft ganzheitlich wahrnehmen. Beratung in der Pflege findet dann als kommunikative Unterstützung bei Auseinandersetzungsprozessen statt bezüglich:

- Einstellung auf veränderte Lebensbedingungen (Verlust der Eigenständigkeit, Annahme von Hilfe und Unterstützung durch Dritte)
- Krankheit, deren Bedingungen und Folgen (Behinderung, chronische Erkrankungen)
- Gesundungsbestrebungen (Rehabilitation)
- Existenzielle Veränderungen (Tod und Sterben)

Formen der Beratung in der Pflege:
- Informationen geben im fachlichen, helfenden Sinne
- Entscheidungshilfe geben durch Erklärungen
- Anleitung (Schulung) in der Pflege
- Gesundheitsberatung (Expertenstandards)

- **Nachbereitung**

Pflege ist immer Teamarbeit, insofern ist die Beratung eines Pflegebedürftigen und seiner Angehörigen nie nur allein durch eine Pflegeperson zu gewährleisten. Durch unterschiedliche Einstellungen der verschiedenen Teammitglieder werden gegenseitige Information und Absprachen notwendig.

Beratungseinsatz bei häuslicher Pflege (§ 37,3 SGB XI)

Pflegebedürftige haben Anspruch auf einen Beratungseinsatz durch eine zugelassene Pflegeeinrichtung:
- In der Pflegestufe 1 und 2 einmal im halben Jahr
- In der Pflegestufe 3 einmal vierteljährlich
- Pflegebedürftige (demenziell Erkrankte), die unter den § 45a SGB XI fallen, können den Beratungseinsatz in den oben genannten Zeiträumen zweimal in Anspruch nehmen

- **Ziel**
- Sicherstellung der Qualität der häuslichen Pflege durch fachliche Beratung und praktische Unterstützung

- **Material**
- Begutachtungs- oder Berichtsbogen (einheitliches Formular aller Pflegekassen)
- Ggf. einrichtungsinterne Dokumentation
- Informationsmaterial

- **Vorbereitung**
- Terminvereinbarung mit dem Pflegebedürftigen bzw. seinen Angehörigen
- Ggf. Rechnung vorbereiten, ggf. Stempel der Einrichtung mitnehmen
- Begutachtungs- oder Berichtsbogen mit allen Daten versehen
- Informationsmaterial bereitlegen

- **Maßnahmen**
Während des Hausbesuchs sollen folgende Punkte angesprochen werden:
- Sind zusätzliche Pflegeleistungen notwendig?
- Stimmt die Pflegestufe noch?
- Ist eine alters- oder behindertengerechten Anpassung der Wohnung erforderlich?
- Ist zusätzliche Hilfe erforderlich, z. B. unterstützende Dienste wie Essen auf Rädern, Fahr- und Besuchsdienste, Tagespflege?
- Sollen zusätzliche Pflegehilfsmittel eingesetzt werden?
- Werden andere Leistungen der Pflegeversicherung (Betreuungs- und Entlastungsangebote, Kurzzeitpflege, Verhinderungspflege) benötigt?

Daneben sollte auch immer eine kompetente Beratung zu konkreten Problemen der Pflegepraxis erfolgen. Über das Ergebnis der Pflegeberatung erhält der Pflegebedürftige eine Bescheinigung.

- **Nachbereitung**
Der Pflegedienst hat die beim Einsatz gewonnenen Erkenntnisse zur häuslichen Pflegesituation der zuständigen Pflegekasse mitzuteilen (nach vorheriger Einwilligung des Pflegebedürftigen).
- Formular ausfüllen
- Pflegebedürftige bzw. Angehörige unterschreiben lassen und Kopie aushändigen
- Formular der Pflegekasse zusenden

Die Kosten der Beratung werden von der Pflegekasse direkt erstattet.

Beschwerdemanagement

Martina Döbele, Ute Becker

M. Döbele, U. Becker (Hrsg.), *Ambulante Pflege von A–Z*,
DOI 10.1007/978-3-662-49885-9_14,
© Springer-Verlag Berlin Heidelberg 2016

Beschwerden erlangen durch die Wettbewerbssituation in ambulanten Pflegeeinrichtungen zunehmend an Bedeutung. Sie beinhalten Kritik, aber auch wertvolle Informationen für die Einrichtung. Mit Beschwerden professionell umzugehen, bereitet oft Schwierigkeiten. Die Einführung eines Beschwerdemanagementsystems erleichtert den Umgang mit Beschwerden. Es dient der Stabilisierung gefährdeter Kundenbeziehungen und zeichnet sich durch eine systematisierte Bearbeitung von Beschwerden und adäquat geschulten Mitarbeitern aus.

Elemente des Beschwerdemanagements:

- Beschwerden stimulieren
- Beschwerden annehmen
- Beschwerden bearbeiten und auf sie reagieren
- Beschwerden auswerten

- **Ziel**
- Kundenzufriedenheit wiederherstellen
- Negative Auswirkungen der Unzufriedenheit des Kunden auf die Einrichtung minimieren (z. B. negative Mund-zu-Mund-Propaganda)
- Betriebliche Schwachstellen identifizieren und eliminieren
- Zukünftige Fehler und Unzufriedenheit des Kunden vermeiden
- Eine positive Beziehung zum Kunden aufbauen und erhalten

Beschwerden stimulieren

Beschwerden enthalten unternehmerische Chancen und sind nicht als abzuwehrende Gefährdungen zu interpretieren. Dem Kunden muss es so einfach wie möglich gemacht werden, seinen Unmut der Einrichtung so früh wie möglich mitzuteilen.

- **Maßnahmen**
  - Im Erstgespräch den Pflegebedürftigen und seine Angehörigen bitten, sich bei Unzufriedenheit rechtzeitig mitzuteilen
  - Eine Beschwerdestelle nennen, an die sich der Kunde im Beschwerdefall wenden kann
  - Gezielte Befragungen zur Kundenzufriedenheit durchführen

> **❯** Alle Pflegekräfte sollten die Pflegebedürftigen/die Angehörigen regelmäßig nach ihrer Zufriedenheit mit der Einrichtung und den Dienstleistungen befragen.

Beschwerden annehmen

Beschwerdesituationen sind unvorhersehbar. Das Beschwerdegespräch stellt deswegen eine große Herausforderung für die Beschwerdeempfänger (oftmals die Pflegekräfte) dar, denn sie werden unmittelbar mit den Emotionen und den Argumenten des unzufriedenen Kunden konfrontiert. Es bedarf einer hohen Kommunikationsfähigkeit und Disziplin, um Beschwerden nicht nur als persönliche Kritik, sondern auch als wertvolle Rückmeldung zu verstehen.

Ursachen von Unzufriedenheit:

- Die Bedürfnisse des Kunden wurden nicht berücksichtigt (z. B. der Wunsch nach Information).
- Die Erwartungen des Kunden stimmen nicht mit den Leistungen der Einrichtung überein (Wartezeiten, Pünktlichkeit, wechselnde Bezugspersonen, Qualität).

- **Maßnahmen**

Nicht jeder Kunde wagt es, sich zeitnah zu beschweren. Oftmals sind Bekannte oder Verwandte erste Ansprechpartner. Bis zur tatsächlichen Aussprache der Beschwerde beobachtet man bei vielen Kunden ein hohes Maß an negativer Emotionalität.

Ärger und Frust erschweren eine sachliche Gesprächsatmosphäre erheblich. Durch das bestehende Abhängigkeitsverhältnis zwischen Pflegebedürftigen, Angehörigen und den Pflegekräften wird das Ansprechen von Beschwerden erschwert. Vor diesem Hintergrund nehmen das Wissen und die praktischen Fähigkeiten der Pflegekräfte im Beschwerdegespräch eine zentrale Rolle ein (▶ Kap. Kommunikation).

Eine Beschwerde muss in angemessener Weise kompetent angenommen werden. Das richtige Verhalten kann in Fortbildungen trainiert werden.

Aspekte der Gesprächsführung:

- Die Beschwerde annehmen, sich zuständig fühlen, auch wenn die Beschwerde nicht den eigenen Aufgabenbereich betrifft
- Distanz zur Emotionalität des Beschwerdeführers entwickeln, d. h. der Kunde darf »Dampf ablassen«, Provokationen übergehen
- Blickkontakt aufnehmen
- Echtes Interesse durch kurze Rückmeldungen zeigen (z. B. »Ja, ich verstehe«, »Das ist richtig« usw.)
- Ausreden lassen!
- Mit W-Fragen (Was, Wo, Wann, Wer, Wie?) die Beschwerdesituation hinterfragen
- Das weitere Vorgehen mit dem Kunden vereinbaren

Sagen Sie nie, dass Sie für Beschwerden nicht zuständig sind. Sie vertreten in diesem Moment für den Kunden die gesamte Einrichtung und sind sein Ansprechpartner.

Beschwerden bearbeiten

Die vorgetragene Beschwerde gilt es nun zu erfassen und schnell zur Zufriedenheit sowohl der Kunden als auch der Einrichtung zu bearbeiten. Ein Beschwerdeprotokoll unterstützt die Erfassung und Analyse einer Beschwerdesituation.

Beschwerden auswerten

Eine regelmäßige systematische Auswertung der Beschwerden liefert nicht nur wichtige Hinweise auf Fehlerquellen innerhalb der Einrichtung, sondern sie gibt u. U. sogar Hinweise auf bisher vernachlässigte Märkte und Dienstleistungen.

Betreuung

Martina Döbele, Ute Becker

M. Döbele, U. Becker (Hrsg.), *Ambulante Pflege von A–Z*,
DOI 10.1007/978-3-662-49885-9_15,
© Springer-Verlag Berlin Heidelberg 2016

Die Betreuung ist eine gerichtlich angeordnete Unterstützung für eine voll-jährige, hilfsbedürftige Person. Generelle Voraussetzung für die Anord-nung einer Betreuung ist das Vorliegen einer psychischen Krankheit oder einer geistigen, seelischen oder körperlichen Behinderung, sofern diese dazu führt, dass der Betroffene seine Angelegenheiten nicht oder nicht mehr zu besorgen vermag.

Betreuungen können von allen Personen, auch von den Betroffenen selbst, beantragt werden. Zuständig für die Errichtung einer Betreuung ist das Amtsgericht (Vormundschaftsgericht), in dessen Zuständigkeitsbe-reich der zu Betreuende lebt.

> **Die Betreuung soll nur dann beantragt werden, wenn andere Hilfs-möglichkeiten nicht mehr ausreichen. Wenn es nur darum geht, dass jemand Angelegenheiten nicht mehr selbständig besorgen kann (etwa seinen Haushalt nicht mehr führen, die Wohnung nicht mehr verlassen usw.), genügen meist praktische Hilfen z. B. durch ambulante Pflege-dienste (Hauswirtschaft, Versorgung mit Essen, Grundpflege).**

Aufgabenkreise für Betreuer

Betreuer werden für bestimmte Aufgabenkreise bestellt, die sich nach den individuellen Bedürfnissen des Betroffenen richten und die das Selbst-bestimmungsrecht der betroffenen Personen in höchstmöglichem Umfang belässt. Bereiche, die die Betroffenen eigenständig erledigen können, dürfen dem Betreuer nicht übertragen werden.

- Aufenthaltsbestimmung
- Vermögenssorge (z. B. Einteilung, Verwendung und Verwaltung der Einkünfte und Ausgaben)

- Gesundheitsfürsorge (z. B. Zustimmung zu Operationen)
- Entscheidung über freiheitsentziehende Maßnahmen (mit Genehmigung des Vormundschaftsgerichtes) (▶ Kap. Freiheitsentziehende Maßnahmen)
- Vertretung gegenüber Behörden, Klinikleitung, Gerichten
- Wohnungsangelegenheiten
- Entgegennahme und Öffnen der Post
- Geltendmachen von Rechten

Die Geschäftsfähigkeit entfällt durch die Einrichtung der Betreuung nicht. Der Betreute kann weiterhin wirksam rechtsgeschäftlich handeln.

Der Betreuer erhält eine Ausfertigung des Beschlusses und einen Betreuerausweis. Für den Pflegedienst ist es ratsam, eine Kopie dieser Dokumente in der Patientenakte abzuheften, um im Bedarfsfall genaue Informationen erhalten zu können. Von Bedeutung sind vor allem:

- Aufgabenkreise des Betreuers
- Kontaktdaten (Adresse, Telefon)
- Dauer der Betreuung

Aufheben der Betreuung

Die Betreuung ist vom Vormundschaftsgericht aufzuheben, wenn ihre Voraussetzungen (siehe oben) wegfallen. Die beteiligten Personen (der Betroffene und der Betreuer), haben jederzeit die Möglichkeit, dem Vormundschaftsgericht den Wegfall der Voraussetzungen mitzuteilen und eine Aufhebung der Betreuung zu beantragen. Spätestens nach 7 Jahren überprüft das Gericht von sich aus die Aufhebung oder Verlängerung der Betreuung.

Bewusstseinsstörung

Martina Döbele, Ute Becker

M. Döbele, U. Becker (Hrsg.), *Ambulante Pflege von A–Z*,
DOI 10.1007/978-3-662-49885-9_16,
© Springer-Verlag Berlin Heidelberg 2016

Der Begriff Bewusstseinsstörung ist ein Sammelbegriff für krankhafte Veränderungen des Bewusstseins.

Bewusstseinsstörung

Unter Bewusstseinsstörung versteht man eine krankhafte Veränderung des Bewusstseins. Im Koma (tiefe Bewusstlosigkeit) ist der Bewusstlose nicht mehr ansprechbar und reagiert nicht mehr adäquat auf Reize von außen, auch nicht auf Schmerzreize. Eine kurz dauernde Bewusstlosigkeit nennt man Synkope.

Bewusstseinsstörungen werden hervorgerufen durch Sauerstoffmangel (z. B. Schlaganfall), Verletzungen, Stoffwechselentgleisungen oder Vergiftungen.

▪ Ursachen

Ursachen für Bewusstseinsstörungen oder Bewusstlosigkeit:

- Herzrhythmusstörungen
- Orthostase (Kreislaufschwäche, das Blut sackt beim Aufstehen in die Beine)
- Hypoglykämie (▶ Kap. Hypoglykämie)
- Hyperglykämie (▶ Kap. Hyperglykämie)
- Herz-Kreislauf-Atem-Stillstand (▶ Kap. Wiederbelebung)
- Vergiftung
- Schock (▶ Kap. Schock)
- Apoplex
- Schädel-Hirn-Trauma

Zusätzliche Symptome, die mit der Ursache der Bewusstlosigkeit in Zusammenhang stehen können:

- Blutung (► Kap. Blutung)
- Evtl. stattgehabter epileptischer Anfall: Hat der Patient Schaum oder Blut vor dem Mund, Urin und Stuhlabgang?
- Ausatemgeruch des Patienten auffällig (Azeton, fruchtig, Alkohol, Knoblauch)
- Hinweise in der Umgebung auf Intoxikation (Tablettenschachteln, Abschiedsbrief)

- **Maßnahmen**
- Versuch, möglichst schnell einen ersten Überblick über Situation und Zustand bzw. Verletzungsumfang des Patienten zu bekommen
- Erkennen von Eigengefährdungen (elektrischer Strom, Gas etc.)
- Bei Bewusstlosigkeit zunächst feststellen, ob die Vitalwerte stabil sind. Atmung ist der wichtigste Parameter, um eine vitale Bedrohung abzuschätzen:
  - Sie sollte gleichmäßig sein, der Brustkorb sollte sich mit der Atmung heben und senken. Es sollten keine Pfeif- oder Rasselgeräusche hörbar sein.

❯ - **Wenn Atmung nicht normal: Notarzt verständigen!**
- **Bei Atemstillstand unklarer Ursache Wiederbelebung beginnen (► Kap. Wiederbelebung)**
- **Bei Atemstillstand aufgrund von Aspiration von Flüssigkeiten: Atemspende (► Kap. Aspiration)**
- **Bei Atemstillstand aufgrund von Aspiration von Fremdkörpern mit Verlegung der Luftwege ► Kap. Aspiration**

- Wenn die Vitalwerte stabil sind, Blutdruck und Blutzucker messen
- Ist die Ursache für die Bewusstlosigkeit nicht bekannt und besteht auch nicht die Möglichkeit, sie herauszufinden (kein Blutzuckermessgerät, kein Blutdruckmessgerät) und somit Abhilfe zu schaffen, ist der Bewusstlose in die stabile Seitenlage zu bringen und der Notarzt zu alarmieren

- **Nachbereitung**
- Vitalwerte weiter überprüfen, während des Wartens auf das Eintreffen des Arztes
- Dokumentation, auch der Vitalwerte
- Ggf. Beratung zu Sturzprophylaxe

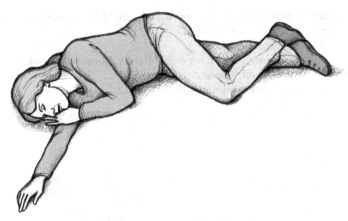

■ Stabile Seitenlage. (Aus Döbele u. Schmidt 2013)

Stabile Seitenlage

Die stabile Seitenlage ist eine Art der Positionierung, die bei Bewusstlosen mit stabilen Vitalwerten angewendet wird und die dazu dient, bei relativ bequemer Lage einer Aspiration vorzubeugen, bis der Arzt eintrifft.

- **Ziel**
- Vorbeugen von Aspiration und Offenhalten der Atemwege

- **Material**
- Evtl. Decke als Unterlage

- **Vorbereitung**
- Evtl. Decke unter (den auf dem Boden liegenden) Patienten legen
- Wenn Patient im Bett liegt, Kopfteil absenken, bis das Bett waagrecht ist, Patienten auf den Rücken legen

- **Maßnahmen**
- An der Seite des liegenden Patienten knien/stehen
- Den der Pflegeperson zugewandten Arm des Patienten abgewinkelt nach oben legen, Handfläche zeigt nach oben
- Die der Pflegeperson abgewandte Hand an die zugewandte Wange legen
- Knie des von der Pflegeperson entfernten Beines aufstellen und Patienten, wie beim Lagern, über das der Pflegeperson zugewandte, gestreckte Bein in Bauch-Seiten-Lage drehen

- Den Kopf, der jetzt fast auf dem Gesicht liegt, nach hinten überstrecken, den Mund öffnen
- Zur Fixierung des Kopfes die jetzt darunter liegende Hand platzieren
- Der Kopf liegt richtig, wenn eventuell abfließendes Sekret oder Erbrochenes nach außen abfließen kann (evtl. unterpolstern)
- Patienten zudecken und überwachen (Vitalzeichenkontrolle), bis der Notarzt eintrifft

Literatur

Döbele M, Schmidt S (2013) Demenzbegleiter. Springer, Berlin Heidelberg

Biographiearbeit

Martina Döbele, Ute Becker

M. Döbele, U. Becker (Hrsg.), *Ambulante Pflege von A–Z*,
DOI 10.1007/978-3-662-49885-9_17,
© Springer-Verlag Berlin Heidelberg 2016

Jeder Mensch hat eine individuelle, einzigartige Lebensgeschichte, die sein Verhalten, seine Gewohnheiten, Vorlieben und Empfindungen prägt. Biographiewissen wird durch Biographiearbeit (Erinnerungsarbeit, Erinnerungspflege) erarbeitet bzw. erhalten und kann in die Pflege und Betreuung demenziell erkrankter Menschen integriert werden.

Die Biographiearbeit ist heute Bestandteil der Pflegedokumentation. Sie sollte insbesondere bei Menschen mit Demenz durchgeführt werden.

- **Ziel**
- Das Wissen über die Lebensgeschichte hilft, Verhalten zu verstehen
- Kenntnisse über Vorlieben und Gewohnheiten können zur Erleichterung bewusst in der Pflege eingesetzt werden
- Erhalten der Selbstbestimmung und des Identitätsgefühls
- Die Kommunikation und die soziale Kontaktaufnahme werden gefördert
- Die Selbstachtung kann durch die Rückbesinnung auf Erfolge und Leistungen gestärkt werden

- **Material**
- Biographiebogen mit Fragen zu:
    - Beziehungen im Elternhaus und in der jetzigen Familie
    - Freunden, Verwandten und Kollegen
    - Werdegang (Schule, Beruf, Militär, Ruhestand)
    - Spezielle Fähigkeiten, Begabungen (praktisch, musisch)
    - Schicksalsschlägen, Krankheiten, Charakter, Gewohnheiten
    - Soziokulturellen und religiösen Ansprüchen
- Fotoalben, Schriftstücke, Tonbänder, Filme

■ Vorbereitung

In der ambulanten Pflege spielt die Biographiearbeit eine wichtige Rolle, da Pflegepersonen oft die einzigen Kontaktpersonen sind. Es besteht die Gefahr, dass der Betroffene mit seinen Erinnerungen alleine bleibt und sein Identitätsgefühl abnimmt. Voraussetzungen zur Biographiearbeit sind:

- Vertrauensbasis schaffen
- Feinfühlig Informationen sammeln:
    - Beiläufige Äußerungen des Kranken festhalten
    - Angehörige und Bezugspersonen gezielt befragen
    - Den Betroffenen gezielt nach Einzelheiten fragen
    - Ergiebige Fundstellen nutzen (Fotoalben)

■ Maßnahmen

Für Menschen mit Demenz stellt die Erinnerung an ihre Vergangenheit eine wichtige Ressource dar. Ihr Kurzzeitgedächtnis ist oft eingeschränkt, das Langzeitgedächtnis bleibt häufig noch lange relativ intakt.

■■ Gesprächsorientierte Biographiearbeit

Kommunikation:

- Über Dinge reden, die für den Kranken Bedeutung haben (verleiht Sicherheit, stärkt das Selbstvertrauen)
- Alte Fotos und Utensilien aus dieser Zeit betrachten und darüber reden
- Worte und Ausdrucksweisen verwenden, die zur Biographie passen

Orientierung:

- Zur Biographie passende Stützen für das nachlassende Gedächtnis anbieten

■■ Aktivitätsorientierte Biographiearbeit

Sie zeichnet sich durch die Integration der Biographiearbeit in Tätigkeiten aus.

Basale Stimulation:

- Gewohnte Materialien zur Pflege verwenden
- Gezielt bevorzugte Musik einsetzen

Aktivierende Pflege und Betreuung:
- Vorhandene Fähigkeiten fördern (nicht versuchen, verlorene zu reaktivieren), z. B. bekannte Lieder singen
- Alltagshandlungen ausführen lassen, z. B. Tisch decken, Kartoffeln schälen

- **Nachbereitung**
- Informationen im Laufe der Zeit ergänzen

Blasenverweilkatheter

Martina Döbele, Ute Becker, Brigitte Glück

M. Döbele, U. Becker (Hrsg.), *Ambulante Pflege von A–Z*,
DOI 10.1007/978-3-662-49885-9_18,
© Springer-Verlag Berlin Heidelberg 2016

Verschiedene Krankheiten oder Umstände machen den vorübergehenden oder auch ständigen Gebrauch eines Blasenverweilkatheters **auf ärztliche Anordnung** erforderlich.

Blasenverweilkatheter

Ein Blasenkatheter ist eine kurz- oder längerfristige, künstliche Ableitung der Harnblase transurethral (über die Harnröhre) oder suprapubisch (Punktion der Harnblase oberhalb des Schambeines).

Legen eines Blasenverweilkatheters

- **Ziel**
- Gewähren und Kontrolle der Ausscheidung

- **Material**
- Händedesinfektionsmittel
- Desinfektionsmittel für Schambereich (z. B. Octenisept-Lösung)
- 2 Dauerkatheter (1 Reserve) aus Silikon (gute Gewebeverträglichkeit)
    - Der Katheterdurchmesser sollte maximal 12–14 Ch betragen
    - Katheterset (Nierenschale, 6 Tupfer, Pinzette, steriles Lochtuch)
- 2 Pakete sterile Handschuhe (1 Ersatzhandschuh)
- Urinauffangbeutel
- Gleitmittel mit desinfizierender Wirkung
- Blasenspritze, zum Blocken: z. B. 10 ml Acetylglycol mit Aqua bidest. 1:1
- Unsterile Handschuhe

- **Vorbereitung**
- Den Patienten informieren
  - Die Blase sollte gering gefüllt sein (Urinfluss ist ein sicheres Zeichen dafür, dass sich der Katheter in der Blase befindet)
- Für gute Lichtverhältnisse sorgen
- Sorgfältige Intimpflege durchführen (► Kap. Intimpflege)
- Material bereitstellen/öffnen
- Sterile, saubere Arbeitsfläche
  - Katheterset öffnen, ohne den Inhalt zu berühren
- Den Patienten in flache Rückenlagerung bringen, bei Frauen Füße aufstellen, Knie leicht anwinkeln und die Beine spreizen

Legen eines Blasenverweilkatheters bei der Frau

- **Maßnahmen**
- Hände desinfizieren
- Unterlegtuch aus Katheterset unter das Gesäß legen
- Desinfektionsmittel auf Kugeltupfer aufbringen
- Sterile Handschuhe anziehen
- Vulva mit Pinzette und Kugeltupfer desinfizieren
- Große Schamlippen (Labien) von vorne nach hinten ebenso desinfizieren. Für jeden Wischvorgang und pro Labie jeweils einen neuen Tupfer benutzen
- Große Schamlippen mit Daumen und Zeigefinger spreizen und die kleinen Schamlippen ebenso desinfizieren
- Harnröhrenöffnung desinfizieren, Einwirkzeit beachten!
- Urinauffangschale aus dem Set bereitstellen
- Katheter in die Harnröhre entweder aus der Hülle oder mit einer Pinzette aseptisch einführen

> **Bei spürbarem Widerstand kleine Drehbewegungen mit dem Katheter machen – keine Gewaltanwendung! Wenn kein Urinabfluss möglich ist, den Vorgang sofort abbrechen und den Arzt informieren. Siehe auch Hinweis unten (► Abschn. Legen eines Blasenverweilkatheters beim Mann)**

- Katheter mit 5 ml blocken und leicht zurückziehen, bis der Ballon am Blasenhals ansteht
- Zur Vermeidung des Aufblockens des Ballons in der Harnröhre muss der Katheter vor dem Füllen des Ballons noch etwa 5 cm weiter in die Blase vorgeschoben werden
- Urinauffangbeutel und Katheter steril zusammenführen

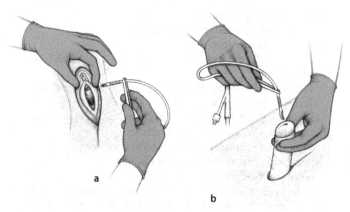

◘ Legen eines Blasenkatheters **a** bei der Frau und **b** beim Mann.
(Aus Döbele et al. 2006)

> **Praxistipp**
>
> Ein Wechsel des Katheters wird nach ca. 6–8 Wochen erforderlich.
> Allerdings sollten Blasenverweilkatheter heute nicht mehr routine-
> mäßig in festen Zeitabständen gewechselt werden, sondern nach
> individuellen Gesichtspunkten bei Bedarf. Ein Katheter muss nicht ge-
> wechselt werden, solange ein freier Urinabfluss und klarer Urin ge-
> währleistet sind, keine lokalen oder systemischen Infektionen vorlie-
> gen und der Patient beschwerdefrei ist.

- **Nachbereitung**
- Urinauffangbeutel unterhalb des Blasenniveaus am Bett anbringen
- Material entsorgen
- Patientin bequem lagern
- Genaue Dokumentation von Datum, Kathetergröße, Menge der
  verwendeten Blockflüssigkeit, Handzeichen und Besonderheiten

Legen eines Blasenverweilkatheters beim Mann

- **Maßnahmen**
- Hände desinfizieren
- Lochtuch um Penis legen, nur der Penis liegt frei
- Desinfektionsmittel auf Tupfer aufbringen

- Sterile Handschuhe anziehen
- Penis mit Pinzette und Tupfer desinfizieren:
  - Vorhaut zurückziehen
  - Je 2 Tupfer für die Eichel, 1-mal nach rechts, 1-mal nach links desinfizieren
  - Mit dem letzten Tupfer in einer Richtung über die gespreizte Harnröhrenöffnung wegstreifen
- Die eine Hand hält den Penis vertikal gestreckt, mit der anderen Hand wird das Gleitmittel langsam instilliert:
  - Gleitgel auf Harnröhrenöffnung und in Harnröhre geben
    - Einwirkzeit unter Kompression 1 Minute
- Urinauffangschale aus Set bereitstellen
- Katheter bei nach oben gestrecktem Penis entweder aus der Hülle oder mit einer Pinzette aseptisch in die Harnröhre etwa 10–15 cm einführen

> **Keine Kraftanwendung beim Katheterisieren, bei Widerstand nicht forcieren, Abbruch bei Harnröhrenblutung (Gefahr von Verletzungen der Harnröhre).**

- Penis etwas senken und Katheter weiterschieben, bis Urin fließt
- Katheter blocken siehe ▶ Abschn. Legen eines Blasenverweilkatheters bei der Frau
- Urinauffangbeutel und Katheter steril zusammenführen
- Vorhaut muss unbedingt wieder nach vorn geschoben werden – sonst besteht die Gefahr eines Penisödems mit Paraphimose

- **Nachbereitung**
- Siehe ▶ Abschn. Legen eines Blasenverweilkatheters bei der Frau

Entfernung eines transurethralen Katheters

- **Material**
- Sterile Einmalspritze 20 ml
- Händedesinfektionsmittel
- Krankenunterlage als Bettschutz
- Einmalhandschuhe
- Abfallbehälter

- **Vorbereitung**
- Den Patienten informieren
- Rückenlagerung des Patienten

- **Maßnahmen**
- Händedesinfektion
- Mit steriler Einmalspritze langsam die Flüssigkeit aus dem Ballon abziehen, dadurch wird der Katheter entblockt
- Katheter vorsichtig herausziehen
- Ggf. sorgfältige Intimpflege

- **Nachbereitung**
- Utensilien entsorgen
- Den Patienten wieder bequem lagern
- Evtl. Katheterspitze aufbewahren (nach Anordnung)

Pflege des transurethralen Katheters

- Katheterträger können mit geschlossenem Urinbeutelsystem oder auch mit abgestöpseltem Katheter duschen
- Im Rahmen der täglichen Hygiene sollte der äußere Katheteranteil vorsichtig mit Wasser und pH-neutraler Seife oder Wasserstoff-Superoxid (3%) 1- bis 2-mal gereinigt werden
- Katheterkrusten müssen unbedingt vermieden werden, sie reizen die Mündung der Harnröhre
- Urinbeutel muss unter Blasenniveau hängen, Rückstau vermeiden, Abfluss garantieren
- Bei Urinbeutelwechsel, je nach Anordnung wöchentlich bis 2-wöchentlich, unbedingt aseptisch arbeiten. Auf den Beutel Datum des Wechsels schreiben

Bei der Frau:
Der Bereich der Katheterpflege liegt zwischen den Schamlippen und der Harnröhrenöffnung:
- Zum Schutz vor Fäkalkeimen ist die Genitalregion in jedem Fall getrennt vom Analbereich zu waschen
- Wischrichtung von vorne nach hinten

Beim Mann:
- Die Vorhaut zurückziehen und den Penis mit pH-neutraler Seife und reichlich Wasser waschen
- Den nun freiliegenden Katheter ebenso mit Seife und Wasser reinigen und gründlich abspülen. Waschrichtung immer vom Körper weg. Vorhaut wieder vorschieben, Zug am Katheter vermeiden

Spülung des transurethralen Blasenverweilkathers

Regelmäßige Blasenspülungen von außen sollten nur in Ausnahmefällen durchgeführt werden. Jede Spülung muss absolut aseptisch durchgeführt werden.

- **Material**

Die Spülflüssigkeit sollte im Normalfall Zimmer- bis Körpertemperatur haben, bei Blutungen sollte sie kalt sein.

- **Maßnahmen**
- Spülflüssigkeit langsam über den Katheter in die Blase einbringen
- Mit einer Klemme den Katheter kurz zusammendrücken, nach ein paar Sekunden die Flüssigkeit wieder zurückfließen lassen
- Neuen Urinbeutel anbringen
- Genaue Dokumentation über die Durchführung der Maßnahme und das Ergebnis

Suprapubischer Blasenverweilkatheter

Der suprapubische Blasenverweilkatheter wird grundsätzlich nur vom Arzt, in der Regel im Krankenhaus, eingelegt. Die Pflege des Wundverbandes an der Punktionsstelle ist Aufgabe der Pflegefachkraft.

- **Maßnahmen**
- Verband täglich kontrollieren
- Nach Anordnung den Verband wechseln, in der Regel 3-mal wöchentlich oder nach Bedarf:
  - Alten Verband entfernen
  - Punktionsstelle desinfizieren
  - Mit Schlitzkompresse abdecken
  - Schlitzkompresse fixieren (z. B. mit Fixomull)
  - Ggf. Datum des Verbandwechsels auf das Pflaster schreiben

- **Nachbereitung**
- Genaue Dokumentation der Maßnahme durchführen (Eintrittsstelle reizlos?)
- Bei Entzündungen an der Punktionsstelle den Arzt informieren

Beobachtungen und Prophylaxen

Bei Katheterträgern sollte der Arzt informiert werden bei:
- trübem, übelriechendem Urin (▶ Kap. Urin)
- Fieber oder grippeähnlichen Symptomen
- Flankenschmerzen/Unterbauchschmerzen
- mangelhaftem oder fehlendem Urinabfluss

Zur Vermeidung von Inkrustationen und Verlegung sollen Träger von Blasenverweilkathetern:
- viel trinken (ca. 2 Liter)
- ggf. den Harn ansäuern
- zur Infektprophylaxe z. B. Preisel-San verwenden
- bei ersten Anzeichen von Blasenentzündung: Auflage mit ätherischem Öl (Thymian, Eukalyptus) (▶ Kap. Wickel)

Literatur

Döbele M, Becker U, Glück B (2006) Beifahrersitzbuch – Ambulante Pflege. Springer, Berlin Heidelberg

Blutdruckmessung

Martina Döbele, Ute Becker

M. Döbele, U. Becker (Hrsg.), *Ambulante Pflege von A–Z*,
DOI 10.1007/978-3-662-49885-9_19,
© Springer-Verlag Berlin Heidelberg 2016

Der Blutdruck ist keine starre Größe, sondern reagiert innerhalb von Sekunden auf körperliche Aktivität, Emotionen, Schmerz oder Angst. Auch Rauchen oder koffeinhaltige Getränke beeinflussen die Höhe des Blutdrucks.

Um aussagekräftige Werte zu erhalten, sollte daher der Blutdruck immer unter den gleichen standardisierten Ruhebedingungen gemessen werden. Der Vorgang der Blutdruckmessung wird auch als RR-Messung bezeichnet, nach dem Erfinder des Blutdruckmessgerätes Riva-Rocci-Scipione. Einheit ist Millimeter Quecksilber (mmHg).

▪ Indikation

Die Häufigkeit der Blutdruckmessung erfolgt nach ärztlicher Verordnung. Unabhängig davon kann der Blutdruckwert in Notfallsituationen wichtige Informationen liefern.

Blutdruckmessung

Bei der Blutdruckmessung erfasst man den Druck im arteriellen System des Körpers. Er schwankt bei jedem Herzschlag zwischen zwei Werten, dem systolischen Wert (Maximalwert) und dem diastolischen Wert (Minimalwert).

▪ Material

— Geeichtes Blutdruckmessgerät und Stethoskop
— Blutdruckmanschette mit integriertem Stethoskop

▪ Vorbereitung

— Die Blutdruckmessung sollte vorzugsweise im Sitzen oder im Liegen erfolgen, nach mindestens 3–15 Minuten Ruhe
— Der Arm muss frei sein von einschnürender Kleidung
— Keine Blutdruckmessung an Armen mit Lymphödem

- Beim Anlegen der luftleeren Manschette darauf achten, dass der aufblasbare Gummiteil bzw. ein eventuell eingebautes Stethoskop auf die Arterie an der Innenseite des Oberarmes zu liegen kommen
- Die Manschette sollte sich in Herzhöhe befinden
- Die Manschette muss fest anliegen ohne abzuschnüren. Ihr unterer Rand sollte ungefähr 2–3 cm oberhalb der Ellenbeuge enden
- Ventil des Blutdruckgerätes schließen

- **Maßnahmen**
- Bei der ersten Untersuchung sollte der Blutdruck an beiden Armen gemessen werden. Ergeben sich dabei größere Unterschiede, sind weitere Untersuchungen notwendig.

> **Bei Kontrollmessungen ist immer am Arm mit dem höheren Blutdruck zu messen, deshalb sollte dies gut sichtbar in der Dokumentation vermerkt werden.**

- Stethoskop anlegen
- Rasches Aufpumpen der Manschette bis ca. 30 mmHg über den erwarteten oberen Wert (das Verschwinden des Radialispulses zeigt ausreichende Stauung an)
- Aufsetzen des Stethoskops in der Ellenbeuge
- Langsames Ablassen der Luft aus der Manschette (ca. 3 mmHg pro Sekunde)
- Beim ersten hörbaren Ton (Korotkoff-Ton I) Wert am Manometer ablesen (systolischer Wert) beim letzten Ton (Korotkoff-Ton V) zweiten Wert ablesen (diastolischer Wert)
- Luft vollständig aus Manschette entweichen lassen
- Manschette abnehmen und Werte notieren

> **Bei dicken Armen extrabreite Manschette verwenden, da sonst falsch hohe Werte gemessen werden.**

- **Mögliche Probleme**
Luft entweicht beim Aufpumpen der Manschette:
- Das Ventil richtig schließen, notfalls die Steck- bzw. Schraubverbindungen überprüfen

Beim Ablassen der Luft sind keine Töne zu hören:
- Erneut messen, Stethoskop fester aufsetzen, bei starken Beugekontrakturen Arm vorsichtig weiter aufbiegen
- Schallleitung des Stethoskops durch vorsichtiges Klopfen auf die Membran überprüfen

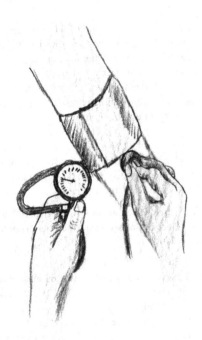

■ Blutdruckmessung

Die Blutdruckmanschette öffnet sich während des Aufpumpens:
- Entweder Manschette falsch angelegt oder zu klein für den Armumfang

Blutung

Martina Döbele, Ute Becker

M. Döbele, U. Becker (Hrsg.), *Ambulante Pflege von A–Z*,
DOI 10.1007/978-3-662-49885-9_20,
© Springer-Verlag Berlin Heidelberg 2016

Man unterscheidet sichtbare, äußere Blutungen von inneren Blutungen (durch stumpfe Gewalteinwirkung auf Bauchraum oder Muskulatur). Bei Blutverlust von 15–20% des Blutvolumens (Erwachsene: ca. 1 Liter) kann ein Schock auftreten.

❯ Bei marcumarisierten Patienten kann Sturz oder stumpfe Verletzung zu großen Blutverlusten ins Gewebe führen.

- **Symptome**
- Sichtbare Blutung (aus Wunden oder Nase), evtl. Schmerzen
- Bei arteriellen Blutungen pulssynchrones Spritzen von Blut aus der Wunde
- Bei starken inneren Blutungen treten nach einiger Zeit die Anzeichen eines Schocks auf (▸ Kap. Schock)

- **Maßnahmen**

❯ Die Maßnahmen sind abhängig von Art und Schwere der Blutung. Bei Kontakt mit Blut immer Handschuhe tragen.

Äußere Blutung:
- Kleinere Blutungen nach Schnitt oder Abschürfung mit Pflaster versorgen, Kontrolle nach einigen Minuten
- Pulssynchron austretendes hellrotes Blut deutet auf eine Arterienverletzung hin und erfordert meist einen Druckverband. Hausarzt informieren!
- Blutungen aus tieferen Platzwunden oder aus Hautarealen, die starkem Zug unterliegen (Ellbogen) müssen schnellstmöglich dem Hausarzt vorgestellt werden (meist Nähen oder Klammern notwendig). Bei starker Blutung an den Extremitäten Druckverband, bei leichter Blutung mit steriler Kompresse abdecken

— Bei starken Blutungen an Kopf, Brust, Bauch, Rücken sterile Kompressen per Hand aufdrücken, bis Blutung sistiert

Innere Blutung:
— Ein beginnender Schock ist oft das einzige Symptom, das auf eine stärkere Blutung im Körper hinweist (▸ Kap. Schock)

❯ Notarzt informieren

Anlegen eines Druckverbandes

Ein Druckverband ist ein Verband, der auf stark blutende Wunden genug Druck ausübt, um die Blutung zu stoppen.

❯ **Ein Druckverband kann nur an den Extremitäten angelegt werden. Bei Blutungen am Körperstamm kann die Blutung durch Druck der Pflegeperson gestoppt werden.**

■ **Material**
— Sterile Kompressen, Mull etc.
— 2 Mullbinden, alternativ Kompressionsbinde
— Mehrere Verbandmullpäckchen (notfalls aus Autoverbandkasten) oder alternativ zusammengerollter Waschlappen, Geldbeutel)

■ **Maßnahmen**
— Betroffenen Körperteil nicht abbinden!
— Sterile Kompresse oder sauberes Taschentuch auf Wunde auflegen

❯ **Bei stark blutenden Wunden ist im Notfall steriles Arbeiten zweitrangig.**

— Mit dem Verbandmull die Kompresse in ca. 2–3 Wickelungen fixieren
— Zweites Verbandmullpäckchen (oder gerollten Waschlappen o. Ä.) auf die Wunde legen
— Mit dem Rest des ersten Verbandmullpäckchens unter leichtem Druck fixieren
— Blutet der Verband durch, nicht entfernen, sondern weiteres Verbandmullpäckchen auflegen und mit weiterer Mullbinde fixieren

❯ **Wenn der Druckverband fertig ist, Pulskontrolle an der betroffenen Extremität, Puls muss spürbar sein.**

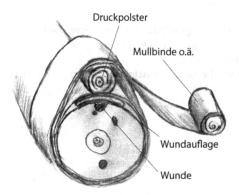

Druckpolster

Mullbinde o.ä.

Wundauflage

Wunde

🔲 Anlegen eines Druckverbandes

- **Nachbereitung**
- Hausarzt informieren
- Wunde nachbeobachten
- Vitalwerte überprüfen (Blutdruck und Puls), Schockgefahr
- Dokumentation
- Evtl. Sturzprophylaxe (▶ Kap. Sturz), Gefahrenquellen entschärfen
- Marcumar-pflichtige Patienten gut einstellen

Nasenbluten

Nasenbluten ist in der Regel harmlos und der Blutverlust minimal. Selten wird ärztliches Eingreifen notwendig.

- **Maßnahmen**
- Durch Zusammendrücken der Nasenflügel des Patienten mit Daumen und Zeigefinger für ca. 5–10 Minuten die Blutung stoppen
- Evtl. kalte Umschläge oder Eis auf Nasenrücken und Nacken, die nächsten 12 Stunden nicht schnäuzen
- Blutdruck messen, um evtl. hypertone Krise zu erkennen

Hausarzt verständigen:
- Bei Marcumar-Patienten oder häufigem, längerem, beidseitigem Nasenbluten ohne ersichtliche Ursache

> Notfall:
> - Arterielle Blutung (hellrot, spritzend, nicht stillbar)
> - Bewusstseinstrübung des Patienten
> - Aspiration von Blut
> - Austritt von hellgelber Flüssigkeit (Liquor) aus der Nase nach Sturz oder Unfall

Blutzuckermessung

Martina Döbele, Ute Becker

M. Döbele, U. Becker (Hrsg.), *Ambulante Pflege von A–Z*,
DOI 10.1007/978-3-662-49885-9_21,
© Springer-Verlag Berlin Heidelberg 2016

Die Bestimmung des Blutzuckers ist unverzichtbar für die Verlaufskontrolle bei Diabetikern oder zur diagnostischen Abklärung bei Bewusstseinstrübungen. Norm-Blutzuckerwerte ▶ Kap. Insulin.

Blutzuckermessgeräte funktionieren alle ähnlich: Ein Bluttropfen wird auf einen Teststreifen getropft, der entweder vor oder nach dem Aufbringen des Tropfens in das Messgerät eingeschoben wird. Nach einiger Zeit kann die Blutglukosekonzentration auf dem Display abgelesen werden.

- **Indikation**
- Bei Insulininjektion nach festem Schema kann der Blutzuckerwert Hinweise auf eine notwendige Veränderung der Insulinmenge geben.
- Bei stark schwankenden Blutzuckerwerten schützt die regelmäßige Blutzuckerkontrolle vor hypoglykämischen Krisen nach der Insulingabe.
- Bei Diabetikern, die nach dem Basis-Bolus-Prinzip spritzen, wird mit der Höhe des Blutzuckers die notwendige Insulindosis für die nächste Mahlzeit ermittelt.
- Bei unklaren Bewusstseinstrübungen kann die Blutzuckerkontrolle Hypo- oder Hyperglykämie als Ursache ausschließen.

> **Die Häufigkeit der Blutzuckermessungen bedarf einer ärztlichen Verordnung (Ausnahme: Notfälle).**

- **Material**
- Einmalhandschuhe
- Lanzette/Stechhilfe
- Teststreifen
- Blutzuckermessgerät
- Hautdesinfektionsspray
- Tupfer

- **Vorbereitung**
  - Vor der Blutzuckermessung mit der Funktionsweise des Messgerätes vertraut machen.
  - Bei Beginn einer neuen Packung Blutzuckerteststreifen das Messgerät mit beigelegtem Codier-Teststreifen codieren (auf die neuen Teststreifen einstellen)

Der Bluttropfen zur Messung des Zuckers kann aus der Fingerbeere oder aus dem Ohrläppchen gewonnen werden.
- Die Stichstelle muss sauber, fettfrei und gut durchblutet sein
- Bei eiskalten Händen vorher die Hände mit heißem Wasser waschen lassen und abtrocknen
- Fingerbeere oder Ohrläppchen desinfizieren, Alkohol verdunsten lassen (verfälscht das Messergebnis)
- Bei Verwendung einer Stechhilfe frische Lanzette einlegen und Stechhilfe spannen
- Teststreifen bereitlegen
- Einmalhandschuhe anziehen
- Evtl. den Teststreifen in Messgerät einschieben (geräteabhängig)

- **Maßnahmen**
  - Einstich entweder an der Fingerbeere seitlich (weniger Schmerz als mittig) oder am Ohrläppchen
  - Optimalerweise sollte der erste Tropfen verworfen werden und erst der zweite Tropfen auf den Teststreifen aufgebracht werden (wichtig bei Patienten, die unter starken Wassereinlagerungen leiden, hier oft »wässriger« erster Tropfen)
  - Evtl. den Teststreifen in das Messgerät einschieben (geräteabhängig)
  - Nach »Arbeitszeit« des Gerätes Blutzuckerwert ablesen und dokumentieren

- **Nachbereitung**
  - Bei starker Blutung der Einstichstelle Pflaster anbringen
  - Material entsorgen
  - Dokumentation

- **Mögliche Probleme**

  Aus Einstichstelle tritt kein Blut aus:
  - »Melken« des Finger vermeiden, da auf diese Weise nur das Messergebnis verfälscht wird
  - Besser den Patienten mit den Armen kreisen lassen, notfalls nach Händewaschen mit heißem Wasser den Vorgang wiederholen

Gerät schaltet sich aus, bevor Wert angezeigt wird:
- Batterie auswechseln und den ganzen Vorgang wiederholen.

Gemessener Wert scheint unglaubwürdig:
- Messvorgang wiederholen, ggf. Messung mit Ersatzgerät
- Bei Bestätigung Arzt verständigen

Brüche

Martina Döbele, Ute Becker

M. Döbele, U. Becker (Hrsg.), *Ambulante Pflege von A–Z*,
DOI 10.1007/978-3-662-49885-9_22,
© Springer-Verlag Berlin Heidelberg 2016

Ab dem 35. Lebensjahr kommt es zu einer kontinuierlichen Abnahme der Knochenmasse. Mit zunehmendem Alter steigt die Gefahr von Knochenbrüchen auch bei Bagatelltraumen. Daher sollten Patienten auch nach kleineren Stürzen oder anderen Arten der Gewalteinwirkung auf das Skelett gut beobachtet werden.

Knochenbruch/Fraktur

Ein Knochenbruch ist eine Verletzung des knöchernen Skeletts durch Einwirkung von außen (Sturz, Anstoßen) oder durch verminderte Stabilität des Knochens ohne äußere Einwirkung (pathologische Fraktur).

■ **Symptome**

Sichere Zeichen einer Fraktur:

— Aus der Wunde ragende Knochenenden
— Achsenfehlstellungen (Verdrehung von Extremitäten, »Knicke« in normalerweise geraden Körperteilen)
— Abnorme Beweglichkeit

Unsichere Zeichen einer Fraktur:

— Schmerzen
— Schwellung, evtl. Rötung
— Bewegungseinschränkung

■ **Maßnahmen**

❯ In gefährlichen Situationen Eigenschutz beachten, sich selbst und den Verletzten außerhalb des Gefahrenbereichs bringen.

- Bei Verdacht auf einen Knochenbruch auf jeden Fall Hausarzt hinzuziehen, da der betroffene Bereich geröntgt und ggf. operativ versorgt werden muss
- Patienten beruhigen
- Bei offenen Brüchen (blutende Wunde) Handschuhe anziehen, Blutstillung (▶ Kap. Blutung)
- Patienten so wenig wie möglich bewegen
- Patienten warm halten bis zum Eintreffen des Arztes

- **Prävention**
- Sturzprävention (▶ Kap. Sturz)
- Hilfsmittel bei Gangunsicherheit des Patienten
- Medikamentöse Osteoporoseprophylaxe

Dehydratationsprophylaxe

Martina Döbele, Ute Becker

M. Döbele, U. Becker (Hrsg.), *Ambulante Pflege von A–Z*,
DOI 10.1007/978-3-662-49885-9_23,
© Springer-Verlag Berlin Heidelberg 2016

Unter Dehydratation (Wasserverlust) versteht man eine gesteigerte Abnahme der Körperflüssigkeit aufgrund einer ungenügenden Flüssigkeitszufuhr oder weil mehr Flüssigkeit ausgeschieden als zugeführt wird.

- **Symptome**
- Trockene Lippen und trockener Mund
- Schlaffe, trockene Haut (beim Zusammenschieben der Haut bleibt Falte stehen)
- Verringerte Urinmenge
- Tiefliegende Augen (dunkle Ringe unter den Augen)
- Kopfschmerzen, Müdigkeit und Schwindel, Konzentrationsstörungen
- Verwirrtheit
- Fieber (▶ Kap. Fieber)
- Plötzlich auftretende Gangunsicherheit

- **Ursachen**
- Erbrechen, Durchfall, Schwitzen
- Fieber
- Sehr hoher Blutzucker (▶ Kap. Hyperglykämie)
- Flüssigkeitsungleichgewicht durch z. B. Nierenkrankheiten
- Nicht wahrgenommenes oder vermindertes Durstgefühl (Trinken nur nach Erinnerung/Aufforderung)

> **Menschen mit Diuretika-Therapie bewegen sich oft aus medizinischer Notwendigkeit permanent an der Grenze zur Dehydratation.**

- **Ziel**
- Dem Betroffenen die ausreichende Flüssigkeitsmenge auf möglichst natürliche Weise zuführen

> Dehydratation macht gelegentlich eine Umstellung der Ernährung auf eine Magensonde bzw. eine Infusion unabdingbar, wenn sie nicht durch die natürliche Flüssigkeitszufuhr bewältigt werden kann. Eine vorliegende Patientenverfügung ist hier zu beachten! (► Kap. Patientenverfügung)

- **Vorbereitung**
- Ein-/Ausfuhrbogen oder Trinkprotokoll bereitlegen
- Angehörige und Pflegebedürftigen über die Wichtigkeit der Trinkmenge, besonders in den Sommermonaten, beraten
- Erstellung der Pflegeanamnese und Biographie:
  - Was mag der Pflegebedürftige und wie viel hat er pro Tag getrunken?
- Während des Einsatzes sollten die Pflegepersonen auf folgende Punkte achten:
  - Äußert der Pflegebedürftige von sich aus den Wunsch, etwas zu trinken?
  - Greift er ohne Aufforderung nach einem bereitgestellten Getränk?
  - Trinkt er zügig oder nippt er nur am angebotenen Getränk?

Berechnungsformel für die Trinkmenge:
Normaler Flüssigkeitsbedarf pro Tag 30–45 ml/kg Körpergewicht (Abhängig vom Hautzustand des Betroffenen). Berechnungsbeispiel bei oraler und normaler Nahrungsaufnahme:
- 35 ml × 60 kg Körpergewicht = 2100 ml Gesamtflüssigkeitsmenge/Tag
- Abzüglich der Flüssigkeitszufuhr, die über die feste Nahrung zugeführt wird: 600–1000 ml
- Bleibt eine Trinkmenge von 1100–1500 ml

Vergleiche hierzu auch Grundsatzstellungnahme »Essen und Trinken im Alter« des medizinischen Dienstes des Spitzenverbandes der Krankenkassen (MDS): http://nahrungsverweigerung.de/grundsatzstellungnahme-essen-und-trinken-im-alter-des-mds/.

- **Maßnahmen**
Besteht der Verdacht auf Dehydratation, müssen die Gründe dafür erfasst werden:
- Getränk problemlos erreichbar und schmackhaft?
- Andere Gründe? (erhöhte Temperatur, kann die Flasche nicht öffnen, sieht das Getränk nicht)

Praxistipp

Bei Verdacht auf zu geringe Trinkmenge Trinkverhalten mindestens eine Woche lang gezielt beobachten und protokollieren (Angehörige mit einbeziehen).

— Bei jedem Einsatz Getränke anbieten, die der Pflegebedürftige besonders gerne mag
— Zum Erhalt der Selbständigkeit evtl. eine Trinkhilfe benutzen
— Auffordern, gleichmäßig über den Tag verteilt mindestens 1,5–2 Liter Flüssigkeit zu trinken und Getränke in Reichweite und Sicht stellen
— Abwechslung in die tägliche Auswahl an alkoholfreien Getränken bringen (Wasser, Früchte-, Kräutertees, verdünnte Fruchtsäfte oder Bouillon)
— Bei ungenügender Trinkmenge kann die Flüssigkeitszufuhr durch Eis (z. B. aus Mineralwasser, Fruchtsaft, Joghurt), Götterspeise und Quark, Obst und Gemüse oder fertiges Speiseeis ergänzt werden

- **Nachbereitung**
— Maßnahmen und Beobachtungen im Pflegebericht und im Ein- und Ausfuhrprotokoll mit Handzeichen eintragen
— Ein- und Ausfuhrprotokoll auswerten, geeignete Maßnahmen einleiten
— Ggf. den Hausarzt benachrichtigen

Dekubitusprophylaxe

Martina Döbele, Ute Becker

M. Döbele, U. Becker (Hrsg.), *Ambulante Pflege von A–Z*,
DOI 10.1007/978-3-662-49885-9_24,
© Springer-Verlag Berlin Heidelberg 2016

Ein Dekubitus ist häufig die Folge von Bewegungseinschränkung

---
Dekubitus

Ein Dekubitus ist eine Schädigung der Haut und/oder des darunter liegenden Gewebes durch zu lange und/oder zu starke Einwirkung von
Druck und/oder Druck in Kombination mit Scherkräften.

Einschätzung des Dekubitusrisikos

- **Maßnahmen**

Die Beurteilung der individuellen Dekubitusgefährdung erfolgt bei allen
Personen, die in Mobilität oder Aktivität eingeschränkt sind, bei Pflegeübernahme (Aufnahme).

Dekubitusrisikofaktoren
- Einschränkungen der Aktivität, z. B.:
    - Abhängigkeit von Gehhilfsmitteln, Rollstuhl oder personeller
      Unterstützung bei Fortbewegung
    - Abhängigkeit beim Transfer
    - Bettlägerigkeit
- Einschränkungen der Mobilität, z. B.:
    - Abhängigkeit von personeller Unterstützung beim Lagewechseln
      im Bett
    - Wenig/keine Kontrolle über Körperposition im Sitzen oder Liegen
    - Unfähigkeit zu selbstständigen kleinen Positionsveränderungen
      (Mikrobewegungen)

> ━ Druck und/oder Scherkräfte auslösende Faktoren, z. B.:
>   – Drückende Katheter, Sonden oder im Bett/auf dem Stuhl
>   befindliche Gegenstände (z. B. Fernbedienung) bzw. Hilflosigkeit
>   für die Lagerung
>   – Schlecht sitzende Schienen oder Verbände, Bein- oder Arm-
>   prothesen
>   – Unzureichend druckverteilende Hilfsmittel für die Positionierung

▪ **Nachbereitung**
Die Einschätzung des Dekubitusrisikos muss regelmäßig (je nach Zustand
des Pflegebedürftigen) wiederholt werden.
　　Das Ergebnis der Einschätzung und die Risikofaktoren werden in der
Pflegeplanung dokumentiert.

Planung von Maßnahmen zur Dekubitusprophylaxe

▪ **Ziel**
━ Intakte Haut (Vermeiden eines Dekubitus)

▪ **Maßnahmen**
Eine wirkungsvolle Dekubitusprophylaxe kann nur gemeinsam mit allen
Beteiligten durchgeführt werden. Dazu gehören:
━ Schulung (▶ Kap. Anleitung) von Pflegebedürftigen/Angehörigen zu:
　━ Dekubitusgefährdung (Risikobereiche und Ursachen)
　━ Notwendigkeit von prophylaktischen Maßnahmen
　━ Möglichkeiten zur Bewegungsförderung
　━ Gewebeschonende Transfertechniken (▶ Kap. Transfer)
　━ Hilfsmitteleinsatz
　━ Hautinspektion
━ Einschätzen von bewegungshemmenden Einflussfaktoren
━ Planung der Maßnahmen mit Erstellung eines Bewegungs- bzw.
　Positionierungsplans

▪▪ **Bewegungsförderung**
Jede Unterstützung **in allen Bereichen und Aktivitäten des täglichen
Lebens** sollte so angepasst sein, dass der Pflegebedürftige seine eigenen
Bewegungsmöglichkeiten erweitern kann, z. B.:
━ Aktivierende Pflege durchführen: nur so viel Hilfestellung geben,
　wie nötig ist

- Anreize zur Bewegung schaffen (Arme beim Ankleiden hoch heben **lassen**, zum Getränk greifen **lassen** usw.)
- Aktive und passive Bewegungsübungen (▸ Kap. Kontraktur-prophylaxe)

■ ■ Hautinspektion

Ein Dekubitus entsteht meist an Knochenvorsprüngen oder Stellen ohne Abpolsterung durch Muskel- und Fettgewebe:

- Hinterkopf
- Ohrmuschel
- Schulterblatt
- Ellenbogen
- Wirbelsäule (Wirbelvorsprünge)
- Kreuzbein
- Trochanter
- Knie
- Knöchel
- Ferse

> ❯ Durch Sonden, Katheter, Krümel, Falten im Laken, Knöpfe an Kissen oder im Bett verbliebene Gegenstände kann ein Dekubitus an jeder Stelle des Körpers entstehen.

Alle gefährdeten Stellen regelmäßig (bei der Körperpflege) beobachten und beurteilen. Bei vorliegender Hautrötung kann mit dem Fingerdrucktest ein Dekubitus ersten Grades von anderen Ursachen unterschieden werden:

- Finger auf Hautrötung drücken
- Erscheint der Fingerabdruck nach Loslassen für einen kurzen Moment weiß (Rötung ist wegdrückbar), ist der Fingertest negativ, d. h., Rötung hat andere Ursache (z. B. Entzündung)
- Ist die Rötung nicht wegdrückbar, ist der Fingertest positiv (druck-bedingte Hautschädigung)

■ ■ Hilfsmitteleinsatz

Der Hilfsmitteleinsatz richtet sich nach dem individuellen Nutzen für den Pflegebedürftigen. Mögliche Nachteile wie z. B. Einschränkung von Eigen-bewegung berücksichtigen:

- Kissen, Decken und Schaumstoffkeile werden in Kombination mit Positionierungstechniken eingesetzt, z. B. Kissen zum Freiposi-tionieren, Unterstützung beim Sitzen
- Weichlagerungssysteme (Weichlagerungsmatratzen, Kubiventkissen, Gelauflagen) bewirken eine Vergrößerung der Auflagefläche des Körpers

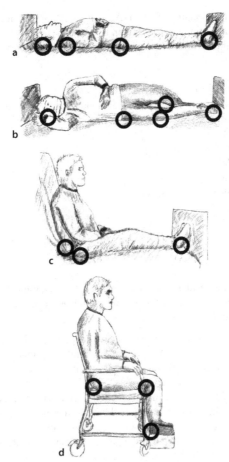

◘ Gefährdungspunkte Dekubitus: **a** in Rückenlage, **b** in Seitenlage, **c** im Bett sitzend, **d** im Rollstuhl

— Wechseldrucksysteme bewirken Druckentlastung
— Mikrostimulationssysteme können durch kleine Bewegungen die Eigenbewegung des Pflegebedürftigen erhalten und fördern
— Hilfsmittel zum reibungslosen Transfer (▶ Kap. Transfer)

❯ **So wenig Hilfsmittel wie möglich bzw. so viel wie nötig. Hilfsmittel schränken die Restmobilität ein.**

▪▪ Positionierungen

Verschiedene Formen der Positionierungen sind besonders bei dauerhaft Bettlägerigen oder stark immobilen Menschen anzuwenden.

▬ **Druckreduzierende/druckverteilende Maßnahmen im Bett**
  ▶ Kap. Positionierungen

▬ **Druckreduzierende Maßnahmen im Stuhl:**
  ▬ Nach hinten gekippte Haltung und Füße auf einem Fußbänkchen
  ▬ Bei langem Sitzen auf einem Platz gutes Luftpolsterkissen

▪▪ Ergänzende Maßnahmen

▬ **Hautpflege:** Feuchtigkeit kann zu Mazeration der Haut führen und das Entstehen eines Dekubitus begünstigen (▶ Kap. Hautpflege)

▬ **Ernährung:** Eine ausgewogene Ernährung mit einem adäquaten Eiweiß- und Mikronährstoffanteil und eine ausgewogene **Flüssigkeitszufuhr** stellt eine »Wunddiätetik« dar

▬ **Bekleidung:** locker und feuchtigkeitsausgleichend

▬ Ausgewogenes **Bettklima** (Schwitzen vermeiden)

Demenz

Martina Döbele, Ute Becker

M. Döbele, U. Becker (Hrsg.), *Ambulante Pflege von A–Z*,
DOI 10.1007/978-3-662-49885-9_25,
© Springer-Verlag Berlin Heidelberg 2016

Etwa 2/3 der Demenzkranken werden in der Familie versorgt. Aufgrund der demographischen Entwicklung wird die Versorgung zukünftig eine immer größere Rolle spielen.

Demenz führt zu Abnahme von Gedächtnisleistung und Denkvermögen. Dieser Verfall betrifft zunächst die Aufnahme bzw. das Wiedergeben neuer gedanklicher Inhalte, sodass die Orientierung (wo bin ich, was passiert gerade), die Urteilsfähigkeit, aber auch die Sprach- und Rechenfähigkeit und Teile der Persönlichkeit zerstört werden. Dies kann sich in den Alltagsaktivitäten wie Waschen, Kochen oder Einkaufen niederschlagen. Die Betroffenen können aggressiv oder enthemmt, depressiv oder in ihrer Stimmung sprunghaft werden.

- **Demenzdiagnosen**

Prinzipiell können alle Veränderungen im Gehirn das Bild einer Demenz hervorrufen.

- Demenz vom Alzheimer-Typ: häufigste (ca. 70%) primär-degenerative Demenz. Hier kommt es durch bisher ungeklärte Mechanismen zum vermehrten Absterben von Nervenzellen im Gehirn
- Vaskuläre Demenz, z. B. bei langjährigem unbehandeltem Bluthochdruck (25% der Demenzdiagnosen)
- Seltene Formen der Demenz (etwa 5%)
- Pseudodemenz: Bei einigen Demenzkranken wird fälschlicherweise eine Demenz diagnostiziert. Im Vordergrund steht jedoch eine schwere Depression, die Symptome einer Demenz hervorruft, obwohl der Betroffene keine kognitiven Defizite aufweist (▶ Kap. Depression)

- **Symptome**

Je nach Schweregrad und Ursache der Erkrankung können verschiedene Teilbereiche des Verstandes beeinträchtigt werden. Daraus entwickeln sich typische Krankheitszeichen wie z. B.:

— Beeinträchtigung des Kurz- und Langzeitgedächtnisses (Gedächtnis-
  störung, Merkfähigkeitsschwäche, Konzentrationsstörung, Verwirrt-
  heit bzw. Desorientierung)
— Sprachstörung, z. B. Wortfindungsschwierigkeiten, Konfabulationen
— Eingeschränktes Urteilsvermögen
— Wahrnehmungsstörung: bekannte Gegenstände oder Personen
  werden verkannt
— Wahnhaftes Erleben (▶ Kap. Wahnhafte Zustände)
— Orientierungslosigkeit
— Antriebsverlust
— Störung in den motorischen Handlungsabläufen, komplexe Abläufe wie
  Körperpflege und Ankleiden können nicht mehr ausgeführt werden
— Störungen der Ausführungsfunktionen, d. h. des Planens, Organi-
  sierens, Einhaltens einer Reihenfolge und des Abstrahierens
— Beeinträchtigung sozialer und beruflicher Funktionen durch die
  kognitiven Defizite und ein deutlich schlechteres Leistungsniveau als
  das frühere

▪▪ Einteilung in Schweregrade

— **Leichte Demenz:** Komplexe Tätigkeiten können bereits nicht mehr
  ausgeführt werden. Der Erkrankte entwickelt jedoch Strategien, wie
  Merkzettel schreiben, mit Allgemeinfloskeln antworten, die das
  Defizit kompensieren und vor anderen verbergen.
— **Mittlere Demenz:** Eine selbständige Lebensführung ohne Hilfe ist
  fast unmöglich. Gefährdung der eigenen Person und ihrer Umwelt
  z. B. durch vergessene Herdplatten.
— **Schwere Demenz:** Aktivitäten des täglichen Lebens werden zusam-
  menhangsloser, die persönliche Hygiene ist unzureichend, Aktivitäten ergeben für die Umwelt keinen Sinn mehr bis hin zu apathischen
  Verhaltensweisen. Die Betroffenen sind auf dauerhafte Betreuung
  angewiesen.

▪▪ Orientierung

Pflegediagnostisch ebenso wichtig bei der Beurteilung der Schweregrade
sind die individuellen Ressourcen und Defizite bezüglich der Orientierung,
die in 4 Bereiche unterteilt wird.
— **Zeitliche Orientierung:** Wissen um Datum, Uhrzeit oder Jahreszeit
  gehen verloren, die Inhalte des Langzeitgedächtnisses (z. B. Geburts-
  tag) bleiben dabei länger erhalten.
— **Örtliche Orientierung:** Der Patient findet z. B. den Rückweg nach
  Hause nicht mehr, erkennt die eigene Wohnung nicht mehr, weiß
  nicht, in welcher Stadt er lebt.

- **Persönliche Orientierung:** Der Betroffene kann keine genauen Angaben zu seiner Person (z. B. Alter, Geburtsdatum, Anzahl der Kinder etc.) machen. Im fortgeschrittenen Stadium wird auch der eigene Name nicht erinnert oder das eigene Spiegelbild nicht erkannt.
- **Situative Orientierung:** Der Betroffene kann die Situation nicht mehr einordnen. Die Pflegeperson oder Angehörige können nicht mehr richtig zugeordnet werden oder werden verkannt, manchmal sogar für Einbrecher gehalten. Alltägliche Gegenstände (Besteck, Kamm, Zahnbürste o. Ä.) können nicht mehr richtig eingeordnet werden. Manchmal kann der Betroffene sie jedoch benutzen, wenn er sie in der richtigen Situation in die Hand bekommt.

- **Ziel**
- Trotz der Verluste sollen Menschen mit Demenz ihr Leben in Würde und Respekt leben
- Verhinderung von Unfällen (Herdplatte, Fön in Badewanne etc.)
- Aufklärung der Angehörigen

- **Maßnahmen**

Bei gleicher Diagnose entstehen individuelle Verluste und sind unterschiedliche Ressourcen vorhanden.

Umgang mit Menschen mit Demenz:
- Betroffenen immer persönlich mit seinem Namen ansprechen
- Beim Betreten der Wohnung immer kurz vorstellen (der Betroffene hat dann nicht das Gefühl, diese Person kennen zu müssen, was ihn immer wieder auf seine Defizite stößt)
- Zusätzliches Verwirren vermeiden. Soweit wie möglich an Altbewährtem festhalten und die Ordnung/Unordnung des Menschen mit Demenz akzeptieren. Viele finden sich in der eigenen Wohnung, wenn alles am gewohnten Platz ist, gut zurecht. Neue Situationen versetzen demente Menschen in Stress. Deshalb ist es wichtig, nicht umzuräumen. Wenn dies vom pflegerischen Standpunkt vertretbar ist, die Umgebung eines Betroffenen belassen wie vorgefunden, z. B. so lange wie möglich das gewohnte Bett beibehalten
- Sich mit der Biographie vertraut machen (Vorlieben, Abneigungen, ▶ Kap. Biographiearbeit)
- Möglichst wenige konstante Bezugspersonen, die der Betroffene akzeptiert
- Klar strukturierter Tagesablauf durch regelmäßige Einsätze
- Blickkontakt halten, bei nachlassendem Sprachverständnis kann Körperkontakt hilfreich sein
- Klar, deutlich und laut genug sprechen

- In einfachen, kurzen Sätzen mit dem Betroffenen sprechen, z. B. »Ich gebe Ihnen jetzt ein Glas Wasser, bitte ganz austrinken« eventuell mehrmals wiederholen und durch Handeln unterstützen: Glas in die Hand geben oder an den Mund führen. Häufig benutzte Worte aufgreifen
- Loben statt kritisieren, z. B. wenn jemand gut getrunken hat, ruhig »Prima« sagen
- Oberstes Ziel ist es, sich nicht auf Diskussionen einzulassen. Besonders bei Menschen mit Demenz provoziert Diskutieren Trotzreaktionen und aggressives Verhalten, da Einsicht aufgrund der Krankheit nicht mehr möglich ist

Maßnahmen bei alleine lebenden Betroffenen:
- Dem Betroffene die Orientierung durch einen gut strukturierten Tagesablauf, Uhren und Kalender erleichtern
- Ausgewogene, vitaminreiche Ernährung anregen und bei jedem Einsatz auf Flüssigkeitszufuhr achten. Einfuhrkontrolle sowie Mahlzeiten dokumentieren. Wenn die Flüssigkeitszufuhr nicht ausreicht, da der Betroffene das Trinken vergisst, Gläser an Plätze stellen, wo der Betroffene sich oft aufhält
- Herdsicherung vornehmen (im Sicherungskasten Herdsicherung ausschalten/Einschalten der Herdabsicherung), da Brandgefahr durch vergessene Herdplatten
- Notwendige Körperpflege durchführen, rutschfeste Unterlage in Dusche/Badewanne, bei Bedarf Hilfsmittel
- Kleidung auf Harn- und Stuhlinkontinenz beobachten und für erforderliche Hilfsmittel sorgen
- Evtl. Türklingel abstellen mit Einverständnis der Betreuung, um zu verhindern, dass unbefugte Personen in das Haus oder die Wohnung kommen
- Maßnahmen, um das Verlassen der Wohnung zu verhindern: Schlüssel und Straßenschuhe wegräumen, Wohnungstür mit Vorhang abhängen. Individuell entscheiden, ob zur Sicherheit des Betroffenen die Wohnungstür über Nacht abgeschlossen wird (▶ Kap. Freiheitsentziehende Maßnahmen)

Unterstützung von Angehörigen:
- Neben der unterstützenden Anleitung ist es wichtig, den pflegenden Angehörigen zuzuhören, um den Leistungsdruck abzubauen
- Menschen mit Demenz brauchen bis an ihr Lebensende immer mehr Hilfe. Pflegende Angehörigen sollten sich drauf vorbereiten, ihre Kräfte gut einzuteilen, und Entlastung anstreben, z. B. einen freien Tag oder eine Nacht in der Woche (▶ Kap. Pflegeversicherung)

— Selbsthilfegruppen und Gesprächskreise für pflegende Angehörige vor Ort anbieten zum Erfahrungsaustausch mit anderen Betroffenen

Einsatz spezieller Methoden:

— Biographiearbeit (▶ Kap. Biographiearbeit)
— Validation nach Naomi Feil
— Kompetenzen im neurolinguistischen Programmieren (NLP)
— Dementia Care Mapping (DCM)

Praxistipp

Weiterführende Literatur: Schmidt S, Döbele M (2013) Demenz-begleiter – Leitfaden für zusätzliche Betreuungskräfte in der Pflege. Springer, Berlin Heidelberg

Depressionen

Martina Döbele, Ute Becker

M. Döbele, U. Becker (Hrsg.), *Ambulante Pflege von A–Z*,
DOI 10.1007/978-3-662-49885-9_26,
© Springer-Verlag Berlin Heidelberg 2016

Jedes Jahr erkranken in Deutschland etwa 4,4% der Männer bzw.13,5% der Frauen an einer Depression, das entspricht 7,8 Millionen Betroffenen. Besonders ältere Menschen, die allein leben, sind gefährdet.

Depressive Menschen stehen unter einem erheblichen Leidensdruck, der nicht immer für Außenstehende sichtbar ist. Der Schritt, sich Hilfe zu holen, fällt meistens schwer. Das Selbstmordrisiko ist erhöht.

Kompetenz im Umgang mit Depressiven ist notwendig. Der Austausch mit Kollegen (Teamsupervision) und ggf. mit dem Arzt ist wichtig als Unterstützung.

- **Pathologie**

Depressionen können durch mehrere Faktoren ausgelöst werden. Sowohl genetische Faktoren, die aktuelle Lebenssituation als auch die persönlichen Bewältigungsmechanismen im Umgang mit Belastungen spielen eine Rolle. Im Gehirn lässt sich bei depressiven Menschen ein Ungleichgewicht der Neurotransmitter feststellen. Man weiß jedoch nicht, ob dies Ursache oder Folge der Erkrankung ist.

- **Symptome**
- - **Hauptsymptome**

Gedrückt-depressive Stimmung, Freudlosigkeit:

- Gefühle der Verzweiflung und »inneren Leere« stellen sich ohne erkennbaren Anlass ein
- Die Fähigkeit, sich an wichtigen Dingen oder Aktivitäten des Alltags zu freuen bzw. daran teilzunehmen, geht verloren

Interessenverlust, Verminderung der Aktivität:

- Der Interessenverlust kann sich auf alle Lebensbereiche erstrecken
- Verminderung des Antriebs und erhöhte Ermüdbarkeit
- Gefühl von starker innerer Müdigkeit und Energielosigkeit

— Motivation zur Durchführung einfacher Alltagsaktivitäten wie Essenszubereitung oder Körperpflege nimmt ab

■ ■ Zusatzsymptome

Verminderte Konzentration:
— Es fällt schwer, mit den Gedanken bei einer Tätigkeit oder einer Aufgabe zu bleiben. Häufig auch ein verlangsamtes Denken und Unentschlossenheit.

Vermindertes Selbstwertgefühl und Selbstvertrauen:
— Leistungen und Fähigkeiten werden als sinn- oder nutzlos bewertet, Betroffene erleben sich als unfähig oder als Belastung für andere.

Negativ-pessimistische Zukunftsperspektiven:
— Jeder neue Tag wird als Belastung und die Zukunft als aussichtslos erlebt.

Schuldgefühle, Gefühl der Wertlosigkeit:
— Die Betroffenen werfen sich Fehler und Versäumnisse vor und fühlen sich wertlos.
— Häufige Denkinhalte sind Themen wie Schuld, Sünde und Armut und können bei schweren Depressionen psychotische Inhalte umfassen.

Suizidale Gedanken/Handlungen:
— Durch die Unerträglichkeit des Zustands können sich Lebensüberdruss und Suizidgedanken entwickeln und zu konkreten Suizidhandlungen führen.

Schlafstörungen:
— Häufig Schlaflosigkeit, typischerweise Durchschlafstörungen und Früherwachen.
— Es sind aber auch Einschlafstörungen möglich, selten tritt auch vermehrtes Schlafbedürfnis auf.

Verminderter Appetit:
— Es fehlt der Appetit, die Betroffenen müssen sich zum Essen regelrecht überwinden. Häufig lässt sich deshalb Gewichtsverlust beobachten. Selten tritt vermehrter Appetit auf.

Bei Depressiven ist das seelische Erleben, das Körpergefühl und das Verhalten verändert. Betroffene können unter unerklärlichen Spannungsgefühlen bis hin zu rastloser Unruhe leiden. Viele fühlen sich wie gelähmt, kraft- und hilflos. Häufig leiden sie unter stundenlangem Grübeln und

Gedankenkreisen verbunden mit unrealistischen Versagensängsten, Selbstvorwürfen, Selbstkritik und Schuldgefühlen. Gelegentlich steigern sich diese zu wahnhaften Überzeugungen, nicht wieder gut zu machende Schuld auf sich geladen zu haben, unwiederbringlich das eigene und das Leben anderer ruiniert zu haben oder unheilbar krank zu sein.

Häufig treten während einer Depression auch somatische Symptome auf, etwa Verspannungen mit Gliederschmerzen, Kopfschmerzen, Bauchschmerzen, Schweregefühle.

Antriebsschwäche und Kraftlosigkeit führen zu einem Rückzug von Freunden und Bekannten und einer Vernachlässigung oder Aufgabe von Interessen und Hobbys. Der quälende Zustand kann zu Todeswünschen bis hin zur akuten Suizidalität führen, insbesondere wenn Gefühle der Hoffnungslosigkeit und Perspektivlosigkeit überhand nehmen.

- **Ursachen**
- Belastende Lebensereignisse (Tod des Partners, Trennung, schwere Erkrankung, Arbeitsplatzverlust, Armut, Verlust der Mobilität, Umzug)
- Anhaltende Überforderung
- Fehlen von Lebensinhalten
- Soziale Isolation
- Körperliche Erkrankung (z. B. Schilddrüsenerkrankungen)
- Demenz, multiple Sklerose, Morbus Parkinson etc.

- **Maßnahmen**
Depressive Symptome immer ernst nehmen. Den Betroffenen ansprechen, zuzuhören und ermutigen, Hilfe anzunehmen.

Ist der Betroffene damit einverstanden, kann es sinnvoll sein, Verwandte oder Freunde sowie den behandelnden Arzt um Unterstützung zu bitten. Depressionen sind in der Regel behandelbar. Je nach Ausprägung der Symptomatik ist eine medikamentöse Behandlung sinnvoll oder gar unbedingt erforderlich. Psychotherapie kann bei leichter bis mittlerer Ausprägung ausreichend sein.

Hilfen im Umgang mit Depressiven:
- Zuwendung und Wertschätzung
- Anerkennen der Depression als Krankheit
- Herstellen einer vertrauensvollen Beziehung
- Nicht an den Willen appellieren, keine Ratschläge
- Vermeiden von Überforderung
- Nicht auf Grübeln eingehen
- Unterstützen durch rhythmischen Tagesablauf
- Zu Bewegung animieren
- Realistische Hoffnung geben

- **Suizidalität**

Äußerungen lebensmüder Gedanken stets ernst nehmen. Hier ist es besonders wichtig, sich Zeit zu nehmen, um den Betroffenen zuzuhören und sie zu einer Behandlung zu ermutigen. Im Zweifel ist es richtig, auch gegen den Willen des Betroffenen Hilfe zu organisieren, z. B. den Hausarzt zu informieren.

Verhalten bei akuter Suizidalität
- Ruhe bewahren
- Da bleiben, nicht alleine lassen
- Hilfe holen
- Umgehend Arzt oder Psychiater informieren
- Sicherstellen, dass Krisenintervention erfolgt
- Bei Verdacht unmittelbarer Selbstmordgefahr Notarzt rufen und bis zu dessen Eintreffen beim Patienten bleiben

Dienstwagen

Martina Döbele, Ute Becker

M. Döbele, U. Becker (Hrsg.), *Ambulante Pflege von A–Z,*
DOI 10.1007/978-3-662-49885-9_27,
© Springer-Verlag Berlin Heidelberg 2016

Um den pflegebedürftigen Menschen individuell in seiner häuslichen Umgebung betreuen zu können, wird meist ein Dienstwagen benutzt. Dieser muss täglich und auch zu Notfalleinsätzen stets fahrbereit sein.

Autocheck

Regelmäßige Wartung sorgt für sicheres Funktionieren.

- **Material**
- Motoröl (bei Automatik-Fahrzeugen auch Getriebeöl)
- Tempotaschentuch o. Ä.
- Destilliertes Wasser
- Leitungswasser
- Haushaltsreiniger
- Frostschutz
- Talkum oder Glyzerin

- **Maßnahmen**

Kontrolle von:
- Ölstand
- Füllstand des Kühlwassers
- Füllstand der Scheibenwaschanlage

❯ Dabei unbedingt die Angaben in der Betriebsanleitung des Fahrzeugs beachten. Wenn größere Mengen fehlen (außer Scheibenwaschanlage), die Ursache von einer Fachwerkstatt klären lassen.

Sicherheit:

- Gesamte Fahrzeugbeleuchtung sowie Hupe und Scheibenwischer kontrollieren
- Scheinwerfergläser ggf. reinigen
- Schadhafte Gläser und Glühlampen sofort austauschen
- Schlieren auf den Innenscheiben mit Haushaltsreiniger entfernen
- Wischerblätter ggf. austauschen

Zusätzlich im Winter:

- Gummidichtungen mit Talkum oder Glyzerin schmieren
- Frostschutzmittel für das Kühlwasser in das Kühlwasser geben
- Frostschutzmittel für Scheibenwischanlage in das Scheibenwaschwasser geben. Scheibenwischer sofort betätigen, damit der Frostschutz in sämtliche Leitungen, Düsen und Pumpen gelangt
- Winterzubehör: Türschlossenteiser, Antibeschlagtuch, Eiskratzer, Starthilfekabel, Handfeger, kleine Schaufel, Anfahrmatte, Handschuhe, Taschenlampe, Reserveglühlampen und Sicherungen, ggf. Schneeketten und Abschleppseil

> **Praxistipp**
>
> Türschlossenteiser nicht im Fahrzeug aufbewahren.

- **Nachbereitung**
- Auf einrichtungsinterner Dokumentation (z. B. Checklisten) alle durchgeführten Maßnahmen dokumentieren.

Autozubehör

Regelmäßiges Kontrollieren von Warndreieck, Wagenheber, Ersatzreifen, Parkscheibe, Verbandskasten

> ❯ Alle Fahrzeuge müssen zu jeder Zeit eine Warnweste (Sicherheitsweste mit Reflektoren) mitführen.

Tanken

Viele Pflegedienste haben einen Vertrag mit einer Tankstelle mit entsprechenden Tankkarten (mit PIN). Quittung mitnehmen (im Pflegedienst zur Abrechnung abgeben) und ggf. im Fahrtenbuch Tanken vermerken.

Reifendruck

Der Luftdruck in den Reifen sollte intervallmäßig kontrolliert und ggf. aufgefüllt werden.

Die Höhe des richtigen Reifendrucks ermitteln (entweder in der Bedienungsanleitung oder auf Hinweisschildern im PKW).

> **Luftdruck immer bei kalten Reifen messen.**

> **Praxistipp**
>
> An den Reifendruck des Reservereifens denken!

- Gleichzeitig Reifen auf optische Beschädigungen wie Risse, Schnitte, Beulen, Fremdkörper im Gummi etc. kontrollieren
- Profiltiefe des Reifens inspizieren (mindestens 1,6 mm in den Hauptprofilrillen)

Fahrtenbuch

Häufig ist das Führen eines Fahrtenbuches notwendig (z. B. als Nachweis gegenüber dem Finanzamt). Es dokumentiert die mit einem Kraftfahrzeug zurückgelegten Fahrtstrecken.

- **Maßnahmen**

Das Fahrtenbuch sollte fortlaufend und übersichtlich geführt werden. Jeder Mitarbeiter füllt das Fahrtenbuch zu Beginn und am Ende seiner Tour aus.

- Abfahrtsort und -datum
- Zweck der Fahrt
- Kilometerstand bei Beginn und Ende der Fahrt (zurückgelegte Entfernung)
- Gefahrene Kilometer in der Spalte »privat« oder »beruflich«

- **Nachbereitung**
- Ausgefülltes Fahrtenbuch zur Abrechnung (z. B. monatlich) in den Betrieb geben

Parken

> ❯ Unzulässiges Parken ist eine Ordnungswidrigkeit und kann evtl.
> auch als Straßenverkehrsgefährdung verfolgt werden. Ein verkehrs-
> behinderndes Fahrzeug kann unter Umständen auf Kosten des
> Fahrers oder Halters abgeschleppt werden.

Auch mit Ausnahmegenehmigung muss grundsätzlich ordnungsgemäß
geparkt werden. Die unbeliebten »Knöllchen« müssen deswegen ggf. von
den Mitarbeitern selbst bezahlt werden.

Autopanne

Verhalten bei Pannen:
- Warnblinkanlage einschalten
- Das Fahrzeug aus dem fließenden Verkehr steuern
- Das Fahrzeug möglichst nicht in Kurven oder an anderen unüber-
  sichtlichen Stellen parken
- Bei Dunkelheit oder Nebel das Standlicht einschalten. Bei einer Sicht-
  weite von unter 50 Metern ist auch die Nebelschlussleuchte zulässig
- Die Warnweste anziehen und beim Verlassen des Fahrzeugs auf den
  fließenden Verkehr achten
- Ggf. ein Warndreieck aufstellen (etwa 50–150 m vom Fahrzeug ent-
  fernt)
- Ggf. Kofferraumdeckel öffnen, dies signalisiert eine Panne

> ❯ Die Notwendigkeit des Tragens einer Warnweste (gemäß DIN
> EN 471) besteht immer dann, wenn Sie das Fahrzeug nach einer
> Panne oder einem Unfall auf Landstraßen oder auf der Autobahn
> verlassen müssen (vgl. UVV Fahrzeuge BGV – D29).

- Melden Sie sich schnellstmöglich in der Einsatzzentrale des Pflege-
  dienstes, da die Patienten von einer anderen Pflegekraft versorgt
  werden müssen
- Nennen Sie Ihren aktuellen Standort. Sollten Sie diesen nicht genau
  kennen, nennen Sie die letzte bekannte Wegmarke und die aktuelle
  Umgebung
- Befolgen Sie nun die Regeln Ihrer Einrichtung (z. B. Warten auf die
  Pannenhilfe der Vertragswerkstatt)

Unfall mit dem Dienstwagen

> ◗ Telefonieren am Steuer ist lebensgefährlich, weshalb es inzwischen nur noch mit einer Freisprecheinrichtung erlaubt ist.

Neben allgemeinem Autozubehör (▶ Abschn. Autozubehör) sollten bei einem Unfall oder einer Panne folgende Papiere im Dienstauto vorhanden sein:

- Versicherungsheft mit Unfallpass
- Kugelschreiber
- Wichtige Telefonnummern wie z. B. Euronotrufnummer 112, Vertragswerkstatt

Erste Maßnahmen:

- Ruhe bewahren, Fahrzeug nicht mehr bewegen, Motor ausschalten
- Warnblinkanlage einschalten
- Unfallstelle sichern (Warndreieck)
  - Stellen Sie das Warndreieck mindestens 100 m vor Ihrem Fahrzeug (in der Stadt 50 m) am Fahrbahnrand auf
- Polizei benachrichtigen (Telefon 110) und auf Eintreffen warten
- Vergewissern, wie es dem Unfallgegner bzw. einem selbst geht
- Ggf. entsprechende Maßnahmen einleiten (siehe Notruf)
  - Sofort in der Einsatzzentrale Ihrer Einrichtung anrufen, außerhalb der Bürozeiten den Bereitschaftsdienst informieren
  - Personenschaden bekannt geben (kann der Dienst fortgesetzt werden?)
  - Autoschaden bekannt geben (kann die Fahrt fortgesetzt werden?)

Formalitäten:

- Unfallpass für den Unfallgegner ausfüllen (Unfalltag, Uhrzeit, Unfallort, Kennzeichen, Personalien)

Praxistipp

Der Unfallpass sollte möglichst im Handschuhfach des Autos liegen.

- Gleichzeitig vom Unfallgegner Daten festhalten (und wenn vorhanden, im Versicherungsheft eintragen):
  - Name und Anschrift des Unfallgegners sowie Telefonnummer
  - Polizeiliches Autokennzeichen
  - Unfalltag, Uhrzeit, Unfallort

- Name, Anschrift der Versicherungsgesellschaft und Versicherungsnummer des Unfallgegners (wenn vorhanden)
- Name und Anschrift von Zeugen (wenn vorhanden)

❯ **Der Autounfallpass dient zur Beschleunigung der Schadensregulierung, er ist kein Schuldanerkenntnis!**

- Unfallbericht mit Skizze für Arbeitgeber und Versicherung anfertigen

❯ **Im Rahmen des Arbeitsverhältnisses haftet der Arbeitnehmer dem Arbeitgeber gegenüber bei Beschädigung von Sachgütern (z. B. durch verursachten Unfall am Dienstwagen) nur bei grober Fahrlässigkeit oder Vorsatz.**

Notruf 112

Wenn der Unfallgegner schwer verletzt ist, ist eine genaue Unfallmeldung für die Rettungskräfte sehr wichtig, damit sie sich anhand der Informationen genau auf den Unfall vorbereiten können.

❯ **Europaweite Notrufnummer: 112**

Duschen

Martina Döbele, Ute Becker

M. Döbele, U. Becker (Hrsg.), *Ambulante Pflege von A–Z*,
DOI 10.1007/978-3-662-49885-9_28,
© Springer-Verlag Berlin Heidelberg 2016

Duschen ist ideal für das Wohlbefinden. Neben der Hautreinigung wird auch der Kreislauf aktiviert.

Vorteile des Duschens:

- Anregung der Hautdurchblutung (besonders Wechselduschen)
- Einfache Möglichkeit zur Reinigung des Genitalbereiches bei Inkontinenz
- Haare waschen ist einfacher als z. B. im Bett
- Geringere Kreislaufbelastung als beim Vollbad
- Fördert und unterstützt die Selbstpflege

■ Material

- Badetuch oder Handtücher und Waschlappen
- Seife oder Waschlotion, Haarshampoo
- Creme oder Hautlotion
- Fön, Kamm, Bürste
- Ggf. Schutzschürze und Handschuhe für die Pflegeperson

Hilfsmittel:

Für bewegungseingeschränkte Patienten sollte das Bad entsprechend eingerichtet sein:

- Haltegriffe an der Wand und/oder in der Dusche geben Sicherheit
- Rutschfeste Matten vor und in der Dusche verhindern Stürze
- Ein Duschhocker oder Duschklappsitz ermöglicht geschwächten Patienten das Duschen
- Ein Badelifter ermöglicht das Duschen im Sitzen in der Badewanne

■ Vorbereitung

- Bereitlegen aller notwendigen Pflegeutensilien sowie frischer Wäsche
- Badetuch/Handtücher evtl. vorwärmen
- Badezimmer angenehm temperieren (ca. 24°C)

- Ggf. Sitzgelegenheit (Hocker) vor der Dusche bereitstellen
- Rutschfeste Unterlage auf den Boden der Duschwanne legen

- **Maßnahmen**
- Ggf. Hilfestellung beim Entkleiden, Betreten der Dusche und Setzen auf den Duschhocker
- Wassertemperatur auf Wunsch einstellen. Generell gilt, dass die Temperatur des Duschwassers nicht zu hoch sein sollte

❯ **Je heißer das Wasser, umso mehr Feuchtigkeit verliert die Haut.**

- Körper- und Haarpflege durchführen bzw. den Pflegebedürftigen dabei unterstützen

Praxistipp

Kalt-warme Wechselduschen anbieten. Sie regen Durchblutung und Kreislauf an und stärken das Immunsystem. Dabei gilt: immer warm beginnen und kalt aufhören.

- **Nachbereitung**
- Unterstützung oder Übernahme von Abtrocknen, Fönen, Eincremen und Anziehen. Dabei den Hautzustand beobachten
- Badezimmer aufräumen
- Maßnahme und Wirkungsweise im Pflegebericht dokumentieren

Dysphagieprophylaxe

Martina Döbele, Ute Becker

M. Döbele, U. Becker (Hrsg.), *Ambulante Pflege von A–Z*,
DOI 10.1007/978-3-662-49885-9_29,
© Springer-Verlag Berlin Heidelberg 2016

> **Dysphagie**
>
> Unter einer Dysphagie versteht man eine Störung des Transports von
> Nahrung/Flüssigkeiten/Speichel beim Schlucken.

Eine Dysphagie oder Schluckstörung tritt auf, wenn eine der am Schluckakt
beteiligten Strukturen in ihrer Funktion bzw. deren Zusammenwirken beeinträchtigt ist. Besonders gefährdet sind Menschen mit

- Mundtrockenheit
- Speiseröhrenkrebs, krankhaften Veränderungen im Hals oder
  Brustraum
- Nahrungskarenz, Erbrechen
- neurologischen Schädigungen, Immobilität
- Demenz
- transnasaler Magensonde
- Tracheostoma (▶ Kap. Tracheostoma)

- **Ziel**
- Einschätzen des Aspirationsrisikos und Verhinderung der Aspiration

- **Material**
- Individuelle Hilfsmittel zur Nahrungsaufnahme
- Mundpflegeset mit Taschenlampe
- Ggf. Absauggerät bei besonders gefährdeten Personen

- **Vorbereitung**

Die Gefahr für eine Aspiration einschätzen. Anzeichen für eine erhöhte
Aspirationsgefahr sind:

- Unkontrollierbarer Speichelfluss und/oder Nahrungsaustritt aus dem
  Mund,

- Verbleiben von Speiseresten im Mund (Wangentaschen)
- Häufiges Verschlucken mit Husten und Würgen
- Regurgiation/Zurückströmen des Bolus in die Mundhöhle
- Nasse, gurgelnde Stimme
- Brodelnde, rasselnde Atemgeräusche
- Ausgeprägtes Gefühl, dass Nahrung »im Halse stecken bleibt«, ständiges »Kloßgefühl« im Hals
- Verlangsamtes Esstempo, erschwertes oder unmögliches Kauen und/oder Schlucken
- Angst des Betroffenen zu schlucken bzw. sich zu verschlucken

Als Begleitsymptome können eine näselnde Sprache (besonders bei der Schlucklähmung) sowie Heiserkeit auftreten.

▪ Maßnahmen

Während der Nahrungs- bzw. Flüssigkeitsaufnahme sollten gefährdete Personen beaufsichtigt werden, um ein schnelles Eingreifen bei Verschlucken zu gewährleisten (▶ Kap. Aspiration). Angehörige, die das Anreichen der Nahrung übernehmen, sollten entsprechend beraten und angeleitet werden.

- Aufrechte Sitzposition (erleichtert den Schluckakt)
- Keine Ablenkungsreize (Fernseher, Unterhaltung), ruhige entspannte Atmosphäre
- Pflegebedürftigen selbst essen lassen, da der Schluckvorgang schon durch die Bewegung der Hand zum Mund angebahnt wird
- Hilfsmittel benutzen, z. B. rutschfeste Unterlage etc.
- Konsistenz von Speisen und Getränken sollte nicht flüssig, nicht zu fest, nicht krümelig, nicht faserig sein, d. h. Flüssigkeiten andicken, feste Nahrung als Püree oder in weicherer Form zubereiten
- Den Betroffenen vor jedem Bissen oder Schluck zur Konzentration anhalten
- Getränke in kleinen Schlucken anbieten, dazwischen kurze Pausen, geeignetes Trinkgefäß verwenden (ggf. mit Logopäden abklären)
- Der Mund soll leer sein, bevor eine neue Portion aufgenommen wird, auch beim Essen zwischendurch Pausen einlegen, damit sich die Schluckmuskulatur erholen kann
- Gut kauen mit geschlossenem Mund
- Beim Schlucken das Kinn auf die Brust legen lassen (Verschluss der Luftröhre)
- Speichelansammlungen durch Ausspucken oder Räuspern mit Schlucken entfernen
- Weitere Maßnahmen wie z. B. Essen Anreichen siehe ▶ Kap. Essen und Trinken

- **Nachbereitung**
- Nach der Nahrungsaufnahme sollte der Betroffene möglichst 30 Minuten aufrecht sitzen bleiben, damit auch die letzten Essensreste geschluckt werden oder Reste in die Speiseröhre und nicht in die Luftföhre gelangen
- Anschließendes Entfernen von Nahrungsresten aus der Mundhöhle
- Intensive Mundpflege
- Dokumentation jeglicher Veränderung und des Erfolgs der durchgeführten Maßnahmen

Einlauf

Martina Döbele, Ute Becker, Brigitte Glück

M. Döbele, U. Becker (Hrsg.), *Ambulante Pflege von A–Z*,
DOI 10.1007/978-3-662-49885-9_30,
© Springer-Verlag Berlin Heidelberg 2016

Ballaststoffarme Ernährung, geringe Flüssigkeitsaufnahme sowie Bewegungsarmut führen gerade im Alter zu Verdauungsproblemen. Bei seltener Darmentleerung (weniger als 3-mal/Woche) kann eine Unterstützung durch einen Einlauf notwendig werden.

- Beim Einbringen einer geringen Flüssigkeitsmenge (100–200 ml) über den After in den Enddarm spricht man von einem kleinem Einlauf oder Klistier.
- Flüssigkeit ab 750–2000 ml (für Erwachsene) rektal eingebracht nennt man Darmeinlauf oder hohen Einlauf.

Einläufe werden vorgenommen:
- Bei ausgeprägter Obstipation
- Bei »paradoxer Diarrhö« (in diesem Fall sondert der Darm bräunlichen Schleim ab, der harte Kot verbleibt im Darm)
- Zur Reinigung vor Untersuchungen
- Zur Verabreichung in Wasser gelöster Medikamente

> **Maßnahmen zur regelmäßigen Stuhlausscheidung müssen vom Arzt angeordnet werden.**

- **Ziel**
- Der Darm ist entleert und der Betroffene fühlt sich wohl

- **Material**
- Wasserdichte Krankenunterlage, Zellstoff
- Vaseline
- Einmalhandschuhe, Einmalschürze
- Steckbecken oder Toilettenstuhl
- Windelslip
- Abwurfmöglichkeit

— Für Klysma:
   — Gebrauchsfertiges Einmalklistier
— Für Einlauf:
   — Darmrohr (ggf. als Ballondarmrohr)
   — Irrigator mit Schlauchklemme, 10-12 mm dickes Darmrohr,
      500-750 ml lauwarmes Wasser, ggf. mit gebrauchsfertigem Klistier
      mischen

Mögliche Zusätze statt gebrauchsfertiger Lösung:
— 3-5 ml Kamillosan auf 1 l Wasser
— 5-10 g (maximal 1 gestrichener Esslöffel) Kochsalz auf 1 l Wasser
— 20 ml Glyzerin auf 1 l Wasser
— 20 ml Olivenöl oder anderes Speiseöl auf 1 l Wasser

❱ **Die Verwendung selbst hergestellter Lösungen erfolgt immer nach
   ärztlicher Anordnung.**

▪ **Vorbereitung**
— Den Betroffenen über die Maßnahme informieren
— Im Idealfall liegt der Betroffene flach auf der linken Körperseite
   (Anatomie des Darms).
— Alternativ den Einlauf in Knie-Ellenbogen-Lage durchführen
— Schürze und Einmalhandschuhe anziehen
— Krankenunterlage einlegen
— Klysma im Wasserbad erwärmen

bzw.
— Irrigatorschlauchklemme schließen und Irrigator mit warmer Ein-
   laufflüssigkeit füllen
— Luft aus dem Darmrohr lassen (Klemme wieder schließen)

Klysma

▪ **Maßnahmen**
— Verschluss des Einmalklistiers entfernen, Spitze der Rektalkanüle ein-
   fetten
— Spitze ca. 5-10 cm tief vorsichtig in den After einführen
— Flüssigkeit langsam durch Aufrollen der Packung in den Darm ein-
   bringen
— Klysma weiter zusammengedrückt halten, während die Rektalkanüle
   aus dem After gezogen wird

Praxistipp

Da im häuslichen Bereich oft keine Klemme vorhanden ist, das Klysma nach dem Öffnen senkrecht halten und die Rektalkanüle mit Daumen und Zeigefinger zusammendrücken.

■ **Nachbereitung**
▬ Einweghandschuhe über das gebrauchte Klistier stülpen und in Mülltüte entsorgen
▬ Der Pflegebedürftige sollte die Flüssigkeit mindestens 10 Minuten durch Zusammenpressen des Afters zurückhalten
▬ Bei mobilen Pflegebedürftigen Unterstützung beim Transfer auf den Toilettenstuhl
▬ Bei immobilen Pflegebedürftigen entweder das Steckbecken geben oder einen Windelslip anlegen, um die Ausscheidungen aufzufangen

Hoher Einlauf

■ **Maßnahmen**
▬ Spitze des Darmrohrs einfetten, ohne die Löcher zu verstopfen
▬ Darmrohr vorsichtig ca. 10 cm tief in den Anus einführen, mit Irrigatorschlauch verbinden, eine Hand bleibt bis zum Ende des Einlaufvorganges am Darmrohr
▬ Irrigatorschlauchklemme öffnen und Gefäß bis zu 60 cm über Patientenniveau halten und die angeordnete/erforderliche Menge einlaufen lassen.
▬ Wenn der Einlauf nicht gehalten werden kann, Einlauf unterbrechen, Betroffenen zu tiefen Durchatmen anregen, dann Einlauf fortführen

❯ Bei Äußerung von Beschwerden den Vorgang sofort abbrechen.

■ **Nachbereitung**
▬ Irrigatorschlauchklemme zudrehen
▬ Einmalhandschuhe über das gebrauchte Darmrohr stülpen und entsorgen
▬ Irrigator ausspülen, desinfizieren und zum Trocknen aufstellen
▬ Kann der Betroffene den Einlauf halten, im Bett drehen oder umhergehen lassen, das verstärkt die Wirkung

Digitales Ausräumen

Bei der digitalen Ausräumung handelt es sich um einen massiven Eingriff in die Intimsphäre eines Menschen, von daher sollte die Indikation hierzu sehr streng gestellt werden. Es ist eine Maßnahme zur manuellen Entfernung von hartem Stuhl aus dem Enddarm, die unangenehm und unter Umständen schmerzhaft sein kann. Sie wird durchgeführt, wenn alle anderen Maßnahmen nicht zum Ziel führen.

> Durch die mechanische Reizung können bestehende Hämorrhoiden perforieren und bluten.

- **Ziel**
  - Der Enddarm ist entleert

- **Vorbereitung**
  - Betroffenen einfühlsam über Intervention informieren
  - Materialien bereitlegen

- **Material**
  - Einmalschürze, Einmalhandschuhe, Fingerlinge (alternativ 2 Handschuhe übereinander tragen)
  - Vaseline
  - Krankenunterlage, Zellstoff
  - Abwurf in Reichweite

- **Maßnahmen**
  - Seitenlagerung am Bettrand, möglichst auf der linken Körperseite
  - Eingefettete Einmalhandschuhe und Fingerling des Zeige-/Mittelfingers in den After einführen
  - Darminnenwand vorsichtig im Uhrzeigersinn massieren, dabei werden Kotsteine erfasst und herausgeholt

Praxistipp

Während des Ausräumens die freie Hand auf den Bauch des Betroffenen legen, da die Bauchdecke dann entspannter ist.

- **Nachbereitung**
  - Material entsorgen
  - Menge und Beschaffenheit des Kots beschreibend dokumentieren (Menge, Größe, Farbe, Blutbeimengungen, etc.)

Erbrechen

Martina Döbele, Ute Becker, Brigitte Glück

M. Döbele, U. Becker (Hrsg.), *Ambulante Pflege von A–Z*,
DOI 10.1007/978-3-662-49885-9_31,
© Springer-Verlag Berlin Heidelberg 2016

Erbrechen dient als wichtiger Schutzreflex zur Eliminierung schädlicher Stoffe. Es ist keine Krankheit, sondern ein Symptom.

- **Symptome**
- Übelkeit (Nausea), Blässe, Schweißausbruch
- Erhöhte Speichelproduktion
- Würgen

- **Ursachen**

Reflektorisch:
- Gastritis
- Enteritis
- Schwindel
- Aufregung

Zerebral:
- Migräne
- Hirndrucksteigerung (Blutung etc.)
- Medikamente (Opiate, Chemotherapie)
- Alkohol

- **Maßnahmen**
- Aufrechte Position, um Aspiration zu vermeiden
- Bei Bewusstlosigkeit stabile Seitenlage (▶ Kap. Bewusstseinsstörung)
- Ggf. Zahnprothesen entfernen
- Zum ruhigen Atmen auffordern (mindert Brechreiz)
- Gefäß zum Auffangen des Erbrochenen bereitstellen
- Beengende Kleidung lockern, Frischluftzufuhr
- Bettwäsche schützen durch Unterlage

- Nach dem Erbrechen Mundpflege durchführen
- Ggf. Kleidungs- und Bettwäsche wechseln

- **Nachbereitung**
- Uhrzeit, Menge, Geruch, Beschaffenheit, Häufigkeit und Besonderheiten genau dokumentieren
- Hausarzt informieren, Vereinbarung über weiteres Vorgehen dokumentieren, z. B. Verabreichung von Medikamenten

> **Bei allein stehenden Patienten, die sich im Fall des Erbrechens nicht schützen können, den ärztlichen Notfalldienst informieren. Evtl. stationäre Krankenhausaufnahme.**

Häufiges Erbrechen birgt die Gefahr der Dehydratation durch Flüssigkeitsverlust und Störungen im Mineralhaushalt (▶ Kap. Dehydratationsprophylaxe).

- Für eine ausreichende Flüssigkeitszufuhr sorgen
- Flüssigkeitshaushalt überwachen: Menge der getrunkenen Flüssigkeit dokumentieren

Erstgespräch

Martina Döbele, Ute Becker

M. Döbele, U. Becker (Hrsg.), *Ambulante Pflege von A–Z*,
DOI 10.1007/978-3-662-49885-9_32,
© Springer-Verlag Berlin Heidelberg 2016

Das Erstgespräch befasst sich mit der konkreten Planung der Pflege und Versorgung des Pflegebedürftigen. Es sollte in der häuslichen Umgebung stattfinden, nur ausnahmsweise im Krankenhaus o. Ä.

Folgende Informationen werden erhoben:

- Notwendiger Hilfebedarf
- Benötigte bzw. gewünschte Versorgungsleistungen
- Bedarf an Hilfsmitteln, die die Pflege und den Alltag erleichtern
- Individuelle Gewohnheiten des Pflegebedürftigen

■ Ziel

- Partnerschaftliche Beziehungsaufnahme, um Vertrauen in die Pflegeeinrichtung herzustellen und Ängste abzubauen
- Erhebung des individuellen Hilfebedarfs und der notwendigen bzw. gewünschten Versorgungsleistungen
- Erfassen aller pflegerelevanten Daten
- Umfassende Information des Pflegebedürftigen und seiner Angehörigen über organisatorische Abläufe, personelle Ausstattung und Angebotspalette der Pflegeeinrichtung
- Klärung der Verantwortlichkeiten mit den Angehörigen (z. B. wer bestellt Medikamente oder besorgt Pflegeartikel usw.)
- Klärung der Kostenübernahme und Herstellen von Transparenz über Arten und Wege der Finanzierung (Krankenkasse, Pflegekasse, Sozialhilfe, Eigenanteil) von Pflege und Versorgung

■ Material

- Pflegedokumentation, z. B.:
    - Aufnahmebogen/Anamnesebogen/Stammblatt
    - Biographie
    - Risikoskalen (Sturz usw.)
    - Erstgesprächsprotokoll

- Vertragsunterlagen, z. B.:
  - Pflegevertrag mit Anlagen
  - Kostenvoranschlag
  - Leistungspakete (Module)
- Informationsmaterial über andere Dienstleister, z. B.:
  - Notruf
  - Essen auf Rädern
  - Fußpflege
  - Pflegekurse, Tagesstätten
- Werbematerial der Pflegeeinrichtung:
  - Flyer
  - Visitenkarten
- Arbeitsmaterial:
  - Taschenrechner
  - Kugelschreiber
- Pflegematerial, z. B.:
  - Blutdruckmessgerät
  - Verbandsmaterial (sterile Kompressen, Binden)
  - Hygienematerial (Handschuhe)

- **Vorbereitung**

In der Regel geht dem Erstbesuch ein telefonischer Erstkontakt voraus, bei dem schon Informationen übermittelt und ein Termin vereinbart wurde. Gemäß dem Telefonat werden die Materialien bereitgelegt.

- **Maßnahmen**

Im Gespräch werden die Möglichkeiten der aktivierenden Pflege und die beim Pflegebedürftigen vorhandenen Ressourcen und Fähigkeiten zur Einbeziehung in den Pflegeprozess herausgearbeitet.
- Erfragen des Hilfebedarfs durch aktives Zuhören
- Erheben der Pflegeanamnese/Pflegediagnosen und der Biographie
- Erfragen der bisherigen Gewohnheiten/Wünsche und Bedürfnisse/ Abneigungen
- Beratung:
  - Welche Pflegehilfsmittel sind notwendig?
  - Wie kann der Wohnraum angepasst werden?
  - Welche Kosten entstehen, und wie werden diese finanziert?

Auf Grund der Pflegeanamnese und der Verordnung des behandelnden Arztes werden Ziele und Maßnahmen gemeinsam mit dem Pflegebedürftigen und seinen Angehörigen besprochen.

Gemeinsam mit den Betroffenen werden individuell zugeschnittene Lösungen erarbeitet.

— Information und Präsentation der Pflegeeinrichtung mit ihrer Leistungspalette

— Zusammenstellen des Leistungspaketes gemeinsam mit dem Betroffenen und seinen Angehörigen

— Vertragliche Vereinbarung von Art und Umfang der Leistungen

— Informationen für die meist mitpflegenden Angehörigen (▶ Kap. Anleitung von Angehörigen)

Eventuell wird der Pflegebedürftige auch pflegerisch/behandlungspflegerisch versorgt.

- **Nachbereitung**

Alle notwendigen Formalitäten werden ausgeführt, z. B.:

— Verordnungen beim Hausarzt bestellen

— Hilfsmittel bestellen

— Anträge bearbeiten und versenden

— Pflegeplanung und -dokumentation erstellen/vervollständigen

— Neukunde (Pflegebedürftigen) im PC eingeben/in die Tourenplanung aufnehmen

Essen und Trinken

Martina Döbele, Ute Becker

M. Döbele, U. Becker (Hrsg.), *Ambulante Pflege von A–Z*,
DOI 10.1007/978-3-662-49885-9_33,
© Springer-Verlag Berlin Heidelberg 2016

Essen und Trinken ist lebensnotwendig. Mit der Nahrungsaufnahme werden physische, psychische und soziale Bedürfnisse erfüllt.

Die Gabe von Essen und Trinken wird erforderlich, wenn der Pflegebedürftige aufgrund von körperlichen oder geistigen Einschränkungen nicht mehr in der Lage ist, eigenständig Nahrung oder Getränke vom Tisch zum Mund zu führen. Die Schluckfähigkeit muss erhalten sein.

- **Ziel**
- Ausreichende und ausgewogene Versorgung mit Nährstoffen, Vitaminen, Mineralstoffen
- Ausreichende Flüssigkeitszufuhr
- Körperliches und seelisches Wohlbefinden

- **Material**
- Saubere Serviette oder sauberes Handtuch bereitlegen
- Sauberes Ess- und Trinkgeschirr
- Bei Bedarf spezielle Hilfen, z. B. Trinkhilfen

- **Vorbereitung**
- Essplatz ggf. säubern
- Gute Sitzmöglichkeit schaffen
- Serviette reichen; Handtuch in Reichweite, falls erforderlich

- **Maßnahmen**
Einnahme der Mahlzeiten im Bett, wenn der Pflegebedürftige selbst essen kann:
- Auf aufrechte Körperhaltung achten (Oberkörperhochpositionierung)
- Händewaschmöglichkeit anbieten
- Essenstablett, Besteck und Nahrungsmittel gut erreichbar platzieren

— Pflegebedürftigen nach dem Essen wieder bequem positionieren, ggf. Zimmer lüften

Essen anreichen:

— Zuerst Getränk reichen, vor allem Wasser, Saftschorle oder Tee. Das Anfeuchten der Mund- und Rachenschleimhäute fördert die Fähigkeit zu schlucken

— Den Teller vor den Pflegebedürftigen platzieren

— Dem Pflegebedürftigen die Nahrung möglichst im Sitzen anreichen, die Pflegeperson soll sich möglichst neben ihn und nicht vor ihn setzen

— Blickkontakt herstellen, denn Reihenfolge und Tempo der Essenseingabe soll der Pflegebedürftige steuern

— Unabhängig davon, ob das Essen in fester Form oder passiert gereicht wird, sollte der Pflegebedürftige genug Zeit haben, um die Nahrung in Ruhe schmecken, kauen und schlucken zu können

— Pflegebedürftigen zum Schlucken anhalten, wenn er die Nahrung in den Wangentaschen sammelt

— Serviette als solche (nicht als Lätzchen) verwenden

— Einfühlsam, geduldig und motivierend vorgehen

— Immer wieder zum Selbst-Essen und -Trinken anregen (evtl. durch Einsatz entsprechender Hilfsmittel wie z. B. Spezialbesteck, Strohhalme etc.)

> **Praxistipp**
>
> In der Sterbephase eines Menschen kommt es oft mehr auf die liebevolle Zuwendung beim Reichen der Mahlzeiten und individuelle Gelüste an als auf die Einhaltung bestimmter Mengen.

■ **Nachbereitung**

— Geschirr wegräumen, bei alleinlebenden und/oder immobilen Personen eventuell auch spülen

— Essplatz säubern

— Mund, ggf. Zähne oder Prothese des Pflegebedürftigen säubern

— Ess- und Trinkverhalten genau beobachten und dokumentieren, ebenso Menge des Verabreichten

— Besonderheiten dokumentieren (Schluckstörungen, Verschlucken)

Mangelernährung

Mangelernährung gewinnt mit zunehmendem Alter an Bedeutung. Der Appetit lässt nach, Einkaufen, Kochen sind mühsamer oder unmöglich.

Gründe für Mangelernährung sind:

- Probleme bei der Nahrungsaufnahme (Kau- und Schluckbeschwerden)
- Appetitlosigkeit (konsumierende Erkrankungen, Depression)
- Verändertes Geschmacksempfinden
- Alkoholmissbrauch
- Vergesslichkeit (bei Demenz)
- Nebenwirkung von Medikamenten
- Soziale Probleme (Einsamkeit, Geldmangel usw.)

Die Folgen der Mangelernährung sind gravierend:

- Zunehmende körperliche Schwäche (Muskelabbau), erhöhte Sturzgefahr und Infektanfälligkeit
- Verstärkter Abbau geistiger Fähigkeiten
- Depressionen, Antriebs- und Teilnahmslosigkeit
- Dekubitusgefahr steigt
- Flache Atmung (Pneumoniegefahr)

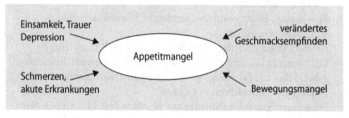

❏ Einflussfaktoren auf den Appetit. (Aus Döbele 2008)

▪ Vorbereitung

Gewichtsabnahme wird manchmal erst feststellt, wenn die Kleidung schlottert. Mit einem einfachen Fragebogen (z. B. Mini Nutritional Assessment [MNA], siehe auch Expertenstandard »Ernährungsmanagement zur Sicherstellung und Förderung der oralen Ernährung«) ist der Ernährungszustand bei Verdacht schon frühzeitig erfassbar.

Besonders wichtig ist ein Ernährungsassessment bei Personen, die kontinuierlich an Gewicht verlieren oder an chronischen Krankheiten und Stoffwechselstörungen leiden.

- **Maßnahmen**
  - Bei gefährdeten oder untergewichtigen Pflegebedürftigen sollten regelmäßige Gewichts- und Body-Mass-Index (BMI)-Kontrollen erfolgen. Bei immobilen Pflegebedürftigen alternativ Messung des Bein- oder Hüftumfangs
  - Auch bei Menschen mit chronischen Wunden oder Dekubitus sollte eine regelmäßige Kontrolle von Gewicht, BMI und MNA erfolgen
  - Der Ernährungszustand wird überprüft, dabei sollte man bedenken, dass auch normalgewichtige Personen mangelernährt sein können, z. B. bei einseitiger Ernährung (Vitaminmangel, Mangel an Mineralien oder Spurenelementen, Eiweißmangel), häufig auch bei passierter Kost
  - In Absprache mit dem Hausarzt oder den Angehörigen kann Zusatz- oder Sondennahrung eingesetzt werden
  - Bei schlecht heilenden, chronischen Wunden kann eine Eiweiß-substitution sinnvoll sein

- **Beratung der Angehörigen bei Mangelernährung**

Verlässlichen äußeren Rahmen bieten:
  - Der Pflegebedürftige sollte zum Essen aufstehen (ggf. am Familien-tisch) wenn es sein Zustand erlaubt
  - Regelmäßige Mahlzeiten, mindestens eine warme Mahlzeit pro Tag, Zwischenmahlzeiten
  - Eine behagliche Atmosphäre (Servietten, Blumen) schaffen, Störungen vermeiden
  - Isst der Pflegebedürftige allein, beim Essen Gesellschaft leisten
  - Ggf. spezielle Hilfsmittel (Tellerrand, Spezial-Essbesteck, Klammer-gabel, Teller mit Erhöhung, gewinkelter Löffel, Küchenmesser, Fixierbrett, Schneidebrett,) besorgen
  - Bei langsam essenden Patienten soll Mahlzeit heiß bleiben (wieder-holt kleine Portionen auftragen, Thermoteller verwenden).

Auf ein ausreichendes Nährstoffangebot achten:
  - Zusammen mit dem Hausarzt (oder Ernährungsberater) einen Ernährungsplan erstellen
  - Auf Wünsche des Pflegebedürftigen eingehen (Lieblingsspeisen)
  - Auf nährstoff- und energiereiche Kost (Vollmilch, Vollkornprodukte, viel Gemüse und Salat, Nüsse, Fruchtsäfte, Fleisch, Fisch, Eier) achten
  - Bei der Zubereitung die Nahrung gezielt mit z. B. Butter, Sahne, Ölen anreichern
  - Auch die Zwischenmahlzeiten sollen kalorien- und nährstoffreich sein
  - »Essen auf Rädern« evtl. durch frische und nährstoffreiche Lebens-mittel ergänzen

Appetit anregen:
- für eine appetitliche Zubereitung der Speisen (das Auge isst mit) sorgen
- eine abwechslungsreiche Kost anbieten
- lieber mehrere Mahlzeiten in kleinen Portionen anbieten (auch Fingerfood)
- mit Kräutern und Gewürzen, damit die Nahrung eine geschmacks-intensive Note erhält (jedoch nicht zu salzig) anreichern

Umgang mit Kau- und Schluckproblemen:
- Speisen – wenn nötig – vor den Augen des Pflegebedürftigen zerkleinern
- Weitgehend auf pürierte, breiartige Kost verzichten. Sie fördert nicht den Appetit und ist auch oft nicht nötig. Harte Teile (z. B. Brotrinde) lieber abschneiden
- Überprüfen, ob die Zahnprothese richtig sitzt bzw. noch passt
- Darauf achten, dass die Nahrung heruntergeschluckt wird (▶ Kap. Dysphagieprophylaxe)

- **Nachbereitung**
- Dokumentation von Gewicht und BMI
- Ggf. Ernährungsanamnese erstellen
- Ggf. Ernährungsprotokoll führen

Flüssigkeitszufuhr

Siehe ▶ Kap. Dehydratationsprophylaxe

Essen auf Rädern

Viele allein stehende Pflegebedürftige können noch selbständig essen, aber nicht mehr selbst kochen. Essen auf Rädern bietet hier sichere tägliche Versorgung mit einer warmen Hauptmahlzeit.

- **Material**
- Täglich wird mittags eine warme Mahlzeit im Platzteller geliefert (in Styroporbox)
- Variante: tiefgefrorenes Essen wird für eine Woche portionsweise abgepackt geliefert

- **Vorbereitung**
  - Der Patient kann die Mahlzeiten aus dem Angebot (Diabetikerkost, vegetarisches Essen etc.) auswählen
  - Die Mahlzeiten werden durch rechtzeitiges Übermitteln der Bestellnummern bestellt. Bei Krankenhausaufenthalt abbestellen

- **Nachbereitung**
  - Es sollte außerdem darauf geachtet werden, dass die Nahrung abwechslungsreich und ausgewogen ist

Literatur

Döbele M (2008) Angehörige pflegen: Ein Ratgeber für die Hauskrankenpflege. Springer, Berlin Heidelberg

Fieber

Martina Döbele, Ute Becker

M. Döbele, U. Becker (Hrsg.), *Ambulante Pflege von A–Z*,
DOI 10.1007/978-3-662-49885-9_34,
© Springer-Verlag Berlin Heidelberg 2016

Die Körpertemperatur wird zentral im Gehirn reguliert. Durch verschiedene Ursachen entwickelt der Körper Fieber. Es kann kontinuierlich, intermittierend oder in Fieberschüben auftreten.

Körpertemperatur
- Normale Körpertemperatur: 36,5°C–37,5°C
- Unter 36,5°C: Unterkühlung
- 37,5°–C38,0°C: Subfebrile Temperatur
- 38,1°C–39,0°C: Leichtes bis mäßiges Fieber
- 39,1°C–39,9°C: Hohes Fieber, darüber sehr hohes Fieber

❯ Bei alten Menschen besteht häufig ein Zustand latenter Unterkühlung durch nachlassende Regulationsfähigkeit. Hierbei kann die Körperkerntemperatur auf Werte unter 35,5°C abkühlen.

- **Symptome**
- Frösteln und Schüttelfrost (beim Steigen des Fiebers)
- Schwitzen (beim Sinken des Fiebers)

❯ Achtung, kann mit großem Flüssigkeitsverlust verbunden sein, Gefahr der Exsikkose!

- Benommenheit und Krankheitsgefühl, Gliederschmerzen, Appetitmangel
- Warme Haut, oft gerötetes Gesicht
- Schneller Herzschlag, beschleunigte Atmung
- Empfindlichkeit gegenüber Licht und Geräuschen
- Bei sehr hohem Fieber oft delirante Zustände

- **Ursachen**
- Infektionen
- Exsikkose (Austrocknung)
- Bei bösartigen Tumoren oder HIV-Infektion
- Schilddrüsenüberfunktion
- Medikamente
- Postoperativ
- Hitzschlag
- Rheumatische Erkrankungen

- **Maßnahmen**

Am zuverlässigsten kann die Kerntemperatur rektal bestimmt werden. Die sublinguale und axilläre Temperatur liegt ca. 0,5°C darunter.

❯ Bei Temperaturmessung im Ohr die Messsonde auf das Trommelfell ausrichten. Ohrmuschel etwas nach hinten oben ziehen, Sondenkopf des Thermometers leicht gesichtswärts geneigt in den Gehörgang einführen.

Pflegemaßnahmen bei steigendem Fieber (Schüttelfrost):
- Patienten zudecken, warm halten, beobachten (Angehörige informieren)
- Bei rapidem Fieberanstieg Arzt informieren

❯ In diesem Stadium keine wärmeentziehenden Wickel vornehmen

Pflegemaßnahmen bei gleich bleibendem Fieber:
- Flüssigkeitsverlust ersetzen (▶ Kap. Dehydratationsprophylaxe)
- Regelmäßige Temperatur- und Kreislaufüberwachung
- Evtl. verordnete Bedarfsmedikation verabreichen
- Urin beobachten, evtl. beim Hausarzt untersuchen lassen (Harnwegsinfekte sind eine häufige Fieberursache) (▶ Kap. Urin)
- Atmung auf ungewöhnliche Geräusche hin beobachten
- Evtl. Wadenwickel anlegen (▶ Kap. Wickel)
- ▶ Kap. Pneumonie- und Thromboseprophylaxe
- Evtl. Zimmer abdunkeln
- Der Patient sollte kontinuierlich betreut werden (Angehörige informieren)

Pflegemaßnahmen bei fallendem Fieber:
Fällt das Fieber rasch, schwitzt der Patient.
- Flüssigkeit anbieten, viel trinken lassen
- Kreislauf überwachen

Freiheitsentziehende Maßnahmen

Martina Döbele, Ute Becker

M. Döbele, U. Becker (Hrsg.), *Ambulante Pflege von A–Z*,
DOI 10.1007/978-3-662-49885-9_35,
© Springer-Verlag Berlin Heidelberg 2016

Freiheitsentzug stellt einen Eingriff in die durch Grundgesetz und Menschenrechte garantierte Freiheit des Einzelnen dar.

> **Artikel 2 (2) des Grundgesetzes: Jeder hat das Recht auf Leben und körperliche Unversehrtheit. Die Freiheit der Person ist unverletzlich. In diese Rechte darf nur auf Grund eines Gesetzes eingegriffen werden.**

Mit freiheitsentziehenden Maßnahmen (FeM) werden Menschen in ihrer körperlichen Bewegungsfreiheit eingeschränkt. Zu FeM zählen z. B.:

- Mechanische Fixierungen (z. B. Bettgitter, Bauchgurt im Bett oder Stuhl, Stecktische, Anlegen von Körperfesseln, Schutzdecken etc.)
- Einsperren (z. B. Absperren der Wohnung/des Zimmers, komplizierte Schließmechanismen an Türen, gesicherte Aufzüge)
- Sedierende Medikamente, die mit dem Ziel verabreicht werden, z. B.:
  - den Betroffenen an der Fortbewegung in oder am Verlassen der Wohnung zu hindern
  - die Pflege zu erleichtern oder Ruhe herzustellen
- Wegnahme von Hilfsmitteln (Schuhe, Kleidung, Brille, Rollator, Rollstuhl, Gehhilfen)

- **Rechtliche Voraussetzungen**
- **Einwilligungsfähige Betroffene** können selbst über die Anwendung freiheitsentziehender Maßnahmen entscheiden (z. B. wünschen, dass die Haustüre abgeschlossen wird).
  - Die Pflegekraft hat sich davon zu überzeugen, ob die betroffene Person die erforderliche Einsichts- und Urteilfähigkeit besitzt, um die Folgen dieser Maßnahme zu verstehen. Die Einwilligungsfähigkeit muss laufend überprüft werden.

- Bei Zweifeln an der Einwilligungsfähigkeit ist ein (fach)ärztliches Attest einzuholen.
- Eine schriftliche Einwilligungserklärung der betroffenen Person wird benötigt und sollte regelmäßig (z. B. alle 3 Monate) aktualisiert werden.
- Wenn die Bewegungsfreiheit von **nicht einwilligungsfähigen Personen** eingeschränkt werden soll, kann es sich – auch im häuslichen Bereich – um freiheitsentziehende Maßnahmen gemäß § 1906 Abs. 4 BGB handeln. Dies kann z. B. dann der Fall sein, wenn der Betroffene ausschließlich durch Fremde, z. B. Mitarbeiter ambulanter Pflegedienste, versorgt wird.
- Bei Betroffenen, die ihre Bewegungen nicht willentlich steuern können, werden FeM nicht als Freiheitsentzug, sondern als Schutz bewertet. Hier ist ein ärztliches Attest notwendig.
- Beim Einsatz von therapeutischen Hilfsmitteln, die zum Ziel haben, dem Betroffenen die Teilhabe am Leben zu ermöglichen, steht die Absicht dahinter, die vorhandenen Einschränkungen auszugleichen. Mobilität, Kommunikation und aktive Teilnahme am Leben wird durch sie ermöglicht, die Freiheitsbeschränkung steht nicht im Vordergrund.

> **Bei akuter Selbst- und Fremdgefährdung müssen Pflegefachkräfte unmittelbar und der Ursache angemessen selbstverantwortlich handeln und dabei die rechtliche Tragweite beachten (z. B. nur kurzfristige Anwendung von FeM, beachte auch § 34 StGB). Vorhandene Betreuer oder Bevollmächtigte sind unverzüglich zu verständigen. Ist eine Gefahr durch andere Maßnahmen nicht abzuwenden, muss die Polizei und evtl. ein Notarzt informiert werden.**

- **Folgen der Fixierung**

Einerseits müssen z. B. Menschen mit Demenz vor Gefahren wie z. B. Stürzen oder Weglaufen geschützt werden, andererseits können Maßnahmen, die eigentlich dem Schutz dienen sollen, die Betroffenen in anderer Weise gefährden:

- Gefahr der Strangulation (bei Bauchgurten und Seitenteilen im Bett)
- Häufig Verschlechterung des Allgemeinzustandes, z. B.:
  - Durchblutungsstörungen
  - Inkontinenz
  - Herz-Kreislauf-Belastung
  - Verletzungen, Hautabschürfungen, Dekubitus
  - Immobilität, Kontrakturen

- Die erzwungene Immobilität verstärkt
  - innere Unruhe
  - Gefühl des Ausgeliefertseins und der Hilflosigkeit
- FeM erschweren das situative Verständnis – mögliche Folgen:
  - Halluzinationen und Wahnvorstellungen
  - Angst und Unruhe, bis hin zur Aggressivität

Deswegen sollten FeM nur als letztes Mittel der Wahl zur Anwendung kommen.

- **Alternative Maßnahmen**

Zur Vermeidung von freiheitsentziehenden/bewegungseinschränkenden Maßnahmen sind Kreativität und Einfallsreichtum gefragt:

- Zeitnahe Kontaktaufnahme zum Hausarzt:
  - Überprüfung der Medikamentenversorgung (auch Nebenwirkungen)
  - Behandlungsmöglichkeiten bei Inkontinenz
- Überprüfung der Ernährungssituation und der Flüssigkeitsversorgung
  - ► Kap. Dehydratationsprophyalxe
  - ► Kap. Essen und trinken, ► Abschn. Mangelernährung
- Überprüfung des Ausscheideverhaltens und der Behandlungsmöglichkeiten
  - ► Kap. Inkontinenz, ► Abschn. Interventionen
  - ► Kap. Hilfs- und Pflegehilfsmittel, Hilfsmittelversorgung wie Toilettenstuhl
- Anpassung der häuslichen Umgebung
  - Wohnraumberatung
  - Extrabreites und oder niedriges Bett/Niederflurbetten
  - ► Kap. Pflegeversicherung, ► Abschn. Verbesserung des Wohnumfeldes (§ 40 SGB XI)
  - Maßnahmen zur umgebungsbezogenen Sturzprophylaxe, ► Kap. Sturz
  - Installation von Sicherheitsvorrichtungen (Herdsicherung, Rauchmelder, Sensormatte, Bewegungsmelder, Ortungssysteme, Hausnotruf usw.)
- Spezielle Bekleidung (Overall), Hüftprotektoren, Sturzhelm
- Zur Entlastung der Angehörigen
  - ► Kap. Umgang mit pflegenden Angehörigen
  - ► Kap. Pflegeversicherung (zusätzliche Betreuungs- und Entlastungsleistungen, Tagespflege, Kurzzeitpflege usw.)
  - Information über Besuchsdienste und Angehörigengruppen in der Region

- Therapeutische Maßnahmen
  - Gymnastik zur Mobilisierung und Stabilisierung
  - Gleichgewichtsübungen, Krafttraining
  - Beschäftigungstherapien
  - Durch Ablenkung, Spaziergänge und Beschäftigung das Unruheverhalten reduzieren
  - Entspannungsmusik für Senioren

Literatur

Köpke S, Möhler R, Abraham J, Henkel A, Kupfer R, Meyer G (2015) Leitlinie FEM – Evidenzbasierte Praxisleitlinie Vermeidung von freiheitseinschränkenden Maßnahmen in der beruflichen Altenpflege, 2. Aufl. Universität zu Lübeck, Martin-Luther-Universität Halle-Wittenberg. http://www.leitlinie-fem.de/download/LL_FEM_2015_Internet_gesamt.pdf. Zugegriffen: 10.02.2016

Redufix (2013) Projekt und Schulungsmaßnahme zur Reduktion freiheitsentziehender Maßnahmen in der Altenpflege. http://www.redufix.de/. Zugegriffen: 10.02.2016

Sozialreferat der Landeshauptstadt München (2009) Umgang mit freiheitsentziehenden Maßnahmen im häuslichen Bereich. http://www.muenchen.info/soz/pub/pdf/271_freiheitsentziehende_massnahmen_im_haeuslichen_bereich.pdf. Zugegriffen: 10.02.2016

Werdenfelser Weg (2016) Werdenfelser Weg – Das Original. http://werdenfelser-weg-original.de/. Zugegriffen: 10.02.2016

Ganzkörperpflege

Martina Döbele, Ute Becker

M. Döbele, U. Becker (Hrsg.), *Ambulante Pflege von A–Z*,
DOI 10.1007/978-3-662-49885-9_36,
© Springer-Verlag Berlin Heidelberg 2016

Unterstützung muss hier individuell angepasst werden. Selbständigkeit soll gefördert werden, Hilfe wird nur bei Verrichtungen geleistet, die alleine nicht ausgeführt werden können.

- **Ziel**
- Gesunderhaltung und Reinigung der Haut
- Erfassen der Gewohnheiten und Ressourcen des Pflegebedürftigen
- Förderung der Aktivität des Pflegebedürftigen (möglichst viele Tätigkeiten selbst ausführen)
- Intimsphäre ist gewahrt

- **Material**
- Am Bettrand: Waschschüssel (Wassertemperatur nach Wunsch des Pflegebedürftigen)
- Am Waschbecken: Wasser einlaufen lassen bzw. fließendes Wasser
- Persönliche Körperpflegemittel (Seife, Waschlotion, sparsam dosiert, Lotion, Deo)
- Mindestens 2 Handtücher, 2 Waschlappen
- Fön, Kamm, Bürste
- Utensilien zur Mund- und Zahnpflege
- Ggf. Utensilien zur Rasur
- Frische (Nacht-)Wäsche
- Einmalschürze oder Schutzkittel und Einmalhandschuhe

- **Maßnahmen**
Integrieren der individuellen Gewohnheiten schafft Sicherheit.
Grundsätzlich gilt:
- Sinnvolle Kombination der Körperpflege mit Prophylaxen und anderen Maßnahmen planen
- Im Ablauf Hautinspektion durchführen

- Ggf. Möglichkeit zur Blasenentleerung vor der Körperpflege geben
- Information und Motivation vor Beginn der Pflegemaßnahmen
- Eigene Hände waschen, hygienische Händedesinfektion, Schmuck ablegen
- Ist der Pflegebedürftige in der Lage zu stehen, sollten kleinere Handlungen im Stehen durchgeführt werden (z. B. Intimpflege, Mundpflege)

- **Vorbereitung**
- Pflegebedürftigen an den Bettrand mobilisieren oder Begleitung ins Bad bzw. in geeignete Lage (z. B. Oberkörperhochlagerung) im Bett bringen
- Alle notwendigen Pflegeutensilien sowie frische Wäsche bereitlegen
- Handtücher evtl. vorwärmen, warme Umgebung
- Information und Motivation
- Hygienische Händedesinfektion durchführen, zuvor Schmuck ablegen

- **Nachbereitung**
- Pflegebedürftigen im Bett oder außerhalb positionieren
- Arbeitsfläche und Utensilien reinigen, Zimmer aufräumen, evtl. lüften
- Dokumentation: Eintragung im Leistungsnachweis (z. B. große, kleine Toilette). Wirkung der Maßnahme und Mithilfe des Pflegebedürftigen (Ressourcen)

Waschen mit Fußbad

- **Möglicher Ablauf**
- Sitzmöglichkeit vorbereiten oder Pflegebedürftigen an den Bettrand mobilisieren
- Waschschüssel richten
- Beide Füße in die Waschschüssel stellen
- Mundpflege durchführen
- Gesichtspflege, ggf. Rasur durchführen
- Oberkörper waschen, evtl. Hautpflegemittel anwenden
- Oberkörper bekleiden
- Füße, Unterschenkel und Oberschenkel waschen, gut abtrocknen, besonders die Zehenzwischenräume, evtl. Hautpflegemittel anwenden
- Socken oder Strümpfe und rutschfeste Hausschuhe anziehen
- Pflegebedürftigen aufstehen lassen und den Intimbereich waschen

Ist der Intimbereich schwer einsehbar bzw. zu waschen, dann das Waschen vor dem Aufstehen noch im Bett liegend vornehmen.
Bei Bedarf Inkontinenzmaterial und Unterhose anziehen, Waschwasser wechseln.

Wird kein Fußbad durchgeführt und trägt der Pflegebedürftige Kompressionsstrümpfe:
=== Beine und Füße noch im Bett waschen und trocknen
=== Kompressionsstrümpfe anziehen
=== Danach an den Bettrand mobilisieren und Körperpflege durchführen bzw. ins Bad begleiten

Ganzkörperpflege im Bett

- **Maßnahmen**

Grundsätzlich gilt zusätzlich (siehe oben):
=== Waschrichtung von oben nach unten (vom Kopf zu den Füßen)
=== Intimsphäre wahren
=== Auf Schläuche/Kabel achten
=== Stark verschmutzte Bereiche zuerst waschen
=== Geplante Prophylaxen in den Waschablauf integrieren

Wird keine therapeutische Waschung durchgeführt, gilt folgender Ablauf:
=== Entkleidung des Oberkörpers, wieder bedecken mit Nachthemd oder Handtuch
=== Ggf. Haare waschen: ▶ Kap. Haarpflege)
=== Mundpflege durchführen: ▶ Kap. Mundpflege
=== Gesichtspflege durchführen (▶ Kap. Augenpflege, ▶ Kap. Ohrenpflege, ▶ Kap. Nasenpflege). Im Gesicht möglichst nur klares Wasser verwenden. Waschen und Trocknen von Gesicht, Hals, Ohren
=== Brust und Achselhöhlen waschen, danach sogleich gründlich abtrocknen
=== Arme vom Handgelenk an herzwärts waschen, anschließend ebenfalls gründlich abtrocknen
=== Finger und Handflächen gut waschen und abtrocknen (Fingerzwischenräume beachten), eventuell ein Handbad ermöglichen (▶ Kap. Hand-, Nagel- und Fußpflege)

- Reinigung der Bauchregion, abtrocknen
- Pflegebedürftigen in Sitzposition aufrichten oder im Liegen drehen
- Rücken waschen und abtrocknen, ggf. zurückdrehen
- Ggf. Hautpflege durchführen
- Oberkörper bekleiden. Unterkörper entkleiden
- Intimregion abdecken (z. B. mit einem Handtuch)
- Beine vom Sprunggelenk an herzwärts waschen, anschließend ebenfalls gründlich abtrocknen
- Fußpflege, an pilzgefährdeten Stellen (Zehenzwischenraum) gut trocknen
- Während des nun folgenden Wasserwechsels den Pflegebedürftigen warm bedecken
- Falls noch nicht erfolgt, nun Einmalhandschuhe anziehen
- Intimpflege: ► Kap. Intimpflege, ► Kap. Intertrigoprophylaxe
- Ggf. Hautpflege: ► Kap. Hautpflege
- Unterkörper bekleiden
- Frisieren, ggf. rasieren: ► Kap. Haarpflege, ► Kap. Rasur

Therapeutische Ganzkörperpflege

Körperpflege kann als stimulierende Therapie eingesetzt werden.
- Störungen müssen während der therapeutischen Waschung vermieden werden
- Das Zimmer sollte für den zu versorgenden Menschen angenehm temperiert sein. Fenster schließen
- Betroffenen über die Maßnahme informieren
- Utensilien griffbereit anordnen
- Die Durchführung und Wirkung der Maßnahme beobachten und dokumentieren

Fiebersenkende Ganzkörperpflege

Angezeigt bei Pflegebedürftigen mit leichtem bis mittleren Fieber zur Fiebersenkung, jedoch nicht durchführen bei kalter Haut oder Kältegefühl des Patienten.

- **Material**
- Wassertemperatur maximal 10°C unter der aktuellen Körpertemperatur

- Pfefferminztee (Dosierung: 2–3 Essl. Pfefferminztee mit 1 l Wasser aufbrühen, 2–4 Minuten ziehen lassen, mit 4 l Wasser auffüllen) oder Pfefferminzöl 2–3 gtt, Zitronenöl 2–3 gtt als Zusatz
- Emulgator wie neutrales Öl, Sahne

- **Maßnahmen**
- Mit feuchtem Waschlappen gegen die Haarwuchsrichtung waschen
- Nicht abtrocknen, Verdunstungseffekt (fiebersenkend) erhalten
- Pflegebedürftigen nur mit einem Laken abdecken

Schweißreduzierende Ganzkörperpflege

Zur Regulierung bei Personen mit überdurchschnittlicher Schweißabsonderung.

- **Material**
- Wassertemperatur ca. 27°C
- Salbeitee (Dosierung: 2–3 Essl. Salbeiblätter mit 1 l Wasser aufbrühen, 3 Minuten ziehen lassen, mit 3 l Wasser auffüllen)

- **Maßnahmen**
- Mit feuchtem Waschlappen ruhig und gleichmäßig mit der Haarwuchsrichtung waschen (▶ Kap. Basale Stimulation)
- Nur abtupfen, damit Salbei auf der Hautoberfläche verbleibt und seine Wirkung entfalten kann

Geruchsreduzierende Ganzkörperpflege

Bei starkem Körpergeruch zur Geruchsminimierung

- **Material**
- Wassertemperatur entsprechend der Körpertemperatur
- 3 Essl. Apfelessig oder 3 gtt Teebaumöl auf 5 l Wasser

- **Maßnahmen**
- Mit feuchtem Waschlappen mit der Haarwuchsrichtung waschen
- Nur abtupfen, Essig sollte auf der Hautoberfläche verbleiben

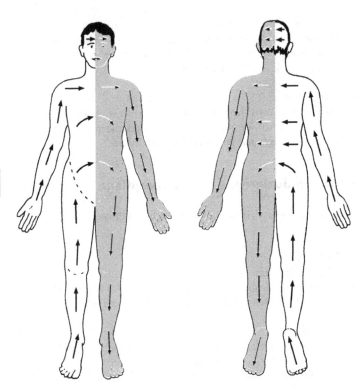

▣ Bobath-orientierte Waschung. (Aus Döbele et al. 2006)

Bobath-orientierte Waschung

Bei Menschen mit Halbseitenlähmung/neurologischen Ausfällen zur Erhöhung der Eigenwahrnehmung (▸ Kap. Lähmungen).

Während der Waschung möglichst nicht sprechen, der Betroffene soll sich auf das Erspüren konzentrieren.

- ▪ **Material**
- ▬ Wassertemperatur niedriger als Körpertemperatur
- ▬ Waschzusatz nach individuellen Gewohnheiten
- ▬ Waschhandschuh/Handtuch eher rau

- **Maßnahmen**
- Die Pflegekraft steht während der Waschung auf der betroffenen Seite des Pflegebedürftigen
- Waschrichtung von der weniger betroffenen Körperseite über die Körpermitte (hier mehr Druck ausüben) zur betroffenen Seite
- Abtrocknen und Eincremen mit Schwerpunkt auf Berührung

Literatur

Döbele M, Becker U, Glück B (2006) Beifahrersitzbuch – Ambulante Pflege. Springer, Berlin Heidelberg

Gewalt in der Pflege

Martina Döbele, Ute Becker, Peter Albert

M. Döbele, U. Becker (Hrsg.), *Ambulante Pflege von A–Z*,
DOI 10.1007/978-3-662-49885-9_37,
© Springer-Verlag Berlin Heidelberg 2016

Gewalt oder Aggression in der Pflege wird häufig aus Angst oder Scham verschwiegen. Auf der Seite der Pflegedienste führen Dauerstress und mangelnde Möglichkeiten zur Stressbewältigung zu Reizbarkeit. Einsamkeit, Angst, Schmerzen und Hoffnungslosigkeit führen häufig bei Patienten zu einer aggressiven Grundtendenz. Oft reagieren auch überforderte pflegende Angehörige mit Aggression.

Gewalt

Gewalt bedeutet den Einsatz physischer oder psychischer Mittel, um einer anderen Person gegen ihren Willen Schaden zuzufügen, sie dem eigenen Willen zu unterwerfen oder einer (evtl. subjektiv empfundenen) Gewalt mit Gegengewalt zu begegnen.
Gewalt liegt immer dann vor, wenn grundlegende menschliche Bedürfnisse wie Überleben, Wohlbefinden, Entwicklungsmöglichkeiten, Identität oder Freiheit eingeschränkt werden.

Gewalt gegen Pflegebedürftige

Gewalt liegt vor bei Misshandlung (physisch, nonverbal oder verbal), Beschränkung des freien Willens und Vernachlässigung (aktiv und passiv).

Die Intensität von Gewalt reicht von Nichtbeachtung bis hin zur Patiententötung. Auch eine vermeintliche Bagatelle wie die respektlose Anrede »Oma« kann verletzen.

Nicht immer werden Gewalthandlungen absichtlich angewendet, sie resultieren häufig aus Unachtsamkeit, mangelndem Fachwissen oder Überforderung.

- **Beispiele zur Schärfung der Wahrnehmung (AEDL – Aktivitäten und existenzielle Erfahrungen des Lebens)**

Kommunikation:
- Vermeidung von Blickkontakt
- Ignoranz gegenüber emotionalen Äußerungen
- Respektlose Sprache (Duzen)
- Verweigerung von Hörgeräten
- Kritik vor Dritten
- Zwang zur Kommunikation
- Bevormundung
- ► Kap. Kommunikation

Sich bewegen:
- Unbequeme Positionierung
- Verweigerung von mobilisierenden Maßnahmen
- Fixierung mittels Gurt oder Medikamenten
- ► Kap. Freiheitsentziehende Maßnahmen

Vitale Funktionen des Lebens aufrechterhalten:
- Missachtung von geäußerten Bedürfnissen
- Verfälschungen oder Unterlassungen bei der Bestimmung und Dokumentation von Vitalwerten
- Verabreichung falscher oder fehlerhaft dosierter Medikamente

Sich pflegen:
- Zu heißes oder kaltes Wasser
- Zwanghafte Anwendung eigener Körperpflegevorstellungen
- Unerwünschtes Schneiden der Haare

Essen und trinken:
- Vorenthaltung von Zahnprothese
- Nachlässiges Zubereiten oder Herrichten von Speisen und Getränken
- Missachtung von Gewohnheiten und Vorlieben
- Vorenthaltung von Nahrung oder Flüssigkeit
- Einflößen von Nahrung gegen den Willen
- Verabreichung des Essens auf dem Toilettenstuhl
- Verabreichung von passierter Kost ohne Notwendigkeit

Ausscheiden:
- Unnötige Verabreichung von Abführmitteln
- Überlanges Sitzenlassen auf der Toilette
- Mangelnde Hygiene bei Verunreinigung mit Stuhl oder Urin

Sich kleiden:
- Verweigern der gewünschten Bekleidung
- Dauerhafte Bekleidung mit Nachtwäsche

Ruhen und schlafen:
- Störung der Ruhephasen
- Erzwungene Sedierung

Sich beschäftigen:
- Mediale Dauerberieselung
- Erzwungene Einhaltung starrer Tagesabläufe
- Einschränkung oder Unterbindung der Ausübung von Hobbys

Sich als Mann/Frau fühlen:
- Verletzung des Schamgefühls
- Verhinderung sexueller Betätigung

Für eine sichere Umgebung sorgen:
- Missachtung der Privatsphäre
- Vertrauensbruch
- Drohung mit Heimeinweisung
- Zu feuchtes Wischen
- Uhren und Kalender nicht aufhängen

Soziale Bereiche des Lebens sichern:
- Reizarmes Umfeld
- Nichtbeachtung/Missachtung der Religiosität
- Einschränkung von sozialen Kontakten

Mit existenziellen Erfahrungen des Lebens umgehen:
- Verweigerung des Gesprächs über existenzielle Themen wie Krankheit, Sterben, Tod etc.

- **Maßnahmen**

Gewaltanwendung findet meist im Verborgenen statt. Liegen Verdachtsmomente vor, muss zunächst eine Objektivierung erfolgen.
Augenmerk richten auf
- Körperliche Schädigungen (Dekubitus, Hämatome, Hautläsionen, Exsikkose, Blutungen im Anal- oder Vaginalbereich etc.)
- Psychische Symptome (Angst, Gereiztheit, auffälliges Schweigen, Weinen etc.)
- Anzeichen in der Umgebung (Abhängigkeiten, Alkoholismus, Verwahrlosung etc.)

Sind Gewaltvorgänge identifiziert, zügig und umsichtig handeln:
- Schutz des Betroffenen
- Dokumentation und Behandlung von Verletzungen
- Evtl. ärztliche oder polizeiliche Feststellung der Schädigungen
- Änderung der gewaltverursachenden Bedingungen

Die notwendigen Maßnahmen sind abhängig von der jeweiligen Gewaltsituation. Im Allgemeinen gilt:
- Räumliche Trennung der Gewaltbeteiligten
- Aufklärung oder Vermittlung von Beratungsangeboten, z. B: Hausärzte, Psychologen und Juristen, Bundesarbeitsgemeinschaft der Krisentelefone, Beratungs- und Beschwerdestellen für alte Menschen (http://www.hsm-bonn.de) etc.
- Entlastung der Beteiligten durch Unbeteiligte und soziale Hilfsdienste

Pflegekräfte haben nur begrenzte Möglichkeiten, hier einzugreifen, es empfiehlt sich, Experten hinzuzuziehen.

- **Prävention**
- ■ **Pflegebedürftige**
- Wechselseitig befriedigende Kommunikation mit den Pflegenden (► Kap. Kommunikation)
- Zeigen von Dankbarkeit
- Honorierung von Pflegeleistungen
- Medikamentöse Behandlung psychiatrischer Erkrankungen

- ■ **Pflegekräfte**
- Gefühle ernst nehmen und wenn möglich frühzeitig gegensteuern
- Bei Problemen mit bestimmtem Patienten nach Möglichkeit mit Kollegen tauschen
- Entlastung durch:
  - Pausen
  - Ausreichendes Personal
  - Rückzugsmöglichkeiten
  - Teamsupervision
  - Vorhandene Hilfsmittel nutzen
- Entwicklung gewaltfreier Bewältigungsstrategien, wie:
  - Vorübergehendes Verlassen von Konfliktsituationen
  - Änderung des Tonfalls
  - Übernahme von Verantwortung
  - Kommunikation über Gefühle, die hinter den Verhaltensweisen stehen

Zu vermeiden:

- Bevormundung, verbale Angriffe, Rügen, unaufgefordertes Duzen
- Aktivitäten gegen den Willen des Patienten (Rasur, Mobilisation)
- Verletzung des Schamgefühls
- Unerlaubte Fixierung
- Zu kaltes oder warmes Wasser beim Duschen oder Waschen
- Zu hastige Essens- oder Getränkegabe
- Patienten in nassem Inkontinenzmaterial liegen lassen

Sorgen für:

- Angewohnheiten, Vorlieben, Rituale
- Achten der Meinung des Patienten
- Religiosität darf sein
- Ausreichendes Essen und Trinken
- Wünsche und Befürchtungen des Patienten werden ernst genommen

▪▪ Bei Pflege durch Angehörige

- Beobachten der pflegenden Angehörigen in Bezug auf Überforderung
- Anzeichen von Verschmutzung/Verwahrlosung der Wohnung des Pflegebedürftigen
- Angehörige auf Hilfsmöglichkeiten hinweisen:
  - Tagesstätten, Kurzzeitpflege, ▶ Kap. Pflegeversicherung
  - Angehörigengruppen
  - Familienberatung, Pflegekurse, ▶ Kap. Anleitung von Angehörigen
  - Evtl. Heimeinweisung ansprechen

Gewalt gegen Pflegende

Aggressionen gegen das Pflegepersonal können sowohl von Patienten als auch von Angehörigen kommen. Auch pflegende Angehörige können von Aggressionen des Patienten betroffen sein.

Gewalt und Aggression können sich äußern als Trotz/Wut bis hin zu Kratzen, Beißen, Schlagen.

Die Folgen können neben körperlicher Verletzung auch Angst, Kränkungs-, und Bedrohungsgefühle sein.

▪ Ursachen

Mögliche Ursachen von Aggressionen und Gewalt beim Pflegebedürftigen:

- Persönlichkeitsverändernde Erkrankungen (Demenz: ▶ Kap. Demenz, Wahn: ▶ Kap. Wahnhafte Zustände, fortgeschrittene multiple Sklerose)
- Alkoholrausch (▶ Kap. Alkohol)

> Die Entstehung von Aggressionen kann durch Alkohol oder Medikamente begünstigt werden.

— Schmerzen (▶ Kap. Schmerzen)
— Fehlinterpretation durch Wahrnehmungsstörungen
— Unzufriedenheit, fehlende Lebensqualität, Hilflosigkeit, Angst, Verzweiflung
— Fehlende Selbstbestimmung
— Milieu, prinzipielle Gewaltbereitschaft

- **Situative Maßnahmen**
— Selbstschutz (z. B. bei Angriff mit einem Messer nicht versuchen, dem Pflegebedürftigen das Messer abzunehmen), evtl. Verlassen der Wohnung des Patienten
— Technische Hilfen: Handy, Hausnotruf
— Ablauf unterbrechen: mit lauter Stimme und klarer Mimik und Gestik »Hören Sie auf!« sagen
— Niemals Gewalt mit Gegengewalt beantworten
— Beruhigend auf den Pflegebedürftigen einwirken
— Allzu verständnisvolle Reaktion kann die Gewalt eskalieren (Pflegebedürftiger fühlt sich eventuell nicht ernst genommen)

- **Allgemeine Maßnahmen**
— Hintergrunddienst, Angehörige, Hausarzt verständigen
— Dokumentation der Angriffe und der Auslöser
— Supervision
— Bei wiederholtem Vorkommen evtl. Patienten mit Kollegen tauschen (▶ Kap. Stress)
— Erlernen von Techniken zur körperlichen Selbstverteidigung

Haarpflege

Martina Döbele, Ute Becker

M. Döbele, U. Becker (Hrsg.), *Ambulante Pflege von A–Z*,
DOI 10.1007/978-3-662-49885-9_38,
© Springer-Verlag Berlin Heidelberg 2016

Je nach der individuellen Gewohnheit wird das Haar regelmäßig gewaschen.

- **Ziel**
- ▬ Durchblutungsförderung der Kopfhaut
- ▬ Reinigung der Haare
- ▬ Vermeiden von Verfilzung und Knotenbildung in den Haaren

- **Material**

Zur täglichen Haarpflege:
- ▬ Kamm oder Bürste, ggf. Haarbänder
- ▬ Je nach Mobilität/Gewohnheit des Pflegebedürftigen, Haare beim Baden, Duschen oder sitzend am Waschbecken während der Körperpflege waschen. Bei ständig bettlägerigen Menschen wird die Haarwäsche im Bett durchgeführt. Zuvor alle benötigten Pflegeutensilien griffbereit anordnen.

Zur Haarwäsche im Bett:
- ▬ Haarwaschwanne aus Kunststoff (aufblasbar) oder eine Waschschüssel
- ▬ Waschschüssel mit temperiertem Wasser
- ▬ 1 Schöpfgefäß
- ▬ 1 leerer Eimer
- ▬ 1–2 Handtücher
- ▬ Shampoo

> **Praxistipp**
>
> 10 Tropfen ätherisches Rosmarinöl im Haarshampoo beugt Schuppen vor.

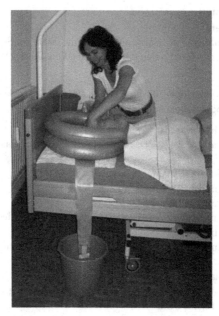

▢ Haarpflege im Bett

— 2 Krankenunterlagen, große Müllbeutel oder Gummitücher als Bettschutz
— 1 Waschlappen als Augenschutz
— Kamm, Bürste, Spiegel, Haarfön
— Lagerungskissen zur Unterstützung von Nacken und Kniekehlen

▪ **Vorbereitung**
— Pflegebedürftigen informieren
— Warme Umgebung
— geeignete Positionierung (großes Kissen entfernen, Nacken abstützen), Bett flach stellen, ggf. Kissen unter die Kniekehlen legen
— Bettschutz einlegen
— Spezialwanne oder Waschschüssel und Eimer bereitstellen
— Handtuch um den Nacken des Pflegebedürftigen legen

- **Maßnahmen**

Haare kämmen:

━ Bei (immobilen) langhaarigen Patienten die Haare zur Seite kämmen und zu einem Zopf binden oder flechten (Wünsche des Patienten beachten)

❯ Bei Pflegebedürftigen, die überwiegend im Bett liegen, keine Haarspangen oder Nadeln benutzen (Dekubitusgefahr)

Beruhigende Haarwäsche:

Wassertemperatur 39°–42°C. Das Waschen erfolgt mit der Haarwuchsrichtung.

━ Haare anfeuchten, shampoonieren
━ Haare gründlich mit klarem Wasser spülen
━ Ggf. Vorgang wiederholen
━ Den Kopf nicht abtrocknen, Wasser durch Andrücken des Handtuchs aufnehmen
━ Danach Anlegen eines Handtuchturbans und ausruhen lassen

Belebende Haarwäsche:

Wassertemperatur ca. 27°C. Gegen die Haarwuchsrichtung waschen, anschließend kräftig rubbeln.

- **Nachbereitung**

━ Spezialwanne entfernen
━ Pflegebedürftigen wenn möglich aufsetzen
━ Zweites Handtuch um die Schultern legen
━ Feuchte Haare durchkämmen, fönen, frisieren
━ Pflegebedürftigen bequem positionieren
━ Kamm/Bürste von Haaren reinigen, Pflegehilfsmittel reinigen, versorgen

- **Dokumentation**

━ Haarpflege ist Bestandteil der großen Toilette
━ Abzeichnen in Leistungsnachweis
━ Besonderheiten (z. B. Zustand der Kopfhaut) im Pflegebericht

Hand-, Nagel- und Fußpflege

Martina Döbele, Ute Becker, Brigitte Glück

M. Döbele, U. Becker (Hrsg.), *Ambulante Pflege von A–Z*,
DOI 10.1007/978-3-662-49885-9_39,
© Springer-Verlag Berlin Heidelberg 2016

Die Nagelpflege dient einerseits dem Wohlbefinden des Patienten, andererseits sollte sie aus hygienischen Gründen regelmäßig und gründlich durchgeführt werden.

Hand- und Nagelpflege

- **Ziel**

Gepflegte Fingernägel tragen zu einem guten Aussehen bei und dienen der Vermeidung von Selbstverletzung durch Kratzen z. B. bei Unruhe oder Juckreiz.

- **Material**
– Sauberes Handtuch
– Mittelgroße Waschschüssel
– Handwarmes Wasser
– Zusätze
– Nagelset (Schere und Feile), Nagelbürste
– Pflegemittel individuell: Handcreme oder Lotion

- **Vorbereitung**

Vor dem Schneiden der Fingernägel empfiehlt es sich, ein Handbad durchzuführen (Waschbecken oder Waschschüssel).

> **Praxistipp**
>
> Durch Zugabe von Duschcreme oder Seife werden die Nägel nach nur 3–4 Minuten weich und lassen sich dann gut säubern und kürzen.

- **Maßnahmen**
- Handtuch unterlegen
- Nägel kurz halten, bis zur Fingerkuppe, falls der Pflegebedürftige einverstanden ist
- Mit der Nagelfeile arbeiten und Fingernägel glatt und rund feilen (nur in eine Richtung feilen)

- **Nachbereitung**
- Hände gut trocknen, vor allem auf die Fingerzwischenräume achten
- Abschließend mit Handsalbe (-creme) oder Lotion gut eincremen
- Dokumentation

Fuß- und Nagelpflege

Zur regelmäßigen Fuß- und Nagelpflege gehört 1- bis 2-mal pro Woche ein Fußbad, besonders bei Pflegebedürftigen, die Kompressionsstrümpfe tragen und zu übermäßiger Schweißbildung neigen. Ein Fußbad weicht die Hornhaut auf, die dann leicht entfernt werden kann und hat zudem eine durchblutungsfördernde Wirkung.

> **Bei Diabetes, Polyneuropathien und schweren Durchblutungsstörungen oder Antikoagulanzientherapie sollte die Fußpflege durch medizinische Fußpfleger/Podologen durchgeführt werden. Schon kleinste Verletzungen können hier zu schwer heilenden Wunden mit Infektionsrisiko führen.**

- **Ziel**
- Gepflegte Füße
- Prophylaxe von Infektionen und Fußpilz
- Reduzierung von Hornhaut

- **Material**
- Sauberes Handtuch
- Große Waschschüssel mit handwarmem Wasser
- Nagelset (Schere und Feile), Nagelbürste, Bimsstein
- Pflegemittel individuell: Fußcreme oder Lotion
- Einmalhandschuhe, Einmalschürze

- **Maßnahmen**
- Fußbad durchführen
- Einmalunterlage oder Handtuch unter die Füße legen
- Zehennägel immer gerade schneiden, nie rund, damit sie nicht einwachsen. Ecken mit Feile leicht abrunden
- Bei Bedarf aufgeweichte Hornhaut vorsichtig mit feuchtem Bimsstein abreiben, niemals abschneiden oder abreißen!
- Die Füße gut abtrocknen, besonderes auf die Zehenzwischenräume achten, Fußpilzgefahr!
- Die Zehenzwischenräume nicht eincremen (Feuchtklima)
- Die Füße ggf. mit Fußcreme eincremen

> **Praxistipp**
>
> Viele Menschen sind gerade an den Fußsohlen besonders empfindlich. Durch einen festen Griff »kitzelt« es weniger.

- **Nachbereitung**
- Unterlage wieder entfernen, die abgeschnittenen Nägel in den Mülleimer schütten
- Verwendete Schere nach Gebrauch desinfizieren
- Dokumentation

Hausarzt

Martina Döbele, Ute Becker

M. Döbele, U. Becker (Hrsg.), *Ambulante Pflege von A–Z*,
DOI 10.1007/978-3-662-49885-9_40,
© Springer-Verlag Berlin Heidelberg 2016

Oft ist der Pflegedienst die Schnittstelle zwischen Hausarzt und Patient. Durch den häufigen Kontakt können Pflegende den Zustand des Patienten und den Verlauf von Erkrankungen direkt beobachten. Andererseits sind die Pflegenden oft von der Mitarbeit des Arztes abhängig, wenn es um das Ausstellen von Verordnungen oder Rezepten geht. Teamwork und eine gute Kommunikation erspart Arbeit für beide Seiten und kommt letztlich dem Patienten zugute.

Wichtig ist es, die Zuständigkeiten für bestimmte Abläufe schon im Aufnahmegespräch mit den Angehörigen festzulegen:

- Wer richtet die Medikamente?
- Wer überprüft die Vorratshaltung von Medikamenten/Verbandsmaterial/Hilfsmitteln?
- Wer besorgt Rezepte?
- Wer bringt Rezepte in die Apotheke und holt Medikamente?
- Wie lange vor Quartalsende benötigt der Arzt Informationen über wahrscheinlich auszustellende Verordnungen?
- Wie wird in der Praxis die Kommunikation zwischen den Beteiligten ablaufen (Telefonate, Klebezettel, Nachrichtenbrett, Pinwand)?

▪ Aufgaben des Hausarztes

Der Hausarzt hat mehrere Funktionen in der Betreuung von Patienten:

- Direkte medizinische Hilfe in Notfallsituationen oder bei der Therapie einer Grunderkrankung
- Er verordnet Medikamente und stellt über Verordnungen die kontinuierliche Einnahme der Medikamente sicher
- Er entscheidet über und verordnet benötigte und sinnvolle Hilfs- und Heilmittel
- Er verordnet Behandlungspflege

Medizinische Hilfe

— **Sofortige Information des Hausarztes bzw. des ärztlichen Notfalldienstes:**
  – Sturz mit körperlichen Beeinträchtigungen (Fraktur/starke Blutung/Schmerzen)
  – Bedrohliche Blutungen, Verbrennungen, Verätzungen
  – Bewusstseinsstörungen
  – Atemnot
  – Plötzliche Geh- oder Sprachstörungen
  – Plötzlich aufgetretene Lippenzyanose
  – Blutdruckkrisen, extreme Blutzuckerwerte
  – Fieber $\geq 39°C$
  – Starke Schmerzen
  – Starke psychische Auffälligkeiten (Wahn, neu aufgetretene Halluzinationen etc.)
  – Einblutungen unter die Haut/verstärkte Neigung zu Hämatomen

— **Innerhalb eines Tages:**
  – Neu aufgetretene Ödeme
  – Fieber bis 39°C
  – Übel riechender oder verfärbter Urin ohne Fieber oder Schmerzen
  – Starker Husten

— **Nach 2–3 Tagen:**
  – Häufig erhöhte oder erniedrigte Blutdruckwerte
  – Häufig erhöhte oder erniedrigte Blutzuckerwerte
  – Husten
  – Psychische Auffälligkeiten wie depressive Verstimmung oder zunehmende Orientierungsstörung
  – Wiederholtes Nasenbluten
  – Verschlechterung oder auffällige Veränderung einer Wunde (Geruch, Farbe)
  – Zunehmende Gangunsicherheit

Ausstellen von Medikamentenrezepten (wenn Rezeptbesorgung Aufgabe des Pflegedienstes):

Rechtzeitig Listen mit den benötigten Medikamenten faxen oder bringen. Die Anfrage kann dann zügig und korrekt bearbeitet werden.

Oft arbeiten Arztpraxen mit Apotheken zusammen, die Rezepte in der Praxis abholen und das Medikament direkt beim Patienten abliefern.

Praxistipp

Wenn Patienten freitags nachmittags aus der Klinik entlassen werden (meist geänderte Medikation) und kein Hausarzt mehr erreichbar ist: Mit dem Entlassbrief der Klinik in der Apotheke Medikamente holen, Rezept am folgenden Werktag nachliefern. Vorzugsweise Generika in Packungsgröße N1 verwenden! Evtl. dieses Vorgehen vorher mit den Hausärzten abklären.

Ausstellen von Rezepten für Heil- und Hilfsmittel:

Werden wegen neu aufgetretener Beschwerden (z. B. Gangunsicherheit) neue Hilfsmittel (z. B. Gehstock oder Toilettenstuhl) notwendig, Hausarzt informieren.

Ausstellen von Verordnungen von Behandlungspflege

Erstverordnungen werden meist vom Arzt direkt ausgestellt, wenn eine pflegerische Behandlung medizinisch indiziert ist (Blutdruckmessen, Verbandwechsel, Insulingabe etc.).

Folgeverordnungen müssen in der Praxis bestellt werden. Da das Ausfüllen von Verordnungen sehr zeitaufwändig ist, mit den Praxismitarbeitern den optimalen Zeitpunkt der Anforderung klären, evtl. faxen (▶ Kap. Verordnungen).

- **Maßnahmen**

Am wichtigsten ist die Kommunikation mit der Arztpraxis:

- Der Arztpraxis rechtzeitig Listen mit den benötigten Formularen zukommen lassen.
- Bei Problempatienten (z. B. große Wundversorgung) evtl. den Pflegebesuch an den Hausbesuch des Arztes angleichen (mit Arzt absprechen). Oft können bei diesen Treffen auch Probleme oder Fragen von anderen gemeinsamen Patienten kurz abgeklärt werden.
- Bei weniger dringlichen Anfragen empfiehlt sich die Kommunikation über das entsprechende Formular der Pflegedokumentation oder über entsprechende Haftnotizen o. Ä.

- **Nachbereitung**

Kommunikation und Dokumentation von:

- angeforderten Rezepten
- eingetroffenen Medikamenten
- Telefonaten mit dem Hausarzt (Thema des Gesprächs)
- angeforderten Verordnungen
- Fragen für den nächsten Hausbesuch des Arztes

Hausnotruf

Martina Döbele, Ute Becker

M. Döbele, U. Becker (Hrsg.), *Ambulante Pflege von A–Z*,
DOI 10.1007/978-3-662-49885-9_41,
© Springer-Verlag Berlin Heidelberg 2016

Viele Anbieter bieten einen Hausnotrufdienst an. In Notfallsituationen kann durch Knopfdruck Kontakt zur Leitstelle des Hausnotruf-Anbieters hergestellt werden. Diese schickt einen Rettungsdienst, einen Notarzt oder informiert Angehörige oder andere Vertrauenspersonen für eine rasche Hilfestellung.

> **Praxistipp**
>
> Liegt eine Einstufung in eine Pflegestufe (Pflegestufen 0–3) vor, werden die monatlichen Kosten durch die Pflegekasse übernommen (► Kap. Hilfs- und Pflegehilfsmittel)

- **Indikation**
  - Bei Menschen mit erhöhter Sturzgefahr (Gleichgewichts- oder Bewusstseinsstörungen)
  - Bei alleinstehenden Pflegebedürftigen
  - Bei Behinderungen verschiedenster Art

- **Ziel**
  - Selbständigkeit des Pflegebedürftigen erhalten durch Leben im häuslichen Umfeld
  - Sicherheit durch schnelle Hilfe im Notfall, Reduktion von Angst
  - Folgen von Stürzen können verringert werden
  - Angehörige sind entlastet

- **Material**
  - Telefonanschluss, 1 Steckdose, Basisgerät (verfügt über Freisprecheinrichtung und ermöglicht im Notfall Kommunikation mit der Zentrale)

- Mobiler Notrufsender mit großem Alarmknopf, entweder zu tragen als Armband oder als Kette um den Hals. Er ist i.d.R. stoßunempfindlich, wasserdicht und einfach zu bedienen

- **Vorbereitung**
- Zwischen Pflegebedürftigem und Anbieter wird ein individueller Vertrag abgeschlossen
- Der Anschluss des Hausnotrufgerätes und dessen Einweisung erfolgt durch den Anbieter

- **Maßnahmen**
- Wird die Taste des Notrufsenders gedrückt, entsteht sofort eine Verbindung mit der Zentrale des Anbieters
- Über die Freisprecheinrichtung des Basisgerätes erfragt die Zentrale die Ursache des Alarms
- Nun kann ganz gezielt individuelle Hilfe in die Wege geleitet werden
- Wird die Taste aus Versehen gedrückt, kann dies über die Sprechanlage geklärt werden

> **Wichtig ist, dass der Notrufsender des Hausnotrufs immer (auch nachts!) am Körper getragen wird.**

In der Regel hat der Anbieter mit einem zur Verfügung gestellten Schlüssel im Notfall jederzeit Zutritt zur Wohnung.

Praxistipp

Für mobile Personen kann ein Mobilnotruf in Form eines Handys (auch Ortung möglich) interessant sein.

Hautpflege

Martina Döbele, Ute Becker

M. Döbele, U. Becker (Hrsg.), *Ambulante Pflege von A–Z*,
DOI 10.1007/978-3-662-49885-9_42,
© Springer-Verlag Berlin Heidelberg 2016

Die ideale Hautpflege eines Pflegebedürftigen sollte seinem individuellen Hauttyp, seinem Lebensalter und dem aktuellen Hautzustand angepasst sein. Schadstoffe, trockene Luft und UV-Strahlen können die Haut schädigen.

Bei älteren Menschen produziert die Haut nicht mehr genügend schützende körpereigene Fette. Dadurch wird die Haut trocken, rissig und spröde. Hier kann es zu kaum sichtbaren Verletzungen kommen, die Ausgangspunkt für Infektionen sind.

Zu Beginn jeder hautpflegerischen Maßnahme muss deshalb die gründliche Beobachtung der Haut stehen. Mit einer gewissenhaften Hautpflege werden Hautirritationen und -schäden schon im Vorfeld vermieden.

- **Material**

Die Auswahl der geeigneten Hautpflegemittel bezieht sich auf den individuellen Hautzustand. Die meisten Pflegebedürftigen wissen, welche Präparate für ihre Haut geeignet sind. Diese Produkte sollen bevorzugt werden. Andernfalls sollten pH-neutrale Produkte verwendet werden.

- **Vorbereitung**

Vor der Hautpflege sollte eine gute Körperpflege durchgeführt werden. Folgende Grundsätze sind dabei zu beachten:

- Klares, handwarmes Wasser reicht in der Regel zur Körperpflege aus. Durch den Kontakt mit Wasser (je wärmer desto stärker) wird der Haut Feuchtigkeit entzogen. Durch häufiges Waschen wird der Säureschutzmantel des Körpers zerstört.
- Nur bei grober Verschmutzung wenig Waschlotion verwenden. Dabei gilt es Produkte zu verwenden, die der Pflegebedürftige bislang gut vertragen hat.
- Die Waschlotion immer vollständig mit klarem Wasser vom Körper entfernen.

▬ Die Haut immer gut abtrocknen. Unzureichendes Abtrocknen führt zur Feuchtigkeitsansammlung in Hautfalten und pilzgefährdeten Regionen (▶ Kap. Intertrigoprophylaxe).

▪ Maßnahmen

Nach vorangegangener Körperpflege wird die Hautpflege am ganzen Körper durchgeführt.

Gesichtspflege:

▬ Bei trockener Gesichtshaut kein Gesichtswasser mit Alkohol verwenden (trocknet noch mehr aus). Nach der Reinigung genug Fett und Feuchtigkeit zuführen

▬ Bei fetter Gesichtshaut adstringierendes Gesichtswasser verwenden. Danach eine leichte Feuchtigkeitscreme auftragen

▬ Bei Unreinheiten kann verdünntes Teebaumöl verwendet werden (Abtupfen mit Watte o. Ä.)

▬ Trockene Lippen sollten mit einem Pflegestift auf Naturölbasis (z. B. Mandel- oder Jojobaöl) oder einem Klecks Honig behandelt werden

Körperpflege:

▬ Die trockene Haut braucht eine Pflege, die das Feuchthaltevermögen der Haut erhält und sie vor dem Austrocknen schützt. Hier empfiehlt sich die Verwendung von so genannter Wasser-in-Öl-Emulsion

▬ Bei einer fettigen Haut liegt eine Talgüberproduktion vor. Bei der Pflege sollte darauf geachtet werden, dass der Haut sehr viel Feuchtigkeit, jedoch kein Fett zugeführt wird. Gut geeignet sind leichte Hydrogele oder ein ölfreies Fluid speziell für die fettige Haut (Öl-in-Wasser-Emulsion)

▬ Deos und Antitranspiranzien nur auf frisch gewaschener, gründlich abgetrockneter Haut benutzen

❯ **Auf begrenzte Haltbarkeit von Cremes achten. Angebrochene Cremes sollten immer gut verschlossen und möglichst innerhalb von 3 Monaten aufgebraucht werden, besonders wenn sie bei Zimmertemperatur aufbewahrt werden. Je wärmer, desto schneller können enthaltene Öle ranzig werden oder sich im Tiegel Bakterien bilden.**

Hautpflege im Intimbereich:

Die Haut im Intimbereich sollte bei Inkontinenz nach der Reinigung immer eingecremt werden, um sie vor Austrocknung und gegen den hautschädigenden Urin zu schützen.

Meist reicht es aus, wenn die Haut mit einer Wasser-in-Öl-Emulsion gepflegt wird. Vor dem Eincremen muss die Haut gut abgetrocknet werden, damit die Creme einziehen kann. Zinkoxidpräparate halten Urin und Stuhl gut ab, haben jedoch den Nachteil, dass sie sich schwer abwaschen lassen.

- Puder ist für die normale Hautpflege wegen seiner austrocknenden Wirkung und Neigung zum Verkrümeln ungeeignet.
- Bei der Anwendung neuer Produkte auf allergische Reaktionen achten (Rötung oder Juckreiz). Ggf. das Produkt wechseln bzw. den Arzt informieren.
- Fettsalben und Salben mit hohen Fettanteilen eignen sich nicht als Hautschutz (z. B. durch aggressive Flüssigkeiten wie Stuhlgang, Urin, Sekrete), da sie die Hautporen verstopfen und die Hautatmung sowie einen natürlichen Temperaturaustausch verhindern.

Hautpflege von innen:

- Auf reichlich Flüssigkeitszufuhr achten, bei geringer Flüssigkeitszufuhr wirkt der Urin aggressiver und hautschädigender
- Für ausgewogene Ernährung mit viel Vitaminen (vor allem B und E) und Mineralstoffen sorgen.

Hilfs- und Pflegehilfsmittel

Martina Döbele, Ute Becker

M. Döbele, U. Becker (Hrsg.), *Ambulante Pflege von A–Z*,
DOI 10.1007/978-3-662-49885-9_43,
© Springer-Verlag Berlin Heidelberg 2016

Viele Einschränkungen bei Pflegebedürftigen lassen sich durch Hilfsmittel, die das Leben vereinfachen, beseitigen. Im Rahmen der häuslichen Pflege haben Pflegebedürftige einen Anspruch auf Hilfs- und Pflegehilfsmittel.

Hilfsmittel

Versicherte haben Anspruch auf Versorgung mit Seh- und Hörhilfen, Körperersatzstücken, orthopädischen und anderen Hilfsmitteln, um den Erfolg einer Krankenbehandlung zu sichern oder eine Behinderung auszugleichen.

Hilfsmittelgruppen:
- Medizintechnische Hilfsmittel (z. B. Inhalationsapparat)
- Kommunikationshilfen (Seh-, Hör-, Sprechhilfen)
- Orthopädische Hilfsmittel (z. B. Prothese, Korsett)
- Hilfsmittel im Bereich Pflege (z. B. Dekubitusmatratze, Duschhocker)
- Mobilitätshilfen (z. B. Rollator, Lifter, Rampe)

- **Vorbereitung**

Es gibt eine große Zahl von Hilfsmitteln, die an die besonderen Bedürfnisse des Einzelnen und die vorhandenen räumlichen Gegebenheiten angepasst werden müssen. Daher ist es sinnvoll, mit einem Sanitätshaus zu kooperieren.

- **Maßnahmen**

- Für das Hilfsmittel muss eine ärztliche Verordnung vorliegen
- Mit der Verordnung wird das Hilfsmittel bei der zuständigen Krankenkasse beantragt
- Das Sanitätshaus liefert nach Genehmigung durch die Krankenkasse das Hilfsmittel zum Pflegebedürftigen nach Hause

— Die Einweisung in das Hilfsmittel wird durch die Mitarbeiter des Sanitätshauses durchgeführt und ggf. durch Pflegefachkräfte wiederholt

Pflegehilfsmittel

Pflegebedürftige haben Anspruch auf Versorgung mit Pflegehilfsmitteln. Die Pflegeversicherung tritt jedoch nur dann ein, wenn:
— Pflegebedürftigkeit festgestellt wurde (Pflegestufe vorhanden)
— keine Leistungsverpflichtung der Krankenkasse besteht, d. h. soweit die Hilfsmittel nicht durch die Krankenversicherung oder einen anderen zuständigen Leistungsträger zu Verfügung gestellt werden müssen

Pflegehilfsmittel können zum Verbrauch bestimmte Mittel oder technische Produkte sein. Im Hilfsmittelverzeichnis werden folgende Produktgruppen unterschieden (siehe auch http://www.rehadat.de):
— Zur Erleichterung der Pflege
— Zur Körperpflege/Hygiene
— Zur selbständigen Lebensführung/Mobilität
— Zur Linderung von Beschwerden
— Zum Verbrauch bestimmter Produkte

- **Ziel**
Die Pflegehilfsmittel sollen
— die pflegerische Tätigkeiten erleichtern
— zur Linderung der Beschwerden des Pflegebedürftigen beitragen
— dem Betroffenen eine selbständigere Lebensführung ermöglichen

- **Vorbereitung**
Für Pflegehilfsmittel in der ambulanten Versorgung genügt meist ein kurzer, formloser Antrag bei der Pflegekasse oder auch ein Rezept vom Arzt mit:
— Name und Geburtsdatum des Pflegebedürftigen
— Name des beantragten Pflegehilfsmittels

- **Maßnahmen**
Sind die Pflegehilfsmittel geliefert bzw. vorhanden, sollten sie sachgerecht eingesetzt werden. Folgende Aspekte müssen beim Einsatz berücksichtigt werden:
— Die Pflegekraft muss überprüfen, welches das richtige Hilfsmittel für die Pflegetätigkeit/den beabsichtigten Bewegungsablauf ist.

◘ Arten von Pflegehilfsmitteln

Zur Erleichterung der Pflege

Pflegebetten	- Pflegebetten, manuell oder elektrisch verstellbar - Kinder-/Kleinwüchsigenbetten
Pflegebettzubehör	- Bettverlängerungen/-verkürzungen - Bettgalgen - Aufrichthilfen, z. B. in Form einer Strickleiter - Seitengitter, Fixierbandagen
Bettzurichtungen zur Pflegeerleichterung	- Einlegerahmen - Rückenstützen, manuell oder elektrisch verstellbar
Spezielle Pflege-betttische	- Pflegebetttische - Bettnachtschränke mit verstellbarer Tischplatte
Pflegeliegestühle	- Mehrfunktionsliegestühle, manuell verstellbar

Zur Körperpflege/Hygiene

Produkte zur Hygiene im Bett	- Bettpfannen - Urinschiffchen, -flaschen und -halter - Saugende Bettschutzeinlagen, wiederverwendbar, verschiedene Größen
Waschsysteme	- Kopf-, Ganzkörperwaschsysteme - Duschwagen - Hygienesitze

Zur selbstständigeren Lebensführung/Mobilität

Notrufsysteme	- Hausnotrufsysteme, angeschlossen an Zentrale

Zur Linderung von Beschwerden

Lagerungsrollen	- Lagerungsrollen, -halbrollen

Zum Verbrauch bestimmte Pflegehilfsmittel

Saugende Bett-schutzeinlagen	- Saugende Bettschutzeinlagen, Einmalgebrauch
Schutzbekleidung	- Fingerlinge, Einmalhandschuhe - Mundschutz, Schutzschürzen
Sonstige zum Ver-brauch bestimmte Pflegehilfsmittel	- Hände- und Flächendesinfektionsmittel

- Die Pflegekraft muss in der Handhabung des Hilfsmittels geübt sein.
- Sie muss den Zweck des Einsatzes erklären.
- Der Pflegebedürftige und seine Angehörigen müssen angeleitet werden und genügend Zeit haben, das Hilfsmittel kennen zu lernen.

Praxistipp

- Wird der Antrag abgelehnt, kann Widerspruch eingelegt werden.
- Bei fehlender Kostenübernahme können technische Pflegehilfsmittel gegen Gebühr bei einem Sanitätshaus geliehen werden.

Pflegehilfsmittel, die zum Verbrauch bestimmt sind, werden bis zu einem Höchstbetrag von 40 Euro pro Monat erstattet.

Hygiene

Martina Döbele, Ute Becker

M. Döbele, U. Becker (Hrsg.), *Ambulante Pflege von A–Z*,
DOI 10.1007/978-3-662-49885-9_44,
© Springer-Verlag Berlin Heidelberg 2016

Oberstes Ziel aller Hygienemaßnahmen ist die Vermeidung von Infektion der Pflegeperson und weiterer Personen (Kollegen, andere Patienten) (▶ Kap. Infektionsgefahr, ▶ Kap. MRSA).

Da Anzeichen möglicher infektiöser Erkrankungen der Pflegebedürftigen nicht immer gleich erkennbar sind, ist der Einsatz von desinfizierenden Maßnahmen (Hände, Gegenstände, Flächen) und das Tragen von Handschuhen notwendig bei:

- Umgang mit Wunden, Sekreten, Blut, Sputum, Urin, Stuhlgang (von Pflegeperson und Patient)
- Umgang mit Stomata, Kathetern, Sonden
- Umgang mit gefährlichen Substanzen (Chemotherapeutika)
- Nach Toilettengang (von Pflegeperson/Patient)
- Bei infektionsgefährdeten Patienten (z. B. Leukämie)
- Vor und nach Umgang mit Essen

> **Besondere Hygienestandards (PEG, Portversorgung) siehe jeweiliges Kapitel.**

- **Vorbereitung**
- Verlegungsberichte aus Kliniken, Arztberichte, Aufnahmebogen lesen, um sich vorab über vorliegende infektiöse Erkrankungen zu informieren
- Benötigte Hygienematerialien in der Pflegetasche mitführen, regelmäßig ersetzen
- Hygieneplan, Reinigungs- und Desinfektionsplan gut sichtbar in der Einrichtung anbringen

Hygienische Händedesinfektion

Die Händedesinfektion ist die sicherste Methode zur Reduktion von Keimen. Sie ist der Händereinigung vorzuziehen. Für eine korrekte Händehygiene sind folgende Aspekte notwendig:

- Kurze Fingernägel, kein Nagellack, keine künstlichen Fingernägel (Besiedelungsgefahr)
- Kein Schmuck, keine Ringe
- Hände nach dem Waschen und vor der Desinfektion trocknen

Bei einigen Tätigkeiten (z. B. Verbandswechsel, PEG) ist die Häufigkeit der Händedesinfektion standardisiert.

Händedesinfektion immer bei Beendigung des Einsatzes!

- **Material**
- Alkoholische Einreibepräparate zur hygienischen Händedesinfektion

- **Maßnahmen**

Zunächst 3 ml Konzentrat aus dem Spender entnehmen und für mindestens 30 sec in die **trockenen Hände** einreiben. Jede Bewegung wird 5-mal durchgeführt. Ziel ist es, dass keine Stelle der Hand ausgelassen wird.

Desinfektionsmittel nur auf trockene Hände geben! Sichtbare Verschmutzung der Hände ist durch eine Handwaschung zu entfernen (Haut sorgfältig abtrocknen!).

Ablauf:

- Handfläche auf Handfläche mit verschränkten, gespreizten Fingern
- Außenseite der Finger auf gegenüberliegenden Handflächen mit verschränkten Fingern
- Rechte Handfläche über linkem Handrücken und linke Handfläche über rechtem Handrücken
- Kreisendes Reiben hin und her mit geschlossenen Fingerkuppen der rechten Hand in der linken Handfläche und umgekehrt
- Kreisendes Reiben des rechten Daumens in der geschlossenen linken Handfläche und umgekehrt

Ist zusätzlich zur hygienischen Händedesinfektion eine Reinigung nötig, so soll diese erst nach der Desinfektion durchgeführt werden. Ausnahme: stark verschmutzte Hände. Diese vorsichtig abspülen (Umgebungskontamination vermeiden) oder mit desinfektionsmittelgetränktem Tuch abwischen, danach desinfizieren.

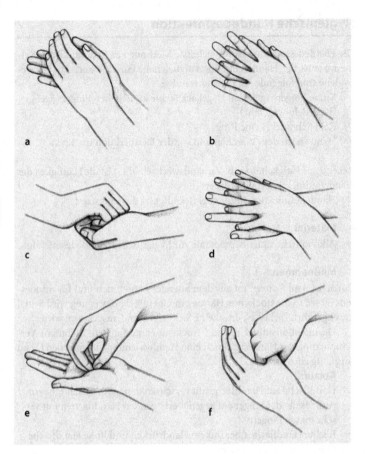

◘ Hygienische Händedesinfektion. (Aus Döbele et al. 2006)

Handreinigung

Auch sehr kleine Wunden der Haut ermöglichen eine Invasion möglicher Krankheitserreger.

▪ Maßnahmen

Die Hände werden bei sichtbarer Verschmutzung mit organischem Material wie Blut, Urin, Stuhl mit hautschonender Waschlotion gewaschen.

- Hände und Unterarme mit flüssiger Seife und Wasser waschen, gut abspülen
- Mit einem Tuch/Papiertuch gut trocknen
- Wasserhahn mit dem gebrauchten Papiertuch zudrehen, um eine erneute Verunreinigung der Hände zu verhindern

Handpflege

Die Hautoberfläche kann bereits durch häufigen Einsatz von Seife und Wasser geschädigt werden. Hautirritationen an den Händen entstehen häufig durch ungenügende Handpflege oder zu häufiges Händewaschen.

- **Maßnahmen**
- Hautschutzcreme gleichmäßig 2- bis 3-mal/Tag auftragen
- Fingerzwischenräume, Fingerkuppen, Fingernägel und Handgelenke ebenfalls eincremen

Allgemeine Hygiene

- **Material**
- Einwegschürze oder Schutzkleidung
- Einmalhandschuhe
- Mundschutz
- Hautdesinfektionsmittel
- Desinfektionstücher (z. B. Meliseptoltücher) oder Desinfektionsspray

Einwegschürzen und Schutzkleidung:
Einwegschürzen/Schutzkleidung bieten Schutz vor Spritzern (Ausscheidungen) und sollen getragen werden bei möglicher Kontamination der Dienst- bzw. Arbeitskleidung.

Einmalhandschuhe:
- Reduzieren Infektionsrisiko, schützen nicht vor Stichverletzungen
- Nach Ablegen der Handschuhe ist grundsätzlich eine hygienische Händedesinfektion durchzuführen

Schutzbrille:
Schützt vor Spritzern in die Augen (Schleimhäute) und sollte über der normalen Brille getragen werden sowie desinfizierbar sein. Sie wird getragen:
- Zum Schutz vor Spritzern
- Bei infektiösen Personen
- Beim Umgang mit chemischen Substanzen (z. B. Zytostatika)

Hautdesinfektion:
- Vor allen Injektionen
- Wundversorgung/Verbandswechsel gemäß entsprechender Standards

Kanülen:
- Kanülen in spezielle Spritzenbox entsorgen, ▶ Kap. Infektionsgefahr
- Kanülen nicht in die Schutzhülle zurückstecken (Recapping)!
- Vor dem Abwurf keine Trennung vom Spritzenkörper

Mundschutz:
Zur Verhütung von Tröpfcheninfektion (eigene/Patienten)

Waschschüsseln:
- Für die Waschschüsseln und Nierenschalen des Pflegebedürftigen einen speziellen Lappen verwenden, mit Spülmittel oder Scheuermilch reinigen
- Bei Infektionen und Pilzerkrankungen desinfizieren (Sagrotan o. Ä.)

- **Nachbereitung**
- Benötigte Materialien rechtzeitig bestellen bzw. zum Pflegebedürftigen mitnehmen oder von Angehörigen besorgen lassen
- Benutzte Materialien zeitnah im Abwurf entsorgen

Hygienische Aufbereitung und Lagerung von Instrumenten und Geräten:
- Die manuelle Instrumenten- und Gerätedesinfektion ist mit einem Instrumentendesinfektionsmittel der aktuellen Liste der Deutschen Gesellschaft für Hygiene und Mikrobiologie (DGHM) durchzuführen.
- Hierbei sind die Konzentration und die Einwirkzeit entsprechend dem Erregerspektrum genau zu beachten. Ggf. muss das Material anschließend von sachkundigem Personal sterilisiert werden.
- Alle Instrumente müssen nach der Reinigung und Desinfektion trocken und staubgeschützt in geschlossenen Schränken oder Schubladen gelagert werden.

Persönliche Hygiene

- **Haarhygiene**
- Haare sollen gepflegt und sauber sein
- Lange Haare werden nicht offen getragen

- **Kleidung/Dienstkleidung/Arbeitskleidung**

Gebrauchte Wäsche von Mitarbeitern kann mikrobiell verunreinigt sein und dadurch zur Verbreitung von Erregern beitragen.

- Die Unterarme müssen bis zu den Ellenbogen für die Pflegeverrichtungen frei sein
- Die Kleidung darf keine Behinderung bei der Pflegearbeit darstellen und muss angemessen sein
- Bequemes und sicheres Schuhwerk (Unfallschutz)
- Die Kleidung wird bei optischer Verschmutzung gewechselt, ansonsten einmal täglich
- Die Kleidung muss bei mindestens 60°C zu waschen sein
- Die Kleidung ist durch Schutzschürzen zu schützen (siehe oben)

Hygiene im Haushalt der Pflegebedürftigen

Reinigung und Desinfektion

Im Privathaushalt ist eine Feuchtreinigung im Umfeld des Pflegebedürftigen in der Regel ausreichend. In besonderen Situationen (z. B. nach sichtbarer Kontamination mit Blut oder anderen Körpersekreten) ist eine Desinfektion erforderlich. Eine Flächendesinfektion ist als Wischdesinfektion durchzuführen.

- **Maßnahmen**
- Eine gründliche und regelmäßige Reinigung der Hände der Mitarbeiter und häufig benutzter Flächen und Gegenstände ist eine wesentliche Voraussetzung für einen guten Hygienestatus.
- Der Einsatz von Desinfektionsmitteln erfolgt angemessen unter Berücksichtigung einer tatsächlichen bzw. potenziell gegebenen Infektionsgefährdung (z. B. Flächen-, Haut-, Instrumentendesinfektion); bei ausgewählten Handlungsabläufen muss eine Desinfektion zwingend erfolgen (z. B. bei invasiven Maßnahmen).
- Gezielte Desinfektion ist erforderlich, wo Krankheitserreger auftreten und Kontaktmöglichkeiten bestehen (z. B. Verunreinigungen mit Erbrochenem, Blut, Stuhl, Urin).

- Bei Desinfektion von Geräten und Hilfsmitteln wird in der Regel die Scheuerwischdesinfektion (z. B. mit Bacillol) angewendet.
- Desinfektionsspray wird nur in speziellen Fällen angewandt, wo mit der Scheuerwischdesinfektion nicht alle Stellen erreicht werden können.
- Effektive Desinfektion wird nur erreicht, wenn für die beabsichtigte Desinfektionsaufgabe das geeignete Mittel in der vorgeschriebenen Konzentration und Einwirkzeit verwendet wird.
- Materialien und Geräte, die nicht vor Ort beim Kunden sondern im Pflegedienst desinfiziert werden, nicht offen transportieren. Der Transport erfolgt in einem Plastiksack verpackt, um eine Keim-Verschleppung zu verhindern. Der Plastiksack wird in den Hausmüll gegeben.
- Bei den Desinfektionsmaßnahmen ist Schutzkleidung zu tragen.

Allgemeine Wohn- und Sanitärhygiene

Voraussetzung zur Infektionsprävention im Privathaushalt ist die Einhaltung allgemeiner Hygieneregeln durch alle im Haushalt lebenden Personen. Pflegepersonal kann hier beraten:

- **Maßnahmen zur allgemeinen Wohnhygiene**

Gründliches Reinigen (Wasser + Haushaltsreiniger) von Flächen und Gegenständen, die am wahrscheinlichsten für eine Verbreitung von Infektionserregern sind:
- Feuchtbereiche, z. B. Toilettenbecken, Waschbecken, Waschschüsseln
- Häufig frequentierte Kontaktflächen, z. B. Toilettensitze, Griffe und Haltegriffe, Bettgitter, Türklinken, Fernbedienungen, Telefon, Brille usw.
- Lebensmittelkontaktflächen
- Utensilien zur Nassreinigung, z. B. Wasch- und Abwaschlappen, Wischlappen, Mopps häufig wechseln und so heiß wie möglich in der Maschine waschen

Ein Einsatz von Desinfektionsmitteln ist nur in Ausnahmesituationen (bei Infektionsrisiko bzw. bestehenden Infektionserkrankungen) und nicht routinemäßig notwendig!

- **Maßnahmen zur Lebensmittelhygiene**

Korrekter Umgang mit Lebensmitteln, insbesondere Risikolebensmitteln (Fleisch, Fisch, Geflügel, Eier) bei der Vor-, Zubereitung und Lagerung:
- Händehygiene vor und nach Umgang mit Lebensmitteln
- Gründliches Reinigen aller Kontaktflächen

- Regelmäßiger Wechsel von Spüllappen und Geschirrtüchern
- Ausreichendes Erhitzen von Speisen
- Vermeidung von längeren Standzeiten bei warmen Speisen
- Tee sollte mindestens zweimal täglich zubereitet werden (keine längeren Standzeiten)
- Kühllagerung verderblicher Lebensmittel
- Regelmäßige Reinigung von Kühlschrank- und Schrankinnenflächen
- Sauberkeit der zur Herstellung von Speisen verwendeten Utensilien, Geschirr- und Besteckteile

- **Maßnahmen zur persönlichen Hygiene der Mitbewohner im Haushalt**
- Händehygiene:
  - vor Einnahme bzw. Verabreichung von Speisen und Medikamenten
  - vor dem Einsetzen von Kontaktlinsen und Zahnprothesen
  - nach Toilettenbenutzung
  - nach Kontakt mit Sekreten (Nasensekret, Speichel) und Ausscheidungen (Erbrochenes, Stuhl, Urin)
  - nach Kontakt mit potenziell kontaminierten Reservoiren (z. B. Abflüsse)
  - nach Kontakt mit Haustieren
  - nach sichtbarer Verschmutzung der Hände
- Kein gemeinsames Benutzen von Gegenständen, die mit Blut in Berührung gekommen sind (Rasierer, Zahnbürsten, Nagelschere usw.)

- **Maßnahmen zu Wäschehygiene und Bekleidung**

Im Privathaushalt muss den Bedürfnissen der zu Pflegenden nach Selbstbestimmung Rechnung getragen werden. Unabhängig davon soll zu Einhaltung von Hygienemaßnahmen beraten werden.

- Wäschewechsel in Abhängigkeit vom Verschmutzungsgrad und Pflegebedürftigkeit des zu Pflegenden:
  - Bettwäsche bei sichtbarer Verschmutzung sofort, sonst alle 2 Wochen, bei Bettlägerigen wöchentlich
  - Handtücher 2-mal wöchentlich
  - Waschlappen täglich, nach Möglichkeit Einmalgebrauch
  - Unterwäsche täglich
- Wäschebehandlung:
  - Leibwäsche, Bettwäsche, Handtücher, Waschlappen, Putz- und Spültücher bei 60°C mit bleichmittelhaltigem **Vollwaschmittel** im Vollwaschgang waschen

■   **Maßnahmen zur Abfallentsorgung**

Abfall, der bei der ambulanten Pflege entsteht, kann im Hausmüll entsorgt werden. Wundverbände u. Ä. in Beuteln sammeln und dann verschlossen im Hausmüllbeutel in der Wohnung entsorgen (doppelt verpackt).

Spitze Gegenstände, wie z. B. Kanülen, in speziellen Abwurfbehältern sammeln, die dann verschlossen im Hausmüllbeutel entsorgt werden.

Literatur

Döbele M, Becker U, Glück M (2006) Beifahrersitzbuch – Ambulante Pflege. Springer, Berlin Heidelberg

Hyperglykämie

Martina Döbele, Ute Becker

M. Döbele, U. Becker (Hrsg.), *Ambulante Pflege von A–Z*,
DOI 10.1007/978-3-662-49885-9_45,
© Springer-Verlag Berlin Heidelberg 2016

Durch zu hohe Blutzuckerwerte kann ein lebensbedrohliches diabetisches Koma entstehen.

Hyperglykämie

Hyperglykämie im engeren Sinne liegt vor bei Blutzuckerwerten nüchtern >120 mg/dl oder postprandial >180 mg/dl. Gefährlich wird eine Hyperglykämie bei Blutzuckerwerten >280 mg/dl.

- **Symptome**

> Die Symptome entwickeln sich meist über Stunden bis Tage und bis hin zur Bewusstlosigkeit.

- Starker Harndrang (durch Ausscheidung des überschüssigen Zuckers)
- Zunehmendes Durstgefühl
- Bauchschmerzen, Brechreiz und Erbrechen
- Trockene, oft auch gerötete Haut und Schleimhäute
- Müdigkeit, Schwäche
- Muskelkrämpfe
- Evtl. Azetongeruch des Atems (erinnert an faule Äpfel oder Nagellack)
- Bewusstseinseintrübung bis hin zur Bewusstlosigkeit

- **Ursachen**
- Erstmanifestation eines Diabetes Typ 1
- Infektionen, Erkrankungen bei Diabetikern
- Vermehrte Kohlenhydratzufuhr durch falsche Einschätzung der BE
- Verringerung der Insulinzufuhr (Vergessen der Insulininjektion oder defekter Pen)

- Vergessene Tabletteneinnahme
- Extremer Stress
- Änderung der Bewegungsgewohnheiten

- **Maßnahmen**
- Bei Verdacht auf Hyperglykämie Blutzucker (BZ) bestimmen.
- Bei einmalig erhöhtem BZ-Wert unter 280 mg/dl bei bekanntem Diabetes viel trinken, Bewegung, BZ-Kontrolle. Bei Wiederholung Hausarzt verständigen (evtl. Anpassung Medikation/Insulindosis)
- Bei Werten über 280 mg/dl Hausarzt verständigen.

> **Bei Bewusstlosigkeit Notarzt verständigen, Patienten in stabile Seitenlage bringen (▶ Kap. Bewusstseinsstörung).**

Erhöhte Aufmerksamkeit bei:
- Infekten (Anpassung der Insulin- oder Tablettendosis nach ärztlicher Anordnung)
- neuen Medikamenten, die diabetogen wirken können (Kortikoide)
- plötzlicher Immobilität (regelmäßige BZ-Messungen)
- Stress (regelmäßige BZ-Messungen)

Hypertensive Entgleisung

Martina Döbele, Ute Becker

M. Döbele, U. Becker (Hrsg.), *Ambulante Pflege von A–Z*,
DOI 10.1007/978-3-662-49885-9_46,
© Springer-Verlag Berlin Heidelberg 2016

Jeder Patient (meist mit vorbestehendem arteriellem Hypertonus) kann eine hypertensive Entgleisung erleiden. Die nicht lebensbedrohliche hypertensive Entgleisung kann in einen hypertensiven Notfall übergehen (mit Organschäden wie Schlaganfall, Gehirnblutung oder Herzinfarkt). Ziel ist, den Blutdruck langsam und sanft zu senken und negative Folgen wie Organschäden zu vermeiden.

Der häufigste Grund für krisenhafte Blutdrucksteigerungen sind nicht eingenommene Blutdruckmedikamente.

Hypertensive Entgleisung

Unter einer hypertensiven Entgleisung versteht man eine plötzliche, krisenhafte Steigerung des Blutdrucks (>180/120 mmHg) ohne Symptome eines akuten Organschadens.

- **Symptome**
- Blutdruck **an beiden Armen** erhöht auf ≥120 mmHg diastolisch, systolischer Wert meist über 180 mmHg
- Kopfschmerz (Gefühl von »Druck« oder »Pulsieren« im Kopf)
- Schwindel, Übelkeit, Erbrechen
- Nasenbluten

> Bei den folgenden Symptomen handelt es sich um einen hypertensiven Notfall – Notarzt verständigen:
> - Sehstörungen (Flimmern vor den Augen), Sprechstörungen
> - Verwirrtheit, Bewusstseinsstörungen bis hin zum Koma
> - Atemnot, Angina pectoris, Herzrhythmusstörungen

❯ **Bei hypertensiver Entgleisung in der Schwangerschaft sofort notfallmäßige Einweisung!**

- **Maßnahmen**
- Positionierung: Oberkörper erhöht
- Patienten beruhigen
- Hausarzt verständigen
- Wenn möglich, Wiederholung der Messung nach 30 Minuten

❯ **Eine Indikation zur vorsichtigen Blutdrucksenkung besteht, wenn keine neurologischen oder kardialen Symptome vorliegen, nur bei wiederholten Blutdruckwerten >180/120 mmHg**

- Wenn als Bedarfsmedikation eingetragen (nur einmalig, weitere Schritte mit Hausarzt absprechen) 2 Hub Nitrospray in den Mund verabreichen oder 1 Phiole Nitrendipin 5 mg unter die Zunge tropfen

❯ **Ziel ist die langsame, schonende Blutdrucksenkung. Bei zu schneller Blutdrucksenkung können Organschäden auftreten.**

- **Nachbereitung**
- Dokumentation der Blutdruckwerte, des Befindens und ggf. der Bedarfsmedikation

- **Prävention**
- Wenn Verdacht der fehlenden oder falschen Einnahme von Medikamenten besteht, richtige Einnahme sicherstellen (Medikamente richten lassen bzw. Verordnung beim Hausarzt beantragen; Einnahme überwachen)
- Ggf. Bedarfsmedikation von Hausarzt eintragen lassen
- Bei Aufregung des Patienten versuchen, zu beruhigen, ggf. Angehörige mit einbeziehen
- Bei wiederholten leichteren Blutdruckentgleisungen Hausarzt verständigen

Hypoglykämie

Martina Döbele, Ute Becker

M. Döbele, U. Becker (Hrsg.), *Ambulante Pflege von A–Z*,
DOI 10.1007/978-3-662-49885-9_47,
© Springer-Verlag Berlin Heidelberg 2016

Durch ein relatives Überangebot an Insulin oder fehlender Nahrungszufuhr kommt es zu einem Abfall des Glukosespiegels im Blut. Die hormonelle Gegenregulation im Körper und der Glukosemangel im Gehirn führen zur Ausbildung von neurologischen Symptomen.

- **Symptome**

Leichte Hypoglykämie:
- Heißhunger, Schwäche
- Zittern, Kaltschweißigkeit, Blässe
- Tachykardie, evtl. auch Blutdruckanstieg
- Aggressivität, Verhaltensauffälligkeiten

Mittlere Hypoglykämie:
- Verlangsamung, Unruhe, Verwirrtheit
- Kopfschmerzen

Schwere Hypoglykämie:

❯ Die schwere Hypoglykämie (BZ ≤40–50 mg/dl) ist ein behandlungsbedürftiger Notfall. Sie kann unbehandelt zu Koma oder Tod führen.

- Krämpfe
- Seh-, Sprach-, Schluckstörungen
- Lähmungen
- Delirium
- Bewusstlosigkeit (▶ Kap. Bewusstseinsstörungen)

❯ Mehr als 10% der insulinpflichtigen Diabetiker nehmen die Symptome einer leichten Unterzuckerung nicht mehr wahr.

- **Ursachen**
- Versehentliche Injektion von zu viel oder falschem Insulin
- Einnahme von zu viel antidiabetischen Medikamenten
- Fehlende Nahrungszufuhr, Durchfall oder Erbrechen
- Alkoholgenuss (vermindert die Bereitstellung von Glukose durch die Leber)
- Ungewohnt starke körperliche Betätigung
- Heißes Bad nach der Insulininjektion (Insulin wird schneller freigesetzt)
- Wechselwirkungen mit neuen Medikamenten (Salizylate, Doxycyclin, Sulfonamide, Beta-Blocker)
- Fehlfunktion des Blutzuckermessgerätes oder fehlerhafte Messungen (Gerät defekt)

- **Maßnahmen**

Leichte Hypoglykämie:

> ❯ Eine Hypoglykämie kann unter Umständen sehr schnell fort-schreiten und zur Bewusstlosigkeit führen.

- Bei vermuteter Unterzuckerung und gut reagierendem Patienten zunächst Fruchtsaft/Traubenzucker verabreichen, dann Blutzucker messen
- Den Patienten beruhigen und warm halten
- In Fällen, in denen das Verhalten des Blutzuckerspiegels nicht vorher-sehbar ist (Injektion von zu hoher Insulinmenge), den Patienten eng-maschig überwachen, evtl. ärztlichen Rat einholen

Schwere Hypoglykämie:

- Bei Bewusstlosigkeit sofort Notarzt verständigen
- Ggf. Atemwege freimachen, den Patienten in stabile Seitenlage bringen und zudecken

> ❯ Auf keinen Fall versuchen, einem bewusstlosen Patienten Saft o. Ä. einzuflößen (Aspirationsgefahr).

- **Prävention**
- Regelmäßige Blutzuckermessungen
- Anpassen der Medikamenten- oder Insulindosis bei Durchfall, Erbrechen, Sport (ärztlich abklären)
- Vermeiden von Alkohol
- Patienten mit Diabetes anhalten, immer Traubenzucker bei sich zu haben

Infektionsgefahr

Martina Döbele, Ute Becker

M. Döbele, U. Becker (Hrsg.), *Ambulante Pflege von A–Z*,
DOI 10.1007/978-3-662-49885-9_48,
© Springer-Verlag Berlin Heidelberg 2016

Zeitdruck erhöht das Risiko, sich während der Arbeit in der Pflege zu verletzen oder zu kontaminieren.

Insbesondere Nadelstichverletzungen bedeuten für die betroffene Pflegeperson eine ernst zu nehmende Gefährdung gegenüber den blutübertragbaren Infektionen Hepatitis B (Hepatitis-B-Virus, HBV), Hepatitis C (Hepatitis-C-Virus, HCV) und HIV (»human immunodeficiency virus«).

Das höchste Infektionsrisiko herrscht bei Stichverletzungen an Kanülen. Aber auch Spritzer von infektiösen Flüssigkeiten in Augen oder Mundhöhle bergen ein Infektionsrisiko.

- **Übertragung von HIV, HBV und HCV**
- Blut, Sperma bzw. Vaginalsekret, bei Hepatitis B Speichel
- Hautläsionen oder Nadelstichverletzungen
- Parenterale Blutübertragung (Bluttransfusion), i.v. Drogen
- Intrauterin bzw. perinatal (von der Mutter auf das ungeborene Kind) und beim Stillen

Bei HIV und Hepatitis C sind offensichtlich hohe Virenbelastungen notwendig, damit es zu einer Infektion kommen kann, da bei so genannten Haushaltskontakten (Trinken aus demselben Glas, Benutzung desselben Handtuches) bei intakter Haut so gut wie keine Übertragungen vorkommen.

Für den Umgang mit Patienten, die mit Hepatitis C oder HIV infiziert sind, und für Pflegende, die nach Hepatitis-B-Impfung keinen Impfschutz aufbauen (Non-Responder), gilt:

- Tragen von Handschuhen bei Kontakt mit Blut, Stuhl, Urin, Sperma, Erbrochenem, Wundsekreten
- Handschuhe beim Reinigen von Zahnbürsten, Rasierapparaten, Gebissen, beim Kontakt mit Geschirr und Besteck

- Offene Hautwunden, Schnitte, Ekzeme bei Infizierten und Pflege-
  personal gut verbinden/abdecken
- Haut nach Kontakt mit Blut/Körperflüssigkeiten sofort waschen.
  Desinfizieren von blutverschmierten Oberflächen
- Besondere Vorsicht beim Verabreichen von Injektionen

■ **Vermeiden von Nadelstichverletzungen**

Risikoverminderung durch:

- Ordnung
- Ausreichende Ablagefläche
- Helle Beleuchtung
- Sofortiges sicheres Entsorgen von Pflegeabfall (in Plastikbeutel),
  Injektionsabfall (Abwurfbehälter), damit keine Ansteckungsgefahr
  für Dritte entsteht (Angehörige, Müllentsorgung)
- Injektionskanülen und andere scharfe Instrumente nur bei medizi-
  nischer Indikation benutzen, nach Möglichkeit sichere Instrumente
  verwenden
- Ausreichend Abwurfbehälter bereitstellen
- Abwurfbehälter rechtzeitig austauschen

❯ Überfüllte Abwurfbehälter sind lebensgefährlich!

■ **Maßnahmen bei Kontamination**

❯ Eine Nadelstichverletzung ist keine Bagatellverletzung! Sie ist ein
Arbeitsunfall und muss von einem Durchgangsarzt (D-Arzt) beurteilt
werden. Dort wird der aktuelle Immunstatus bestimmt und über
eine erforderliche Impfung gegen Hepatitis B oder eine Postexposi-
tionsprophylaxe entschieden. Jede Nadelstichverletzung muss
dokumentiert werden.

■■ Erstversorgung

Bei Stich- oder Schnittverletzung:

- Blutfluss forcieren (länger als 1 Minute) durch Druck auf das
  umliegende Gewebe
- Desinfektion der Wunde mit Händedesinfektionsmittel über mindestens 10 Minuten, z. B. Aufdrücken eines satt mit Desinfektionsmittel getränkten Tupfers
- Stich-/Schnittkanal spreizen, um Wirkung des Mittels in der Tiefe zu
  erleichtern

Bei Kontamination des Auges oder der Mundhöhle:

━ Auge sofort gründlich Spülen mit reichlich Leitungswasser (>10 Minuten).

━ Bei Kontamination der Mundhöhle ausspucken, dann sofort gründlich spülen mit reichlich Leitungswasser (>10 Minuten).

Bei Kontamination vorgeschädigter Haut:

━ Sofort ausgiebig spülen und desinfizieren mit Händedesinfektionsmittel (>10 Minuten)

■ ■ **Fortsetzung der Versorgung durch einen D-Arzt**

━ So schnell wie möglich einen Arzt aufsuchen, Diagnose/Laborwerte des Patienten mitnehmen

❯ Regelmäßige Kontrolle des Impfstatus gegen Hepatitis B

■ **Prävention**

Bei Patienten mit Virushepatitis oder HIV-Infektion, die mit Angehörigen zusammenleben:

━ Eigene Zahnbürste/Zahnputzbecher/Rasierer

━ Eigene Handtücher und Waschlappen

━ Eigene Teller und Besteck, Essensreste entsorgen

Injektionstechniken

Martina Döbele, Ute Becker

M. Döbele, U. Becker (Hrsg.), *Ambulante Pflege von A–Z*,
DOI 10.1007/978-3-662-49885-9_49,
© Springer-Verlag Berlin Heidelberg 2016

Eine Injektion ist das Einspritzen von gelösten oder suspendierten Arzneimitteln in den Körper mittels einer Hohlnadel. Die häufigsten Injektions-
arten sind die subkutanen (s.c.), intravenösen (i.v.) und intramuskulären
(i.m.) Injektionen. Injektionen werden nur durchgeführt, wenn
- der Patient dieser Maßnahme zugestimmt hat
- die Pflegefachkraft für die Injektion qualifiziert und autorisiert ist
- eine schriftliche Anordnung des Arztes vorliegt
- die Pflegefachkraft der Ansicht ist, dass das Material einwandfrei ist

> **Alle Injektionsarten können vom Arzt an Pflegefachkräfte delegiert
> werden, die i.v.-Injektion wird meist vom Arzt selbst ausgeführt.
> Der Arzt hat die Anordnungsverantwortung, die Pflegekraft die
> Durchführungsverantwortung. Vor der Injektion muss die Einwilli-
> gung des Patienten vorliegen, ohne Einwilligung erfüllt die Injektion
> den Tatbestand der Körperverletzung.**

- **Ziel**
- Die Wirkung des Medikamentes ist schnell erreicht
    - intravenös innerhalb von Sekunden
    - intramuskulär innerhalb von 10-15 Minuten
    - subkutan innerhalb von 20-30 Minuten
- Ein unkalkulierbarer Wirkstoffverlust ist ausgeschlossen

- **Vorbereitung**
- Gute Lichtverhältnisse
- Patienten aufklären und Zustimmung einholen
- Auswahl des geeigneten Injektionsorts und der entsprechenden
  Kanüle
- Störende Kleidung entfernen (Intimsphäre beachten)
- Medikamentenkontrolle:

- Aufschrift der Ampulle/Flasche (richtiges Medikament, Lösung, Verfallsdatum, Lösungsdatum)
- Lesen des Beipackzettels (Injektionsart, Verabreichungsgeschwindigkeit und -ort, Nebenwirkungen, Haltbarkeit, Lagerung)
- Auf Trübung und Ausfällung achten
- Arbeitsfläche und ggf. Spritzentablett desinfizieren
- Hygienische Händedesinfektion
- An Eigenschutz denken: Einmalhandschuhe
- Hautdesinfektion
  - Bei subkutanen und intravenösen Injektionen Hautdesinfektion nach Kategorie I: Hautdesinfektionsmittel (Spray oder getränkter Tupfer) auftragen, Einwirkzeit mindestens 30 Sekunden
  - Bei intramuskulären Injektionen Hautdesinfektion nach Kategorie II: Desinfizieren der Haut mit Desinfektionsmittel und sterilem Tupfer. Erneutes Auftragen des Desinfektionsmittels, nach 30 Sekunden Trockenzeit abwischen mit sterilem Tupfer

Medikament mit Spritze aufziehen:
- Aufziehnadel auf Spritze aufsetzen (etwas dickere Nadel als die Injektionsnadel)
- Durch vorsichtiges Anschnippen Flüssigkeit aus Ampullenköpfchen entfernen
- Ampullen zur Punktkennzeichnung hin aufbrechen (Kompresse als Schutz vor Schnittverletzungen)
- Aufziehen der Flüssigkeit mit der Spritze
- Aufziehnadel entsorgen
- Injektionsnadel auf Spritze aufsetzen
- Mit nach oben gehaltener Nadel überschüssige Luft aus Spritzenkörper und Nadel herausdrücken, bis der erste Tropfen der Lösung an der Spitze der Injektionsnadel erscheint

❯ Für Kanülen spezielle Spritzenbox verwenden. Niemals die Nadeln in die Schutzhülle zurückstecken!

Subkutane Injektion (s.c.)

Einbringen einer Medikamentenlösung in das Unterhautfettgewebe (subkutanes Gewebe). Injektionsorte sind:
- Oberschenkel
- Oberarm

- Bauchdecke
- Schultern

- **Kontraindikationen**
- Lokale Entzündungen, Hauterkrankungen
- Ödeme, Durchblutungsstörungen

- **Material**
- Kurze Kanülen mit geringem Spitzendurchmesser oder Fertigspritze (z. B. Insulin-PEN)

> Fertigspritzen dürfen nicht entlüftet werden. Die vorhandene Luftblase gewährleistet eine volle IE-Gabe (Luftblase muss sich am anderen Ende des Konus befinden).

- **Maßnahmen**
- Hautdesinfektion
- Hautfalte mit Daumen und Zeigefinger leicht anheben
- Senkrecht (kurze Kanüle) oder im 45-Grad-Winkel (längere Kanüle) einstechen
- Nicht aspirieren!
- Langsam injizieren, einen Moment warten, dann Bauchdecke loslassen und gleichzeitig
- Kanüle entfernen

Praxistipp

Bei häufigen subkutanen Injektionen die Injektionsorte täglich wechseln – am besten im Uhrzeigersinn (z. B. Bauch, linker Oberschenkel, rechter Oberschenkel), Ausnahme Insulin: ▶ Kap. Insulin.

- **Nachbereitung**
- Nach dem Zurückziehen der Kanüle Einstichstelle komprimieren. Kein Verteilen des Medikaments durch Reiben, da sich Hämatome bilden können
- Maßnahme dokumentieren

Intramuskuläre Injektion (i.m.)

Für wasser- und fettlösliche Mittel, Depotpräparate und Impfstoffe kommt die ventrogluteale Methode nach von Hochstetter in den M. gluteus medius zur Anwendung, da der Nervus ischiadicus bei dieser Injektionstechnik nicht so leicht verletzt werden kann. Die Injektion in den oberen äußeren Quadranten ist obsolet. Bei kachektischen Erwachsenen oder bei Kindern ist auch die Crista-Methode nach Sachtleben in den M. gluteus minimus möglich. Weitere Injektionsorte sind:

- Oberarm: Senkrecht zum Oberarmknochen in den M. deltoideus (ca. 5 cm unterhalb der Schulterhöhe)
- Oberschenkel: Senkrecht zum Oberschenkelknochen, in das mittlere, vordere Drittel des M. vastus lateralis

> Bei Injektion in Oberschenkel oder Oberarm: Arm bzw. Bein gerade lagern, nicht rotieren! Muskel soll entspannt sein. Maximale Injektionsmenge 5 ml. Ölige Lösungen nicht in Oberschenkel/Oberarm applizieren.

■ Kontraindikation
- Siehe ▶ Abschn. Subkutane Injektion
- Erhöhte Blutungsneigung
- Vorsicht bei Verdacht auf Myokardinfarkt und Lungenembolie (Lysetherapie erschwert)

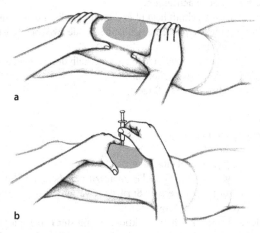

a

b

◘ Intramuskuläre Injektion in den Oberschenkel: **a** Auffinden des Injektionsorts, **b** Injektionswinkel. (Aus Döbele et al. 2006)

❯ **Keine intramuskuläre Injektion bei Patienten mit oraler Anti-koagulanzientherapie!**

- **Material**
— Die Nadel sollte bei Normalgewichtigen mindestens 40 mm lang sein

- **Vorbereitung**
Injektionsort bestimmen:
Ventrogluteale Injektion nach von Hochstetter:
— Patient seitlich lagern
— Zeige- und Mittelfinger bilden ein V
    — Patient liegt auf der rechten Seite: Zeigefinger der rechten Hand auf den vorderen, oberen Darmbeinstachel (Spina iliaca anterior superior); Mittelfinger auf den Darmbeinkamm (Crista iliaca)
    — Patient liegt auf der linken Seite: Zeigefinger der linken Hand auf den vorderen, oberen Darmbeinstachel (Spina iliaca anterior superior); Mittelfinger auf den Darmbeinkamm (Crista iliaca)
— Den Zeigefinger auf dem vorderen, oberen Darmbeinstachel belassen, die Hand 2–3 cm nach unten verschieben, sodass der Handballen auf dem großen Rollhügel (Trochanter major) liegt
— Zeige- und Mittelfinger bilden ein Dreieck, in dessen unterer Spitze der Injektionsort liegt. In die Spitze des Dreiecks im 90°-Winkel tief einstechen. Die Spritzrichtung ist nach ventral, also bauchwärts

Crista-Methode nach Sachtleben:
— Die Hand der Pflegekraft liegt über dem Beckenkamm, der Injektionsort befindet sich auf einer gedachten Linie zwischen Crista iliaca und Trochanter major:
    — bei Erwachsenen drei Querfinger unterhalb des Beckenkamms
    — beim Kleinkind zwei Querfinger
    — beim Säugling ein Querfinger

- **Maßnahmen**
— Händedesinfektion
— Hautdesinfektion
— Kanüle zügig senkrecht einstechen
— Aspirationsversuch, um Gefäßläsion auszuschließen. Bei Blutaspiration Vorgang abbrechen, Spritze verwerfen
— Langsam (ca. 2 ml/min) injizieren
— Kanüle rasch zurückziehen, Injektionsort mit sterilem Tupfer für 1 Minute komprimieren bzw. zur besseren Verteilung kreisend massieren

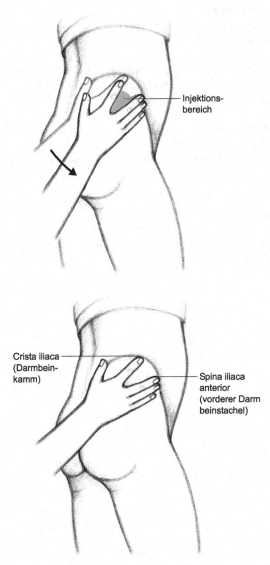

Injektions-
bereich

Crista iliaca
(Darmbein-
kamm)

Spina iliaca
anterior
(vorderer Darm
beinstachel)

◘ Ventrogluteale Injektion nach von Hochstetter. (Aus Döbele et al. 2006)

- **Komplikationen**
- Allergische Reaktionen
- Schäden durch nicht korrekte Technik:
  - Blutungen, Blutergüsse
  - Gefäßschädigungen, Gewebeschädigung, Nervenläsionen
- Bei versehentlicher intraarterieller Gabe: Gefäßverschluss
- Infektionen (lokal oder generalisiert)

- **Nachbereitung**
- Material verwerfen, aufräumen
- Maßnahme dokumentieren, im Pflegebericht ggf. Beobachtungen eintragen

Literatur

Döbele M, Becker U, Glück B (2006) Beifahrersitzbuch – Ambulante Pflege. Springer, Berlin Heidelberg

Inkontinenz

Martina Döbele, Ute Becker

M. Döbele, U. Becker (Hrsg.), *Ambulante Pflege von A–Z*,
DOI 10.1007/978-3-662-49885-9_50,
© Springer-Verlag Berlin Heidelberg 2016

Durch nachlassende Elastizität des Bindegewebes, insbesondere des Beckenbodens, und durch andere krankhafte Prozesse in den ableitenden Harnwegen oder im Verdauungstrakt kann eine vorübergehende oder dauerhafte Störung der Kontinenz hervorgerufen werden. Für Betroffene ist Inkontinenz meist mit Scham, für Angehörige oft mit Ekel verbunden.

Inkontinenz

Inkontinenz bezeichnet die mangelhafte oder fehlende Fähigkeit, Blasen- oder Darmentleerung willkürlich zu steuern. Die Folge ist eine unwillkürliche Entleerung.

- **Symptome**
- Unwillkürlicher Abgang von Urin und/oder Stuhlgang in unterschiedlicher Ausprägung

Förderung der Harnkontinenz

- **Erhebung der Symptome und Risikofaktoren**

Bei jeder Neuaufnahme werden Risikofaktoren und Anzeichen für eine Harninkontinenz identifiziert und dokumentiert. Es werden pflegerelevante und inkontinenzfördernde Aspekte erfragt, z. B.:
- Physiologische Altersveränderungen, z. B. durch:
  - Abnahme der Kontraktionskraft des Blasenmuskels (Restharnbildung)
  - Abnahme der Toleranzzeit zwischen Wahrnehmung von Harndrang und Entleerung

- Unzureichender Blasenverschluss (Beckenbodenschwäche) z. B. durch:
  - Adipositas, Folge von Schwangerschaft u. a.
- Obstipation:
  - Harndrang durch Reizung der Rezeptoren im Enddarm
- Akuter Harnwegsinfekt:
  - Harndrang durch Entzündung/Reizung der Schleimhaut
  - Verkürzung der Toleranzzeit
- Eingeschränkte Mobilität:
  - Verlängerung von Wegezeiten
  - Veränderte Bewegungsmuster
  - Schwierigkeiten beim An-/Auskleiden
- Eingeschränkte sprachliche Fähigkeiten:
  - Probleme beim Anfordern von Hilfe
- Orientierungsstörungen:
  - Patient findet Toilette nicht
- Kognitive Einschränkungen:
  - Harndrang kann nicht interpretiert werden
- Psychische Veränderungen:
  - Antriebsminderung, Angst
- Medikamente, z. B.:
  - Diuretika
  - Psychopharmaka (veränderte Wahrnehmung)
  - Narkotika, Schmerzmittel (Wahrnehmung von Harndrang herabgesetzt)
  - Sedativa (Beeinträchtigung der Wachheit)
  - Beta-Blocker (erhöhen Blasenkontraktibilität)
  - Muskelrelaxanzien (Schließmuskelfunktion eingeschränkt)
- Erkrankungen/Operationen/Verletzungen:
  - z. B. der Prostata
  - z. B. nach sexualisierter Gewalt mit Verletzungen im Becken-boden-/Vaginalbereich

- **Differenzierte Einschätzung**
- Physische Fähigkeiten bezüglich der Beibehaltung der Kontinenz, z .B.:
  - Transferfähigkeiten
  - Mobilität/Balance
  - Armstärke und Flexibilität des Körpers
  - Fingerfertigkeit (z. B. Umgang mit der Kleidung, Hüftprotektoren oder Hilfsmitteln)
  - Sehvermögen
  - Fähigkeit der Toilettennutzung

- Mentale Fähigkeiten:
    - Motivation zur Umsetzung von Instruktionen
- Umgebungsfaktoren:
    - Distanz zur Toilette
    - Höhe des Toilettensitzes
    - Zugang vom Bett/Sessel zum Badezimmer/zur Toilette und zurück
    - Lichtverhältnisse
    - Unterstützungen, z. B. in Form von Handläufen
    - Hilfsmittel, z. B. Toilettenstuhl
- Psychosoziale Faktoren, z. B.:
    - Unterstützung, die eine betroffene Person schon erhält (materiell, personell)
    - Angst und Schamverhalten
    - Kooperative Fähigkeiten, motivierende Faktoren
    - Einschränkung sozialer Aktivitäten

- **Individuelles Kontinenzprofil**

Mit Erstellen des Kontinenzprofils lässt sich der Grad der Abhängigkeit des Betroffenen in Bezug auf:

- Unterstützung durch Personen und/oder
- Hilfsmittel

◘ Darstellung der Kontinenzprofile (Expertenstandard Förderung der Harnkontinenz in der Pflege, DNQP 2014)

Profil	Merkmal	Beispiel
Vollständige Kontinenz	Kein unwillkürlicher Harnverlust - Keine personelle Hilfe notwendig - Keine Hilfsmittel erforderlich	
Unabhängig erreichte Kontinenz	Kein unwillkürlicher Harnverlust - Keine personelle Unterstützung erforderlich - Maßnahmen werden selbständig durchgeführt	Betroffene, die durch selbständige Medikamenteneinnahme, eigenständigen Gebrauch von mobilen Toilettenhilfen, intermittierenden Selbst-Katheterismus oder Durchführung von Trainingsmaßnamen (z. B. Blasentraining) keinen unwillkürlichen Urinverlust haben

◘ (Fortsetzung)		
Profil	**Merkmal**	**Beispiel**
Abhängig erreichte Kontinenz	Kein unwillkürlicher Harnverlust - Personelle Unterstützung bei der Durchführung von Maßnahmen (z. B. begleitete Toilettengänge, Katheterismus) notwendig	Betroffene mit begleitenden Toilettengängen zu individuell festgelegten Zeiten oder bei denen ein Fremd-Katheterismus durchgeführt wird
Unabhängige kompensierte Inkontinenz	Unwillkürlicher Harnverlust - Personelle Unterstützung bei der Versorgung mit Kontinenzhilfsmitteln ist nicht notwendig	Unwillkürlicher Harnverlust liegt vor, aber der Umgang mit Inkontinenzhilfen (aussaugende Hilfsmittel, Kondomurinal, Blasenverweilkatheter) erfolgt selbständig
Abhängig kompensierte Inkontinenz	Unwillkürlicher Harnverlust - Personelle Unterstützung bei der Inkontinenzversorgung ist notwendig	Kompensierende Maßnahmen werden von einer anderen Person übernommen
Nicht kompensierte Inkontinenz	Unwillkürlicher Harnverlust - Personelle Unterstützung wird nicht in Anspruch genommen	Betroffene, die nicht über ihre Inkontinenz sprechen wollen und deshalb keine personelle Hilfe oder Hilfsmittel in Anspruch nehmen bzw. aufgrund kognitiver Erkrankungen nicht akzeptieren oder die Hilfsmittel entfernen

hinsichtlich kontinenzfördernder oder kompensierender Maßnahmen einschätzen. Zu beachten ist, dass das Kontinenzprofil am Tag anders sein kann als in der Nacht, sodass differenzierte Maßnahmen geplant bzw. beraten werden müssen.

- **Maßnahmen**

Zusammenfassen der erhobenen Informationen, Einschätzen der Fähigkeiten und/oder des personellen und materiellen Abhängigkeitsgrades und Aufnehmen (mit Problemen und Risikofaktoren) in die Pflegeplanung. Beratung zu Interventionsmöglichkeiten und Planen von geeigneten Maßnahmen, z. B.:

- Ausreichende Flüssigkeitszufuhr (Vermeidung von Harnwegsinfekten, ▶ Kap. Urin)
- Obstipation vermeiden (▶ Kap. Stuhlausscheidung, ▶ Abschn. Verstopfung)
- Gewichtsreduktion
- Förderung der Autonomie:
  - Umgebungsanpassung (Handläufe, Licht, Toilettensitzerhöhung, Türverbreiterung, usw.), ▶ Kap. Pflegeversicherung
  - Mobilitätsförderung (Sturzrisiko beachten), ▶ Kap. Mobilisation
- Blasentraining
- Beckenbodentraining
- Toilettentraining
- Begleiteter Toilettengang
- Einsatz von Hilfsmitteln:
  - Aufsaugendes Material
    - Einlagen unterschiedlicher Größe, je nach Produkt 80–500 ml Fassungsvermögen
    - Netzhosen zum Fixieren von Einlagen für mobilen Personen
    - Seitlich verschließbare Windelhosen für Bettlägerige oder immobile Personen
    - Inkontinenzhosen, anzuziehen bzw. zu tragen wie Unterhosen
    - Einmalkrankenunterlagen, meist 90×60 cm für Bett und Sitzplatz
  - Ableitende Systeme
    - Blasenkatheter bei Männern und Frauen
    - Kondomurinal bei Männern
    - Beinbeutel mit dehnbarem Befestigungsband für Oberschenkel oder Wade und Rücklaufsperre
  - Auffangende Systeme
    - Steckbecken
    - Urinflasche für den Mann
    - Urinschiffchen für die Frau

Praxistipp

Bei erstmaliger Versorgung mit Einlagen oder Windelhosen zur Ermittlung der optimalen Versorgung aus der Apotheke/dem Sanitätshaus Muster in verschiedenen Größen und Dicken zusenden lassen.

Verändert sich die gesundheitliche Situation des Betroffenen oder ändern sich die Rahmenbedingungen (z. B. durch Umzug, Wegfall von Pflegepersonen), wird die Einschätzung der Risikofaktoren wiederholt und die Maßnahmenplanung angepasst.

■ Behandlungsmöglichkeiten

In vielen Fällen kann die Symptomatik durch eine gezielte Diagnostik und Therapie behoben oder zumindest verbessert werden.

- Medikamentöse Therapie mit Anticholinergika
- Bei Stressinkontinenz und Deszensus: Pessareinlage, Biofeedback- und Reizstrombehandlung, Beckenbodengymnastik
- Operative Methoden

Literatur

Deutsches Netzwerk für Qualitätsentwicklung in der Pflege (DNQP) (2014) Expertenstandard Förderung der Harninkontinenz in der Pflege. DNQP, Osnabrück

Insulin

Martina Döbele, Ute Becker

M. Döbele, U. Becker (Hrsg.), *Ambulante Pflege von A–Z*,
DOI 10.1007/978-3-662-49885-9_51,
© Springer-Verlag Berlin Heidelberg 2016

Insulininjektionen sind notwendig bei Patienten mit Diabetes Typ 1 und bei Typ-2-Diabetikern, deren Blutzucker mit oralen Medikamenten nicht ausreichend eingestellt werden kann.

Blutzuckerwerte
- **Normale Blutzuckerwerte:**
  - Nüchtern: <100 mg%
  - 2 Stunden nach der Mahlzeit: ≤140 mg%
- **Diabetes mellitus:**
  - HbA1c ≥6,5% (≥48 mmol/mol)
  - Gelegenheits-Plasmaglukosewert von ≥200 mg/dl (≥11,1 mmol/l)
  - Nüchtern-Plasmaglukose von ≥126 mg/dl (≥7,0 mmol/l)

Insulin

Insulin wird beim Gesunden in der Bauchspeicheldrüse gebildet. Die Sekretion ist abhängig vom Blutzuckerspiegel.

- **Ziel**
- Erreichen von gleichmäßigen und akzeptablen Blutzuckerwerten durch subkutane Injektion von Insulin nach Vorgaben des Arztes

- **Material**
- Insulindurchstechflaschen, Einmalspritzen
- Insulinampullen, Pen, Einmalnadeln

Insulinpräparate

Heutzutage sind viele verschiedene Insulinpräparate auf dem Markt.

Die verschiedenen Insuline unterscheiden sich in erster Linie durch den Zeitpunkt des Wirkungseintritts und der Wirkdauer.

Bei Patienten, die Insulin nach einem festem Schema verabreicht bekommen, werden meist Mischinsuline eingesetzt (Mischung aus schnell wirksamem Altinsulin und Verzögerungsinsulin, z. B. 30%/70%). Auf dem Markt gibt es unterschiedlichste Mischungen zwischen Normal-/Analog- und NPH-Insulinen.

- **Insuline mit schnellem Wirkungseintritt**

Schnell wirksame Insulinanaloga:
- Schnell wirksames Insulin (Lispro, Aspartat, Glulisin): sofortiger Wirkungseintritt!
- Wirkmaximum 1–1,5 Stunden, Wirkdauer 2–3 Stunden

Normal-(Alt-)Insulin:
- Wird zu den Mahlzeiten appliziert, flutet nach ungefähr 20–30 Minuten an
- Wirkmaximum nach 2,5 Stunden und Wirkdauer dosisabhängig, im Mittel 4–6 Stunden

Praxistipp

Namensendung »-rapid« oder »-normal« (Ausnahme: Humalog siehe Insulinanaloga).

- **Insuline mit langsamem Wirkungseintritt und langer Wirkdauer**

Verzögerungsinsulin oder Basalinsulin:
- Insuline, die verzögert abgegeben werden.

Langwirksame Insulinanaloga
- Insulin detemir, Insulin glargin, Insulin degludec, Isophan-Insulin

Mischinsuline:
- Enthalten schnell wirksames und langsam wirksames Insulin
- Sind in verschiedenen Mischungsverhältnissen erhältlich

- **Darreichungsform**

Als Darreichungsformen des Insulins gibt es die reguläre Durchstechflache mit U 40 Insulinen sowie U 100 Insuline. Die Ampullen für Pengeräte enthalten U 100 Insuline.

❯ U 40 bedeutet, dass 1 ml Insulin 40 IE enthält, bei U 100 Insulin sind in 1 ml 100 IE enthalten.

- **Lagerung**

Unangebrochene Ampullen und Durchstechflaschen im Kühlschrank, angebrochene Flaschen und Ampullen bei Zimmertemperatur (bzw. im Pen) lagern. Insulin kann bis zu 4 Wochen bei Zimmertemperatur aufbewahrt werden.

Durchführung der Insulininjektion

- **Vorbereitung**
- Blutzucker messen (▶ Kap. Blutzuckermessung) und eintragen

Injektion mit Spritze:
- Hände desinfizieren
- Insulin aufziehen (nach ärztlichem Verordnungsplan)
- Je nach Insulinkonzentration U 40 oder U 100 gibt es dazu passende Einmalspritzen

❯ U 100 Insuline dürfen nicht mit U 40 Spritzen aufgezogen werden.

Bei Injektion mit Pen:
- Hände waschen
- Pen entsichern (verschiedene Mechanismen möglich)
- Füllstand der Penpatrone kontrollieren
- Benötigte Anzahl der Einheiten einstellen
- Neue Einmalnadel aufsetzen

❯ Eine Desinfektion der Hautareale ist vor der Injektion nicht notwendig, wenn der Patient selbst spritzt. Wird die Injektion durch medizinisches Fachpersonal durchgeführt, sollte nach Empfehlung des Robert Koch-Instituts eine Hautdesinfektion durchgeführt werden.

- **Maßnahmen**

Injektionsort:
Die Resorption erfolgt in unterschiedlichen Injektionsgebieten mit unterschiedlicher Geschwindigkeit.

- Unterbauch: schnell
- Oberschenkelvorderseite und Gesäß: langsam

Es ist also sinnvoll, die Injektionsgebiete für die jeweilige Insulinart beizubehalten. Meist wird das Basalinsulin in den Oberschenkel und das Altinsulin in den Bauch injiziert.

Mit einem regelmäßigen Wechsel der Einstichstelle innerhalb der Injektionsgebiete beugt man Gewebsverhärtungen vor.

Subkutane Verabreichung (▶ Kap. Injektionstechniken):

❯ Bei starker körperlicher Betätigung kurz nach der Injektion oder Hauterwärmung verkürzt sich die Resorptionszeit.

Besonderheiten beim Spritzen mit dem Pen:
- Beim Ampullenwechsel nur zimmerwarme Ampullen einlegen
- Auf Luftblasen in der Insulinampulle achten! Große Luftblasen entfernen, indem man eine Dosis von 2–3 Einheiten einstellt, den Pen mit der Nadel nach oben hält (Finger gegen den Pen schnipsen) und die Luft langsam herausdrückt, bis aus der Nadelspitze Insulin austritt
- Vor dem Spritzen muss das Misch- oder Verzögerungsinsulin (das Insulin ist in diesem Falle trüb) im Pen gemischt werden. Dazu wird der Pen mindestens 10-mal hin und her geschwenkt oder gerollt (bis Flüssigkeit gleichmäßig trüb ist)
- Vor der Injektion 1–2 Einheiten abspritzen, um Funktionsfähigkeit zu überprüfen
- Den Pen nicht sofort nach dem Spritzen aus der Haut herausziehen, da sonst Insulin aus der Einstichstelle austreten könnte. Ca. 10 Sekunden warten, dann hat sich das Insulin verteilt

- **Nachbereitung**
- Spritze/Nadel in Abwurfbehälter entsorgen
- Menge der injizierten Insulineinheiten eintragen

- **Komplikationen**
- Bei der Blutzuckermessung werden Werte ≤90 mg% gemessen: Rücksprache mit dem Arzt!
- Blutzuckerwerte schwanken stark

Praxistipp

Es ist bei Patienten mit stark schwankenden Blutzuckerwerten sinnvoll, vom Arzt ein »Stufenschema« anordnen zu lassen, das die Menge des zu spritzenden Insulins abhängig von der Höhe des Blutzuckers festlegt!

— Es wurde versehentlich U 100 Insulin in einer U 40 Spritze verabreicht:

❯ Da das 2,5-Fache der vorgesehenen Insulinmenge verabreicht wurde, ist die Gefahr einer Hypoglykämie (▸ Kap. Hypoglykämie) groß. Arzt verständigen, Patient muss engmaschig überwacht werden!

Intertrigoprophylaxe

Martina Döbele, Ute Becker

M. Döbele, U. Becker (Hrsg.), *Ambulante Pflege von A–Z*,
DOI 10.1007/978-3-662-49885-9_52,
© Springer-Verlag Berlin Heidelberg 2016

Als Intertrigo bezeichnet man eine oberflächliche Hautentzündung in Hautfalten. Hier entstehen feuchte Kammern, in denen Bakterien und Pilze gut gedeihen.

- **Ursachen**
- Reibung (z. B. Scheuern am Bekleidungsstoff oder Haut auf Haut)
- Mazeration (Aufquellen der Haut durch Flüssigkeitsaufnahme)
- Bakterien- oder Pilzbefall
- Falsche Pflegeprodukte oder nachlässiges Abtrocknen von Hautfalten

Die Gefahr einer intertriginösen Dermatitis besteht insbesondere, wenn Haut auf Haut liegt. Besondere Risikofaktoren haben Menschen mit:

- Diabetes mellitus
- Inkontinenz
- Hyperhidrose oder lokaler Steigerung der Schweißsekretion
- Adipositas. Sie ist prädisponierend, da hier oft Haut auf Haut zu liegen kommt

> Feuchte Kammern entstehen bei Lähmungen und Kontrakturen vor allem in der Achselhöhle, Ellenbeuge, Leistenbeuge, Kniekehle, Handballen – bei starken Kontrakturen in den Fingern und Händen.

- **Symptome**

Die Intertrigo ist juckend und sehr schmerzhaft. Die Betroffenen leiden unter einem brennenden Missempfinden an der betroffenen Hautregion.
Die Haut ist:

- hochrot, wund, meist nässend
- unscharf umschrieben
- schwammig (so genannte »aufgequollene« Haut)

Häufig kommt es zusätzlich zur Besiedelung mit Bakterien und Pilzen (weißer Belag, der wiederum zu Hauterosionen und Pusteln führen kann).

- **Ziel**
- Gesunderhaltung der Oberhaut an den gefährdeten Stellen.

- **Material**
- Klares Wasser
- Hautpflegemittel
- Mullstreifen, Mullkompressen, Baumwolltaschentücher oder Leinen-läppchen
- Abwurfbeutel

Bei schon vorliegender Intertrigo:
- Steriles Material bei offener Wunde
- Je nach ärztlicher Anordnung lokale antibiotische oder antimy-kotische Therapie. Färbende Substanzen vermeiden, da die Haut-beobachtung stark eingeschränkt wird

- **Vorbereitung**
- Material bereitlegen
- Die Intertrigoprophylaxe besteht in einer sorgfältigen Hautpflege (▶ Kap. Hautpflege), die der Entstehung von »Feuchtkammern« vorbeugt. Dabei müssen die besonders gefährdeten Hautstellen gut beobachtet werden:
    - Hautpartien unter der weiblichen Brust, Bauchfalten, bei adipösen Menschen
    - Achselhöhlen, Zwischenräume zwischen den Fingern und Zehen
    - Leistenbeugen, Analfalte, unter den Hoden, Oberschenkelinnen-seite
    - Gliedmaßenstumpf bei Prothesenträgern

- **Maßnahmen**

❯ Plastikfolien zum Bettschutz bzw. Windelhosen begünstigen feuchtes Milieu.

Vorbeugende Maßnahmen, vor allem im Sommer:
- Regelmäßiges Waschen der empfindlichen Stellen
- Danach sorgfältiges Abtrocknen durch Tupfen (nicht reiben!)
- Hautschutz mit einer wasserabweisender Hautschutzcreme (z. B. bei Inkontinenz vor Kontakt mit der aggressiven Urin- oder Stuhlflüssig-keit): ▶ Kap. Intimpflege

— Bei schon vorliegender Intertrigo sollte die Schutzcreme juckreizlindernd, antientzündlich und rückfettend sein
— An besonders gefährdeten Stellen (Haut auf Haut) Mullkompressen in die Hautfalte legen, bei gelähmter Hand ein Baumwolltuch oder ein Stück Küchenrolle zwischen den Fingern durchziehen

> **Keinen Puder verwenden, die Klümpchen reizen die Haut.**

> **Die Kleidung sollte atmungsaktiv und locker sein, damit sich keine feuchten Kammern bilden können.**

- **Nachbereitung**
— Die Beurteilung des Hautzustandes erfolgt täglich bei der Körperpflege oder bei Hilfe bei Ausscheidungen.
— Veränderungen im Pflegebericht dokumentieren.

Intimpflege

Martina Döbele, Ute Becker

M. Döbele, U. Becker (Hrsg.), *Ambulante Pflege von A–Z*,
DOI 10.1007/978-3-662-49885-9_53,
© Springer-Verlag Berlin Heidelberg 2016

Intimpflege ist häufig mit Scham verbunden. Berührungen des Intimbereichs sind in der Pflege jedoch unumgänglich. Dem Wunsch eines Pflegebedürftigen nach Pflegekräften des eigenen Geschlechts sollte – gerade im Bereich der Intimpflege – entsprochen werden.

Die Intimpflege wird durchgeführt:

- Nach jeder Stuhl- und/oder Urinausscheidung, vor allem bei Inkontinenz (ggf. Angehörige dazu beraten)
- Bei der täglichen Körperpflege
- Vor Einlegen eines Blasenkatheters

Intimregion:
- Bauch vom Nabel abwärts
- Leisten, oberes Drittel der Oberschenkel
- Äußere Genitalien

- **Ziel**
- Schonende Reinigung der Intimregion
- Gepflegter, intakter Hautzustand
- Verhinderung von Vaginalinfektionen und unangenehmen Gerüchen

- **Material**
- Toilettenpapier oder feuchte Tücher
- Waschlappen, möglichst Einmalwaschlappen
- Klares, warmes Wasser

> **Praxistipp**
>
> Bei Anfälligkeit für Pilzinfektionen dem Wasser keine Pflegeprodukte beisetzen.

- Bettschutz, z. B Handtuch
- Handtuch zum Trocknen
- Hautpflegemittel

- **Vorbereitung**
- Dem Pflegebedürftigen soweit wie möglich Hilfe zur Selbsthilfe geben
- Benötigtes Material griffbereit anordnen

Reinigung

- **Maßnahmen**

Im Intimbereich wird immer von vorn nach hinten gewischt, bei der Frau vom Schambein über den Harnröhrenausgang zum Eingang der Scheide und zum Darmausgang.

Trockene Reinigung:
- Weiches Toilettenpapier benutzen (Vermeidung von Reizungen)

Feuchte Reinigung:
- Intimbereich möglichst nur mit fließendem, lauwarmem Wasser oder einem feuchten Waschlappen waschen

Reinigung mit Seife:
- Wenn Seife oder Waschgel nötig, Säuglingspflegeprodukte verwenden

Reinigung mit Fett
- Bei sehr empfindlicher Haut kann man den Intimbereich mit einem hautverträglichen Pflegefett (Babyöl, Oliven- oder Kokosöl) reinigen. Dazu ein paar Tropfen Öl auf das Toilettenpapier geben.

> **Praxistipp**
>
> Nach jeder Reinigung eine Wasser-Öl-Emulsion oder eine spezielle Pflegecreme dünn in der Intimregion auftragen.

Pflege

> Häufiges Waschen (auch mit purem Wasser) trocknet die Haut aus und macht sie rau.

- **Maßnahmen**

Vorgehen bei der Frau im Liegen:

Von innen nach außen vorgehen:

- Beine anstellen und spreizen lassen
- Schamlippen spreizen, inneren Bereich (kleine Schamlippen) vorsichtig abtupfen und abtrocknen
- Scheideneingang waschen
- Äußere Schamlippen waschen
- Danach äußere Genitale, Leisten und Oberschenkel waschen, sorgfältig abtrocknen, kein Trockenrubbeln!
- Unteren Bauch im Uhrzeigersinn massierend waschen
- Zum Waschen von Gesäß- und Analregion die Pflegebedürftige auf die Seite drehen
- Von der Scheide über den Damm zur Analregion Richtung Kreuzbein waschen und abtrocknen
- Gesäß waschen und trocknen
- Ggf. Gesäß mit Hautpflegemittel eincremen/einmassieren
- Ggf. Intertrigoprophylaxe (Leisten, Bauchfalte): ► Kap. Intertrigoprophylaxe

Vorgehen beim Mann im Liegen:

- Zum Waschen des Penis Vorhaut über die Eichel zurückschieben
- Angesammelten Belag vorsichtig entfernen
- Vorhaut wieder nach vorn schieben
- Hoden zum Waschen anheben und dann abtrocknen
- Unteren Bauch im Uhrzeigersinn massierend sowie Leisten und Oberschenkel waschen
- Zum Waschen von Gesäß- und Analregion den Pflegebedürftigen auf die Seite drehen
- Vom Damm zur Analregion Richtung Kreuzbein waschen und abtrocknen
- Gesäß waschen und trocknen
- Ggf. Gesäß mit Hautpflegemittel eincremen/einmassieren
- Ggf. Intertrigoprophylaxe (Leisten, Bauchfalte, zwischen Penis und Skrotum, zwischen Skrotum und Oberschenkel): ► Kap. Intertrigoprophylaxe

Reizzustände im Intimbereich:
Reizzustände können schnell entstehen durch Hautpflege, aber auch schnell abheilen. Bei anhaltenden Reizungen oder nässenden Stellen Hausarzt verständigen.

- **Nachbereitung**
- Material reinigen und aufräumen
- Dokumentation der Maßnahme im Leistungsnachweis
- Zustand der Haut im Pflegebericht

Kommunikation

Martina Döbele, Ute Becker

M. Döbele, U. Becker (Hrsg.), *Ambulante Pflege von A–Z*,
DOI 10.1007/978-3-662-49885-9_54,
© Springer-Verlag Berlin Heidelberg 2016

»Man kann nicht *nicht* kommunizieren!« (Paul Watzlawick)

Die meisten Menschen gehen davon aus, dass ihre Wirklichkeitssicht die wahre und richtige Sicht ist. Unsere Wahrnehmungen, Gedanken und Bewertungen sind abhängig von unserer Lebensgeschichte. Auf dieser Grundlage beurteilen wir auch das, was wir von anderen Menschen hören. Scheinbar mühelos funktioniert Kommunikation dann, wenn zwei Menschen eine ähnliche Wirklichkeitssicht haben.

Zur Herausforderung wird Kommunikation, wenn zwei Menschen eine gegensätzliche Wirklichkeitssicht haben. Hier kann es leicht zu Missverständnissen und Konflikten kommen.

Durch unser gesamtes Verhalten kommunizieren wir mit der Umwelt. Kommunikation findet immer auf mehreren verschiedenen Ebenen statt:

- Auf der Sachebene: Hier geht es um die Worte, die gesagt werden
- Auf der Beziehungsebene: Hier geht es um Mimik, Gestik und Körperhaltung

▪ Umgang mit Kritik

Die erste Reaktion auf wahrgenommene Kritik ist meistens Ablehnung in Form von Gegenkritik, Gekränktsein oder empörtem Rechtfertigen. Dieses Verhalten kann Situationen eskalieren lassen.

Meist handelt es sich bei Kritik um einen verunglückten Wunsch.

Mit dieser Sichtweise gelingt es sehr viel leichter, eine Metaposition einzunehmen und das Gekränktsein abzulegen.

Kritik ernst nehmen und professionell damit umgehen ► Kap. Beschwerdemanagement.

- **Konstruktiver Umgang mit schwierigen Patienten**

Patienten, die
- zu viel fragen, Behandlungsvorschläge ablehnen, überkritisch reagieren
- sich nicht an Regeln halten,
- misstrauisch und uneinsichtig sind
- Vorwürfe und Aggression äußern oder sich vulgär verhalten
- sich aus kulturellen Gründen abwertend Frauen gegenüber verhalten
- eine hohe Anspruchshaltung zeigen

werden als schwierig empfunden.

- **Grundbedingungen für eine funktionierende Kommunikation auch mit schwierigen Patienten**

Positive Grundstimmung:
- Sach- und Beziehungsebene stimmen überein
- Offene zugewandte Körpersprache, erkennbares Interesse am anderen, Ansprechen mit dem Namen
- Authentizität: »Entschuldigen Sie bitte, dass ich gereizt bin, ich habe mich gerade sehr über einen Autofahrer geärgert.«
- Mit Selbstoffenbarungen arbeiten: »Entschuldigung, ich bin zu müde, mir die Erzählung über den Streit mit Ihrer Schwiegertochter anzuhören. Können wir das auf morgen vertagen?«

Klare verständliche Sprache:
- Mehrdeutige Begriffe vermeiden
- Abkürzungen oder Fachjargon vermeiden

Aktives Zuhören:
- Ausreden lassen, nachfragen und Rückmeldung geben
- Um Missverständnissen vorzubeugen, bei Unklarheiten Gesagtes wiederholen: »Habe ich Sie richtig verstanden...«

Wertschätzung:
- Wertschätzendes Akzeptieren
- Kein Befehlen oder Überreden, keine Ratschläge geben
- Geduldiges, nicht wertendes Zuhören
- Patienten nicht umerziehen wollen. Der Patient darf misstrauisch und streitbar sein, er sollte trotzdem mit Respekt behandelt werden
- Offenheit und Akzeptanz gegenüber anderen Sichtweisen, der andere hat ein Recht auf seine Meinung
- Auch bei offensichtlichem Unrecht des Patienten immer einen Kompromiss als Einigung anstreben (so verliert der Patient nicht sein Gesicht)

❯ **Zu vermeiden sind Abwertung, Geringschätzung und Bevormundung.**

Empathie:

- Beachten der Biographie des Patienten (besseres Nachvollziehen von Charaktereigenschaften)
- Einnehmen der Perspektive des Patienten (Verstehen der inneren Erlebniswelt)
- Absolute Transparenz bei allen Handlungen

- **Allgemeine Maßnahmen**
- Einen klaren zeitlichen Rahmen für den Besuch schaffen (»Ich bin jetzt 20 Minuten bei Ihnen, in dieser Zeit machen wir... – danach muss ich gehen«)
- Einbeziehen des Patienten in Entscheidungsprozesse, vorzugsweise mit Alternativfragen (»Sollen wir zuerst Gesicht waschen oder Zähne putzen?«)
- Konfrontation des Patienten mit unangemessenem oder unverschämten Verhalten
- Beziehung persönlicher gestalten durch Selbstoffenbarung (»Also ehrlich gesagt frustriert es mich, wenn ich das Gefühl habe, ich kann nichts recht machen«)
- Bei klagenden Patienten: Klagetrance unterbrechen, Patienten auf neue Gedanken bringen, irritieren
- Die Aufmerksamkeit in nützliche Richtungen lenken (was hat sich denn gebessert?)
- Selbstbewusstes Auftreten
- Involvieren des Patienten in lösungs- und besserungsträchtige Suchprozesse (»Sie sagen, heute Nacht hätten Sie keine Schmerzen gehabt. Woran lag das denn Ihrer Meinung nach?«)

- **Deeskalation von aufgeheizter Stimmung**
- Sachliche, freundliche Antwort auf emotional vorgetragene Vorwürfe oder Argumente
- Die Einwände des Patienten sollten so wiederholt werden, wie man sie selbst verstanden hat: »Ich habe Sie so verstanden, dass Sie nicht gewaschen werden möchten. Ist das richtig oder möchten Sie nur etwas anderes zuerst machen?«
- Dem Gegenüber die Angst nehmen: »Ich würde gerne zusammen mit Ihnen eine Lösung finden«
- Eine Entschuldigung kann bei offensichtlichem oder vorgeworfenem Fehlverhalten Wunder wirken

- Unerwartete Verhaltensänderung (humorvoll, freundlich statt streitbar) kann das Konfliktmuster durchbrechen
- Es kann hilfreich sein, kurz den Raum zu verlassen (Müll rausbringen), um Situationen zu entschärfen (draußen tiefes Durchatmen)
- Sich Supervision holen bei Kollegen

Kontrakturprophylaxe

Martina Döbele, Ute Becker

M. Döbele, U. Becker (Hrsg.), *Ambulante Pflege von A–Z*,
DOI 10.1007/978-3-662-49885-9_55,
© Springer-Verlag Berlin Heidelberg 2016

Kontraktur

Kontraktur bedeutet eine rückbildungsfähige oder dauerhafte Gelenk-
steife, die an allen Gelenken des Körpers auftreten kann, vor allem
dann, wenn diese über längere Zeit nicht bewegt werden. Sie ist eine
Funktions- und Bewegungseinschränkung durch Verkürzung von
Muskeln und Sehnen und/oder Schrumpfung der Gelenkkapsel bis hin
zur Gelenkversteifung.

Kontrakturrisiko

Zahlreiche Krankheiten und pathologische Veränderungen können die
Entwicklung einer Kontraktur bedingen bzw. begünstigen. Risikofaktoren
sind:

- Entzündliche Gelenkerkrankungen (z. B. Polyarthritis)
- Degenerative Gelenkerkrankungen (z. B. Arthrose)
- Verletzungen oder Ausfall peripherer oder zentraler Nerven (z. B.
  Hemiplegie, neurologische Erkrankungen)
- Schmerzen, die zu Schonhaltung führen
- Verletzung an Sehnen, Bändern, Muskeln oder Kapseln
- Verletzung und Verbrennung der Haut in Gelenknähe
- Lange Ruhigstellung aus therapeutischen Gründen (Gips- oder
  Schienenlagerung)
- Bewusstseinsstörungen
- Immobile sitzende oder liegende Pflegebedürftige mit und ohne
  obige Erkrankungen

- **Ziel**
- Unterstützung bei Erhaltung und Förderung der normalen Gelenk-
  beweglichkeit und des harmonischen Bewegungsablaufes
- Vermeiden von Bänder- und Muskelverkürzungen
- Förderung der Eigenaktivität des Betroffenen

- **Vorbereitung**

Eine beginnende Bewegungseinschränkung kann man rechtzeitig erkennen, indem man den Gefährdeten und seine Bewegungen beobachtet. Entsprechend der Fehlstellung, in der ein Gelenk funktions- und bewegungs-
eingeschränkt ist, unterscheidet man zwischen:

- Beugekontraktur (Streckung ist nicht möglich)
- Streckkontraktur (Beugung ist nicht möglich)
- Abduktionskontraktur (Behinderung der Abduktionsstellung,
  Abspreizen, Wegführen vom Körper)
- Adduktionskontraktur (Behinderung der Adduktionsstellung,
  Heranführen an den Körper)

- **Maßnahmen**

Eine gute Möglichkeit zur Beobachtung bietet sich während der Körperpflege.

Beobachtungskriterien:

- Gelenkstellung
  - Ist das Gelenk in einer bestimmten Position fixiert (Zwangs-
    haltung)?
  - Ist die Zwangshaltung auch bei vorsichtigem, passivem Durch-
    bewegen des Gelenks nicht überwindbar?
  - Liegt eine sichtbare Muskelatrophie (im Seitenvergleich beur-
    teilen) vor?
- Schmerzäußerungen
  - Liegen aufgrund von Schmerzen Bewegungseinschränkungen
    vor?
- Bewegungsablauf
  - Sind die Bewegungen des Betroffenen harmonisch und ohne
    Widerstand und in alle Richtungen möglich?

Prophylaxe

Alle beweglichen Gelenke sollen regelmäßig bewegt werden. Dies geschieht
am besten durch die Mobilisierung des Pflegebedürftigen in seiner häuslichen Umgebung.

Kontrakturprophylaktische Maßnahmen müssen mehrmals täglich durchgeführt werden. Sinnvoll ist es, alle aktiven und passiven Mobilisationsmaßnahmen in den Tagesablauf einzuplanen.

> **⊙ Sobald eine Bewegungseinschränkung festgestellt wird, Physiotherapie anregen. Die Angehörigen in Prophylaxemaßnahmen schulen.**

▪ Ziel
Durch Bewegungsübungen soll die volle Gelenkbeweglichkeit/noch vorhandene Beweglichkeit der Gelenke des Pflegebedürftigen erhalten bleiben.

▪ Vorbereitung
Die Bewegungsübungen integriert man am besten in die Körperpflege. Der Pflegebedürftige ist zuvor über die Maßnahmen zu informieren. Werden die Bewegungsübungen im Bett durchgeführt, alle Hilfsmittel entfernen und Ableitungen wie z. B. Katheterschläuche sichern, damit keine Zugwirkung an den Schläuchen auftreten kann.

> **⊙ Die individuelle Belastbarkeit des Pflegebedürftigen ist vorher einzuschätzen, seine persönliche Schmerzgrenze darf niemals überschritten werden! Sinnvoll ist, zuvor auf eine ausreichende Schmerzmedikation zu achten (½ Stunde vor den Maßnahmen) und /oder durch geeignete Maßnahmen wie z. B. Kältepackungen Schmerzen vorzubeugen.**

▪ Maßnahmen
— Passive Bewegungsübungen: Gelenke mindestens 2-mal täglich langsam und gleichmäßig in allen funktionellen Stellungen endständig bewegen. Dabei gilt:
  — Alle Bewegungen erklären und die Aktivität des Betroffen fördern
  — Bei den kleinen Gelenken beginnen
  — Angrenzende Gelenke, die bei der Übung nicht bewegt werden, unterstützen
  — Die Bewegung über die Berührung am Knochen begleiten – die eigenen Hände blockieren keine Bewegung am Muskel, am Gelenk oder in den Zwischenräumen
  — In den Bewegungsspielräumen bleiben und bis an deren Grenzen gehen, ohne sie zu übertreten
  — Mit den Händen möglichst flächig anfassen, punktuellen Druck vermeiden

- Den eigenen Körper als Unterstützung einsetzen (z. B. eigener Unterarm)
- Assistive Bewegungsübungen: Der Betroffene wirkt aktiv mit, sobald er dies kann. Dabei kann ein gezielter Einsatz von Hilfsmitteln unterstützend wirken:
  - Gumminoppenbälle zum Grifftraining
  - Strickleiter gegen eine Versteifung von Schulter-, Ellenbogen- und Handgelenk
  - Bettfahrrad (► Kap. Thromboseprophylaxe)
- Resistive Bewegungsübungen: Der Pflegebedürftige bewegt sich aktiv gegen einen Widerstand (z. B. Fußende des Bettes, die Hand der Pflegekraft)

- **Nachbereitung**
- Die Wirksamkeit aller Maßnahmen und Übungen überprüfen und dokumentieren

Positionierungen

Ist die Beweglichkeit eines Pflegebedürftigen sehr stark eingeschränkt, so bedarf er regelmäßiger Hilfe bei Lageveränderungen.

> Bei immobilen Menschen, die über lange Zeiten in halbsitzender Position positioniert werden, können sich Beugekontrakturen im Hüft und Kniegelenk entwickeln. Die häufigste erworbene Kontraktur ist der Spitzfuß. Dabei ist eine Streckung des Fußes in Richtung Fußrücken (Dorsalextension) weder aktiv noch passiv möglich (► Kap. Positionierungen).

- **Ziel**
Ziel ist es, Positionierungen zu wählen, die Kontrakturen vorbeugen.

- **Vorbereitung**
Hilfsmittel (Kissen, Rollen, Fußstützen, usw.) bereitlegen. Bei der Verwendung von Hilfsmitteln gilt:
- Hilfsmittel intermittierend einsetzen
- So wenig Hilfsmittel wie möglich bzw. so viele wie nötig

> Je mehr Hilfsmittel im Bett eingesetzt werden, umso eingeschränkter ist die verbliebene Restmobilität des Pflegebedürftigen.

- **Maßnahmen**

Für Ruhezeiten bzw. zur Nachtruhe wird die physiologische Mittelstellung der Gelenke am häufigsten angewendet:

- Schultergelenk: Oberarm leicht abspreizen (Abduktionsstellung ca. 30°)
- Ellenbogen: Unterarm angewinkelt (ca. 100°) und leicht erhöht auf einem kleinen Kissen positionieren, die Handfläche zeigt nach unten
- Hand: die Finger sind leicht gebeugt, Daumen in Oppositionsstellung zum Zeigefinger
- Hüftgelenk: möglichst gestreckt und gerade positionieren
- Kniegelenk: möglichst gestreckt positionieren, nur bei Schmerzen ein kleines Kissen unterlegen
- Sprunggelenk: ca. 90°. Die Bettdecke darf nicht auf den Fußrücken drücken – Bettdecke über das Bettende hängen. Wenn die Fußspitzen nach unten fallen, mit Kissen abstützen (ohne Spannung oder Druck in der Wade)

- **Nachbereitung**

- Dokumentation und Wirksamkeit der Maßnahmen

Lähmungen

Martina Döbele, Ute Becker, Jens Kreikenbaum

M. Döbele, U. Becker (Hrsg.), *Ambulante Pflege von A–Z*,
DOI 10.1007/978-3-662-49885-9_56,
© Springer-Verlag Berlin Heidelberg 2016

Eine Lähmung ist meist Folge einer Schädigung von Nerven oder Gehirnarealen. Man unterscheidet Plegien (vollständiger Ausfall der Skelettmuskulatur) von Paresen (inkompletter Ausfall von Muskeln).

- **Besonderheiten bei der Pflege des Patienten mit Lähmungen**
- Mobilisation sollte nach den Prinzipien des Bobath-Konzepts erfolgen
- Anleitung, die betroffene Seite in alle Bewegungen stets mit einzubeziehen und einseitige Belastungen und Bewegungen zu vermeiden
- Regelmäßig Kontraktur- und Spitzfußprophylaxe: ▶ Kap. Kontrakturprophylaxe, ▶ Kap. Positionierungen
- Verhinderung der Entwicklung von spastischen Bewegungsmustern
- Am paretischen Arm keine Venen punktieren, keinen Blutdruck messen
- Lockere Kleidung erleichtert das Anziehen und verhindert lymphatische oder venöse Stauungen
- Erhöhte Dekubitusgefahr durch Sensibilitätsstörungen der gelähmten Gliedmaßen (▶ Kap. Dekubitusprophylaxe)
- Den Patienten so früh wie möglich aus dem Bett mobilisieren

- **Ziel**
- Möglichst selbständige Alltagsbewältigung, Vermeidung von Folgeschäden und Komplikationen

- **Maßnahmen nach dem Bobath-Konzept**
Das Bobath-Behandlungskonzept umfasst pflegerische, physio- und ergotherapeutische sowie logopädische Maßnahmen bei neurologischen Erkrankungen. Durch intensive, wiederholte sensorische Stimulation werden neue Nervenverknüpfungen im Gehirn geschaffen. So können motorische Funktionen wiedererlangt werden.

Funktionsverbesserungen können bei entsprechender Behandlung auch noch nach Jahren eintreten.

> — Das Zusammenspiel beider Körperhälften muss immer wieder trainiert werden.
> — Gemeinsam mit dem Patienten werden möglichst konkrete, realistische und erreichbare Ziele festgelegt und dokumentiert.
> — Das Bobath-Konzept kommt über 24 Stunden zur Anwendung. Prinzipien und Übungen werden in den Alltag integriert. Der Patient und seine Angehörigen werden entsprechend angeleitet.

▪▪ Grundprinzipien

Förderung von:

- Bewegung: das normale Bewegungsverhalten durch Führen, z. B. der betroffenen Hand
- Haltung: falsche Haltungs- uns Bewegungsmuster korrigieren. Die nicht betroffene Seite nicht zu stark oder einseitig beanspruchen
- Raumorientierung und Körpergefühl: die betroffene Seite bewusst in alle Aktivitäten einbeziehen.
  Von der betroffenen Seite aus ansprechen, alle Utensilien dort platzieren
  Den Raum so einrichten, dass die betroffene Seite so viel Stimulation wie möglich erfährt
- Wahrnehmung und Balance: Spürinformationen nach Prinzipien der basalen Stimulation geben (► Kap. Basale Stimulation), Gleichgewichtsreaktionen stimulieren
- Geistige Fähigkeiten: Konzentrations- und Gedächtnisübungen
- Selbstwertgefühl, Wohlbefinden, Selbstständigkeit und Mündigkeit

▪▪ Mobilisation

> Die betroffenen Gliedmaßen müssen bei allen Aktivitäten besonders beachtet und geschützt werden. Es besteht die Gefahr der der Überdehnung, der Luxation (Auskugeln) oder der sonstigen Verletzungen.

Vor jeder Mobilisation oder Aktivierung schützt der Patient seinen betroffenen Arm möglichst selbst:

- Die Hände werden gefaltet, der plegische Daumen liegt oben (bei starker Schwellung der betroffenen Hand umfasst der Patient stattdessen den Unterarm).

- Der Patient schiebt seine gefalteten Hände und damit die Schulterblätter weit nach vorn (so kann der Arm hoch über den Kopf gehoben werden, ohne die Schulter auszukugeln).

▪▪ Drehen auf die betroffene Seite im Bett

Braucht der Patient Hilfe, schützt die Pflegekraft den plegischen Arm:

- Oberarm von unten fassen und nach außen rotieren. Der Arm befindet sich nun zwischen Arm und Taille der Pflegekraft.
- Der Patient dreht sich auf die betroffene Seite, indem er den Kopf und dann das gesunde Bein anhebt und sich so zur Seite schwingt. Der gesunde Arm unterstützt die Bewegung, indem er ebenfalls nach vorn gebracht wird. Dabei hält er sich nicht fest! Die Pflegekraft unterstützt die Rotation des plegischen Beines: Bein knapp oberhalb des Knies fassen.

▪▪ Position ändern im Bett

- Der Patient winkelt beide Beine (das plegische zuerst) an und macht eine Brücke.
- Die Pflegekraft drückt dabei mit einer Hand auf das Knie des plegischen Beines.
- Mit der anderen fasst sie unter das Gesäß dieser Seite und hilft so, es anzuheben.
- Sie gibt den Bewegungsimpuls in die entsprechende Richtung (nach links, rechts oder zum Kopfende).

> ❯ Eine feste Matratze ist Voraussetzung für koordinierte Bewegung sowie für die Förderung der Körpersensibilität. Wechseldruckmatratzen sind kontraindiziert.

▪▪ Mobilisation aus dem Bett

- Der Transfer ins Stehen oder auf einen Rollstuhl ist abhängig von den individuellen Gegebenheiten.
- Auf dem Rücken liegend bringt der Patient sein betroffenes Bein über die Bettkante und hält es gebeugt.
- Den gesunden Arm bewegt er auf die betroffene Seite, dreht sich dabei im Rumpf und stützt sich so von der Matratze ab.
- Das gesunde Bein schwingt er in Bewegungsrichtung ebenfalls nach vorne, bis die Sitzposition erreicht ist.
- Der paretische Arm ruht dabei passiv auf der Matratze.
- Die Pflegekraft unterstützt ggf. die Bewegung: Sie übt an Schulter und am Beckenkamm der gesunden Seite Druck in Bewegungsrichtung aus.

- Braucht der Patient viel Hilfe, kann die Pflegekraft mit einem Arm den Kopf und die gesunde Schulter umfassen. Der Kopf ruht dann auf dem Unterarm der Pflegekraft.

❯ **Der paretische Arm ist durch die Pflegekraft oder den Patienten geschützt.**

▪▪ Transfer auf den Stuhl

- Der Patient verlagert durch Vorbeugen das Gewicht auf beide Füße und schwingt sich, den Kopf gesenkt mit Hilfe auf den Stuhl (tiefer Transfer).
- Hat der Patient genug Kraft, kommt er so zum Stehen (hoher Transfer).

❯ **Steht der Patient unsicher, stabilisiert die Pflegekraft die Beine des Patienten von vorne mit ihren Knien. Patienten entsprechend eng halten. Ängste müssen ernst genommen werden.**

▪▪ Sitzen im Rollstuhl

- Der Patient sitzt aufrecht, die Füße stehen parallel und haben Bodenkontakt. Die Hüfte ist im 90°-Winkel gebeugt.
- Die Position ermöglicht selbständiges Handeln und ein hohes Maß an Sicherheit für den plegischen Arm.
- Dieser liegt ggf. auf einem Tisch. Armlehnen sind sinnvoll.

▪▪ Aktivitäten im Sitzen

- Im Stuhl sitzend kann der Patient in vielen Aktivitäten gefördert werden.
- Bewegungen werden angebahnt, dazu steht die Pflegekraft hinter dem Patient und führt dessen Hand.

▪▪ An- und Auskleiden von Patienten mit Hemiplegie

- Beim Ankleiden zuerst die gelähmte, dann die gesunde Seite anziehen
- Beim Auskleiden zuerst die gesunde, dann die gelähmte Seite ausziehen
- Nur bequeme, lockere Kleidung ohne Verzierungen

▪ Komplikationen
▪▪ Neglect

Hier nimmt der Patient die betroffene Seite seines Körpers nicht oder nicht vollständig wahr. Dadurch kann eine fehlende Krankheitseinsicht entstehen.

In mehr als 60% bildet sich ein Neglect von selbst zurück. Frühzeitige physiotherapeutische Beübung und Pflege nach Bobath-Grundlagen tragen zur Besserung bei.

▪▪ Schulter-Hand-Syndrom

Durch Fehlregulation des vegetativen Nervensystems im gelähmten Körperteil und Nachlässigkeit bei der Positionierung kann sich eine entzündliche Schwellung der betroffenen Hand entwickeln. Häufig ist ein Verkleben der Sehnenscheiden und Ausbildung von Kontrakturen die Folge (Deformierung der Hand).

Ziel ist, durch Achtsamkeit und gute Positionierung das Auftreten dieser Komplikation zu verhindern.

▪ Nachbereitung

- Maßnahmen dokumentieren
- Wirkung im Pflegebericht beschreiben
- Neue Ziele mit dem Patienten vereinbaren und dokumentieren

Leistungskomplexe

Martina Döbele, Ute Becket

M. Döbele, U. Becker (Hrsg.), *Ambulante Pflege von A–Z*,
DOI 10.1007/978-3-662-49885-9_57,
© Springer-Verlag Berlin Heidelberg 2016

Hat die Pflegekasse dem pflegebedürftigen Menschen eine Pflegestufe zuerkannt, so übernimmt sie als Unterstützung (gemäß Pflegestufe) die Kosten für die Hilfe bei der Körperpflege, der Ernährung, der Mobilität und der hauswirtschaftlichen Versorgung. Dazu wurden von den Pflegekassen Leistungspakete (= Leistungskomplexe oder Module) zusammengestellt, deren Abrechnung mit den Pflegeeinrichtungen im Versorgungsvertrag vereinbart wird.

> **Leistungskomplex**
>
> Ein Leistungspaket ist die Zusammenfassung häufig abgefragter Pflegeleistungen. Jeder dieser Leistungskomplexe ist mit einer Anzahl von Punkten bewertet, die in Vergütung umgerechnet werden.

Jede Pflegekraft sollte die Vereinbarung ihrer Einrichtung mit der Pflegekasse kennen. Zum einen steht hinter jedem Leistungskomplex eine bestimmte Zeitvorgabe, zum anderen muss sie aufgrund der vereinbarten Leistungskomplexe die Pflegeplanung erstellen sowie die Leistungen erbringen. Ein Beispiel für einen Leistungskomplex aus Nordrhein-Westfalen wird in der Tabelle dargestellt.

Die Zeitdauer des Pflegeeinsatzes wird im Rahmen der Pflegeplanung in Absprache mit dem Pflegebedürftigen und/oder den Angehörigen individuell festgelegt.

Die als Leistungskomplex zusammengefassten durchgeführten Verrichtungen oder Einzelleistungen werden mit den Kostenträgern mittels Leistungsnachweis abgerechnet. Dabei ist es nicht von Bedeutung, ob es sich bei der Durchführung um die vollständige Übernahme der Leistung, um unterstützende Hilfestellungen oder um Anleitung zur selbständigen Verrichtung durch die Pflegekraft handelt.

◘ Beispiel für einen Leistungskomplex			
Leistungsart	Punkt-wert	Preis	Einzelverrichtungen
Ganz-waschung	410	18,80 € (0,045850 € Punktwert)	**Waschen, Duschen, Baden** - Mund-, Zahn- und Lippenpflege - Rasieren - Hautpflege - Haarpflege (Kämmen, ggf. Waschen) - Nagelpflege - An- und Auskleiden inkl. An- und Ablegen von Körperersatz-stücken - Vorbereiten/Aufräumen des Pflegebereiches

Die Problematik der Leistungspakete liegt darin, dass die individuelle Versorgung nicht genügend gewährleistet ist:

- Einige Leistungspakete können mit anderen nicht verbunden werden.
- Manche Leistungspakete enthalten Leistungen, die der Pflegebedürftige nicht benötigt.
- Wieder andere Leistungen werden dringend benötigt, können aber nicht erbracht werden, da sie im Leistungspaket nicht vorgesehen sind.

Mit dem Pflegestärkungsgesetz II soll ab 2017 eine individuellere Pflege durch passgenauere Leistungen ermöglicht werden.

Marcumar

Martina Döbele, Ute Becker

M. Döbele, U. Becker (Hrsg.), *Ambulante Pflege von A–Z*,
DOI 10.1007/978-3-662-49885-9_58,
© Springer-Verlag Berlin Heidelberg 2016

Trotz des zunehmenden Einsatzes von neuen oralen Antikoagulanzien benötigen immer noch viele Patienten Marcumar (Wirkstoff Phenprocoumon) zur Hemmung der Blutgerinnung. Diese Patienten sollten immer einen Marcumar-Ausweis bei sich tragen, der kontinuierlich vom Hausarzt aktualisiert wird.

Inhalte des Marcumar-Ausweises:

- Daten des Patienten
- Zielwert der Blutgerinnungsfähigkeit
- Aktuelle Gerinnungswerte
- Datum der nächsten Blutentnahme
- Dosierung von Marcumar bis zur nächsten Blutentnahme

- **Indikation**

Marcumar wird eingesetzt bei Patienten, bei denen aus therapeutischen Gründen eine Hemmung der Blutgerinnung notwendig ist.

- **Ziel**

Das Ziel der Marcumar-Therapie ist es, die Blutgerinnung möglichst gleichmäßig im gewünschten Bereich zu halten, um die Bildung von Thromben zu verhindern und somit Schlaganfällen vorzubeugen.

- **Material**

- Marcumar wird als Medikament unter verschiedenen Handelsnamen (Marcumar®, Falithrom®, Phenprocoumon, u. a.) angeboten.
- Die Wirkung setzt zu Beginn der Behandlung langsam ein (nach etwa 48–72 Stunden). Bis der endgültige, therapeutisch gewünschte Wirkspiegel erreicht ist, vergehen oft mehrere Tage.
- Während der Einnahme von Marcumar muss in regelmäßigen Abständen vom Hausarzt mittels Blutabnahme die Blutgerinnungsfähigkeit überprüft werden.

- Die durch Marcumar herabgesetzte Gerinnungsfähigkeit des Blutes wird in der Einheit INR (»international normalized ratio«), früher auch mit dem Quick-Wert angegeben (einige Hausärzte verwenden immer noch den Quick-Wert zur Einstellung der Marcumar-Dosis). Wie stark die Blutgerinnung herabgesetzt werden soll, ist von der zu therapierenden Grunderkrankung abhängig (sollte im Marcumar-Ausweis eingetragen sein).
- Die Häufigkeit der Blutabnahmen wird vom Hausarzt festgelegt und richtet sich nach der Gleichmäßigkeit der zu bestimmenden Werte.
- Nach dem Absetzten des Medikamentes dauert es 7–10 Tage, bis die für eine normal funktionierende Gerinnung nötigen Gerinnungsfaktoren synthetisiert werden.
- Die Wirkung von Marcumar kann im Notfall (bei Verletzungen oder dringend notwendigen Operationen) durch die Gabe von Vitamin K oder Gerinnungsfaktoren aufgehoben werden.

Wirkungsabschwächung:
- Vitamin-K-haltige Lebensmittel (vor allem grüne Gemüse und Leber)
- Durchfall, Erbrechen, evtl. Fieber
- In Kombination mit anderen Medikamenten (evtl. auch Johanniskrautpräparaten, die von einigen Patienten selbst gekauft werden)

Wirkungsverstärkung:
- In Kombination mit manchen anderen Medikamenten

- **Vorbereitung und Maßnahmen**
- Abklären, wer für die Aktualisierung der Marcumar-Werte zuständig ist, evtl. übernehmen Angehörige diese Aufgabe
- Aktuellen Gerinnungswert und aktuelle Marcumar-Dosierung beim Hausarzt erfragen und in den Marcumar-Ausweis eintragen lassen
- Rüstige Patienten nehmen selbständig ihr Marcumar, evtl. ab und zu nachfragen
- Marcumar nach ärztlicher Vorgabe für jeden Wochentag richten

Praxistipp

Marcumar-Patienten auf dem Stammblatt kennzeichnen.

- **Komplikationen**

❯ **Keine i.m.-Injektionen wegen Gefahr der Blutung in den Muskel!**

– Stärkeres und längeres Bluten von kleinen Verletzungen, leichte Hämatombildung
– Stärkere Menstruationsblutung

Sofort den Hausarzt verständigen bei
– Auftreten von intensiven Blutungen (auch Nasenbluten), die sich nicht innerhalb einer halben Stunde stillen lassen
– Rötlich verfärbtem Urin, schwarzem Stuhlgang
– Bildung von Hämatomen oder Hauteinblutungen ohne Anstoßen
– Evtl. Schocksymptomatik (Tachykardie, niederer Blutdruck)
– Bei Verdacht auf nicht korrekte Einnahme des Marcumars
– Bei Fieber verändert sich die Wirkung von Marcumar, hier kann eine zusätzliche Kontrolle der Blutgerinnung notwendig sein.

Medikamentengabe

Martina Döbele, Ute Becker

M. Döbele, U. Becker (Hrsg.), *Ambulante Pflege von A–Z*,
DOI 10.1007/978-3-662-49885-9_59,
© Springer-Verlag Berlin Heidelberg 2016

Die Medikamentengabe beinhaltet das ordnungsgemäße Richten der Medikamente (zweckmäßigerweise wochenweise) sowie die Verabreichung nach ärztlicher Anordnung.

Ist vom Arzt nur das Richten der Medikamente angeordnet, liegt die Verantwortung für die Einnahme der gerichteten Medikamente beim Patienten.

Die korrekte Verabreichung von Medikamenten ist oftmals lebenswichtig für den Patienten. Gute Organisation und Kooperation mit den Angehörigen sind hier wichtig.

> ❯ Liegt das Richten der Medikamente beim Pflegedienst, darf es rechtlich nur nach ärztlicher Anordnung von Pflegefachkräften durchgeführt werden.

In der Pflegeanamnese dokumentieren:
- Was kann der Patient selbst zuverlässig leisten (z. B. bei Sehproblemen ist Richten unmöglich, Einnahme aber selbst möglich)
- Evtl. Abstimmung mit den Angehörigen:
  - Wer überwacht die Bevorratung und fordert Rezepte an?
  - Wer richtet, wer verabreicht die Medikamente?

Dementsprechend ist die ärztliche Verordnung vom Hausarzt auszustellen. Sie umfasst die planmäßige Medikamentengabe (feststehende, eingetragene Medikation) und die Bedarfsmedikation, die bei Beschwerden des Patienten gegeben werden kann (Fieber, Schmerz etc.).

Die vom Arzt in der Pflegedokumentation eingetragene Bedarfsmedikation beinhaltet die Indikation, die Höchstmenge, die Tageshöchstdosierung und das Handzeichen des anordnenden Arztes.

- **Ziel**
- Sicherstellung der Versorgung des Patienten mit den notwendigen Medikamenten

❯ **Beachtung der 5-R-Regel (z. B. bei Versorgung von Eheleuten)**
  - **Richtiger Patient**
  - **Richtiges Medikament**
  - **Richtige Dosierung**
  - **Richtige Zeit**
  - **Richtige Applikation**

- Abdecken von außergewöhnlichen Situationen durch Gabe von Bedarfsmedikation
- Erkennen von Nebenwirkungen
- Größtmögliche Selbständigkeit des Patienten erhalten
- Ausreichende Vorratshaltung der benötigten Medikamente

Medikamente richten

- **Material**
- Ausreichender Vorrat der verordneten Medikamente
- Evtl. beschriftete Vorratsboxen für die ganze Woche
- Medikamentenplan
- Ggf. Medikamententeiler

❯ **Evtl. aktuellen Marcumar-Plan nach aktuellem Gerinnungswert beim Hausarzt erfragen.**

- **Maßnahmen**
- Entsprechende Medikamente in die jeweiligen Fächer der Vorratsboxen legen
- Evtl. Marcumar entsprechend aktuellem Plan richten

- **Nachbereitung**
- Dokumentation
- Regelmäßig Verfallsdatum der Bedarfsmedikamente kontrollieren

Medikamentengabe

Sie ist Teil der Behandlungspflege und muss ärztlich angeordnet werden. Indiziert bei Patienten, die selbst nicht in der Lage sind, die verordneten Medikamente einzunehmen.

Auch bei geistig sehr rüstigen Patienten kann es aufgrund des fehlenden Wochenüberblicks zu Schwierigkeiten bei der Einnahme von Medikamenten kommen (z. B. Marcumar).

■ **Vorbereitung**
- Medikamente aus Medikamentenbox entnehmen
- Für Tropfen sauberen Esslöffel oder Becherchen bereit legen
- Glas Wasser richten zum Hinunterspülen der Medikamente
- Ggf. Medikament mörsern

> Nicht jedes Medikament darf gemörsert werden! Evtl. beim Hausarzt oder in der Apotheke nachfragen.

- Bei Patienten mit Schluckstörungen können die Medikamente in Brei/Joghurt gegeben werden.

■ **Maßnahmen**
- Ggf. Tropfen frisch auf Löffel abzählen, Tropfen müssen vor jeder Verabreichung frisch gerichtet werden (max. 2 Stunden vorher), verschiedene Flüssigkeiten nicht mischen
- Dem Patienten die Medikamente reichen, Glas Wasser reichen zum Hinunterspülen
- Bei Patienten mit PEG ▶ Kap. PEG
- Ggf. Kontrolle, ob die Medikamente geschluckt wurden oder sich noch in der Wangentasche befinden

■ **Nachbereitung**
- Dokumentation
- Neu angebrochene Tropfen oder Durchstechflaschen mit Datum versehen

■ **Komplikationen**
Irrtümliche Verabreichung eines falschen Medikaments:
- Sofort Hausarzt informieren
- Viele Medikamente richten relativ wenig Schaden bei einmaliger falscher Verabreichung an, andere können schädlich sein (Schlafmittel, Marcumar, Digitalispräparate, Opiate)
- Im Extremfall können falsche Medikamentengaben lebensgefährlich sein
- Ist der Hausarzt nicht erreichbar, Vergiftungszentrale anrufen (Nummer ▶ Anhang)

Patient weigert sich, Medikamente zu nehmen:
- Zunächst liebevoll und geduldig versuchen, den Patienten umzustimmen
- Erklären, dass der Hausarzt die Medikamente verordnet hat und für notwendig hält
- Ist dies nicht möglich, Hausarzt verständigen

Bestellung und Aufbewahrung

- Zur Neige gehende Medikamente bestellen (Bestellung für die Kollegen zur Kenntnis notieren)

Praxistipp

Bei der Bestellung auch an Spritzen (z. B. Insulin-Pen) und Zubehör, Tropfen, Säfte, Zäpfchen und Salben sowie an die Bedarfsmedikation denken.

- Ggf. Angehörige darüber informieren, Rezept beim Arzt abholen und/oder Medikamente in der Apotheke besorgen

Praxistipp

Bei Lieferung von anderen, aber wirkstoffgleichen Medikamenten empfiehlt es sich zur Vermeidung von Verwirrung, das gelieferte Medikament auf dem ärztlichen Verordnungsblatt neben dem verordneten Medikament aufzuführen. Auf den Wirkstoffgehalt (in mg) achten. Bei Unklarheiten beim Arzt oder in der Apotheke nachfragen.

- Medikamente zum Patienten bringen und gemäß der Aufbewahrungsvorschrift im Beipackzettel aufbewahren

Mobilisation

Martina Döbele, Ute Becker

M. Döbele, U. Becker (Hrsg.), *Ambulante Pflege von A–Z*,
DOI 10.1007/978-3-662-49885-9_60,
© Springer-Verlag Berlin Heidelberg 2016

Unter Mobilisation versteht man Maßnahmen zur Aktivierung von Pflegebedürftigen, wie:

- Aufsetzen am Bettrand
- Möglichst frühes Verlassen des Bettes (z. B. nach Operationen oder
  Erkrankungen)
- Stehen und Gehen vor dem Bett
- Transfer vom Bett in den Sessel oder Rollstuhl
- Vorbeugen von Gelenkversteifungen durch mehrmaliges Bewegen
  gefährdeter Gelenke (▶ Kap. Kontrakturprophylaxe)

Mobilisation wird angewendet bei allen Menschen mit eingeschränkter
Beweglichkeit.

- **Ziel**
- Selbständigkeit (oder mit Unterstützung durch die Pflegekraft) beim
  Bewegen, beim Transfer und beim An- und Ausziehen
- Sicherheit und Selbständigkeit beim Sitzen und Stehen
- Unterstützung und Förderung der körperlichen und geistigen Beweglichkeit (Orientierung und Steigerung des Wohlbefindens)
- Training von Atmung, Kreislauf und Muskulatur (Steigerung der
  Belastbarkeit)
- Prävention von Sekundärerkrankungen infolge Bewegungsmangel:
  ▶ Kap. Thromboseprophylaxe, ▶ Kap. Kontrakturprophylaxe, ▶ Kap.
  Sturz und ▶ Kap. Dekubitusprophylaxe
- Teilnahme des Pflegebedürftigen am gesellschaftlichen Leben durch
  die Hilfe beim Verlassen und Wiederaufsuchen der Wohnung

- **Material**

Hilfsmittel zur Unterstützung der Beweglichkeit:
- Elektrisches Pflegebett
- Krankenheber, Lifter

- Rutschbrett, Drehscheiben
- Verschiedene Gehhilfen
- Rollstühle (auch Toilettenrollstühle)
- Erhöhter Toilettensitz

Hilfsmittel zur Verminderung von Sturzgefahren:
- ▶ Kap. Sturz

■ Maßnahmen

Im Zusammenhang mit dem Alter oder auf Grund bestimmter Krankheiten können bei Menschen unterschiedliche Beeinträchtigungen auftreten, z. B.:

- Angst vor der Bewegung aus Furcht vor Stürzen
- Schmerzen bei der Bewegung
- Unzureichende Muskelkraft
- Unzureichende Motivation, sich zu bewegen

Die geplante Mobilisation muss deswegen auf der Basis der Pflegeanamnese ermittelt werden:

- Feststellen und Einschätzen der Bewegungsmöglichkeiten und des Hilfebedarfs des Pflegebedürftigen in Bezug auf:
  - Positionswechsel im Sitzen und Liegen, Aufstehen, Umsetzen
  - Das Gehen mit und ohne Hilfsmittel
    - Gleichgewicht, Gang und Gangsicherheit
    - Körperhaltung, Beweglichkeit
    - Treppensteigen
- Festlegen der Ziele gemeinsam mit dem Pflegebedürftigen
- Erarbeiten eines angepassten Bewegungsmusters
- Planung der schrittweisen Mobilisation
- Ggf. Hilfsmittelanpassung, Umgebungsgestaltung und/oder Beratung zu wohnumfeldverbessernden Maßnahmen (▶ Kap. Pflegeversicherung)
- Ggf. Abklärung der Schmerzen vor der Mobilisation und eventuell Schmerzmittelgabe nach ärztlicher Anordnung (▶ Kap. Schmerzen)
- Information und Beratung der Angehörigen zu bewegungsfördernden Maßnahmen

❯ Ermutigen Sie den Pflegebedürftigen, so gut es geht, selbst aufzustehen, sich zu waschen und anzuziehen, alleine zu essen, spazieren zu gehen, oder sich im Haushalt zu beschäftigen.

MRSA

Martina Döbele, Ute Becker

M. Döbele, U. Becker (Hrsg.), *Ambulante Pflege von A–Z*,
DOI 10.1007/978-3-662-49885-9_61,
© Springer-Verlag Berlin Heidelberg 2016

Staphylococcus aureus ist ein Bakterium, das bei etwa 20–30% der Menschen auf der Haut nachweisbar ist (Nasenvorhof, Leistenregion, Achseln, Perineum). Die meisten Besiedelungen verlaufen klinisch stumm. Unter bestimmten Voraussetzungen (kleine Hautverletzungen) kann Staphylococcus aureus eine Vielzahl von Infektionen hervorrufen (Abszesse, Wundinfektionen bis hin zur Sepsis etc.).

Staphylococcus aureus (einschließlich MRSA) wird bei korrekter Anwendung sicher durch alle Desinfektionsmittel mit nachgewiesener bakterizider Wirksamkeit inaktiviert.

> ❯ **Bei gesunden Kontaktpersonen ist das Risiko für schwerwiegende Folgen minimal. Zu Hause können soziale Kontakte weiterhin aufrechterhalten werden. Die konsequente Einhaltung der Hygienevorschriften ist sehr wichtig bei Kontakt mit kontaminierten Körperstellen des Patienten (Nasenpflege, Mundpflege, Absaugen, Verbandwechsel).**

MRSA

Staphylococcus aureus, der gegen den Penicillinabkömmling Methicillin resistent ist.

ORSA

Staphylococcus aureus mit Resistenz gegen Oxacillin.

Multiresistenter Staphylococcus aureus

Staphylococcus aureus mit Resistenzen gegen weitere Antibiotika.

- **Symptome**
- Besiedelung mit Staphylococcus aureus bei gesunden Personen ist asymptomatisch
- Häufig ist ein Nichtansprechen auf Antibiotika der erste Hinweis auf MRSA

- **Ursache**

Übertragungsweg sind den meisten Fällen die Hände des Pflegepersonals (besonders leicht in Krankenhäusern). Auch zu Hause (z. B. bei chronischen Wunden) können sich resistente Bakterienstämme bilden (Wundabstrich).

Begünstigende Faktoren für eine Ansteckung:
- Diabetes mellitus
- Dialysepflicht
- Immunschwäche, -suppression
- Längere Krankenhausaufenthalte
- Mehrere Antibiotika
- Größere, chronische Wunden

- **Ziel**
- Vermeidung der Bildung resistenter Bakterienstämme
- Verhinderung der Weiterverbreitung auf andere Patienten
- Sanierung von infizierten Patienten

- **Maßnahmen**

> **Oberstes Ziel ist die Verhinderung der Weiterverbreitung des Keimes auf andere Patienten und Pflegepersonal.**

MRSA-Besiedelung wird häufig bei Krankenhausaufenthalten erworben und mit in den häuslichen Bereich genommen. Deshalb grundsätzlich bei Patientenneuaufnahme nach Krankenhausaufenthalten bzw. MRSA-Besiedelung fragen.

Multiresistente Erreger unterliegen in antibiotikafreier Umgebung häufig dem Konkurrenzkampf mit der physiologischen Bakterienbesiedlung. Von einer übertriebenen routinemäßigen Desinfektion, z. B. des gesamten betroffenen Haushaltes, ist abzuraten. Ein gesundes Keimspektrum ist wünschenswert.

Für den Umgang des Pflegepersonals mit MRSA-positiven Patient gilt:
- Hygienische Händedesinfektion vor und nach jeder Tätigkeit am Patienten mit Körperkontakt
- Einmalhandschuhe (Händedesinfektion vor dem Anlegen und nach dem Ausziehen der Handschuhe) und patientengebundene Schutz-

kittel bei der Versorgung von Wunden, Tracheostomata, Kathetern und Sonden oder bei möglichem Kontakt mit Körpersekreten oder -ausscheidungen
- Tragen eines Mund-Nasen-Schutzes bei Patienten mit grippalen Infekten, bei der Tracheostomapflege und beim Bettenmachen
- Desinfektion von Pflegehilfsmitteln, die auch für andere Patienten verwendet werden, ggf. Anschaffen von patientengebundenen Pflege-hilfsmitteln
- Keine sonstigen Desinfektionsmaßnahmen im häuslichen Bereich
- Wäsche des Patienten sollte desinfizierend gewaschen werden
- Grundsätzliche Entsorgung in den normalen Hausmüll
- Verbandsmaterial kontaminierter Wunden in geschlossener Tüte sofort, restlichen Müll einmal täglich entsorgen
- Hygienische Händedesinfektion beim Verlassen der Wohnung (▶ Kap. Hygiene)

> Die Infektion eines Patienten mit multiresistenten Keimen muss bekannt sein, um adäquate Maßnahmen einleiten zu können. Insbesondere bei Verlegungen, Transporten, Arztbesuchen und sonstigen Therapien muss diese Information weitergegeben werden. Wenn möglich werden Maßnahmen rechtzeitig organisiert und abgesprochen.

Für die mit dem Patienten in häuslicher Gemeinschaft lebenden Angehörigen gilt:
- Durch eine Infektion gefährdet sind Personen mit offenen Wunden oder Hautläsionen
- Vorsicht auch bei Angehörigen mit Diabetes oder dialysepflichtigen Angehörigen (Distanzierung vom MRSA-Träger bis zur erfolgreichen Sanierung)
- Bei MRSA besiedelten diabetischen Ulzera fachkundige Wund-behandlung und sorgfältiges Abdecken der Wunde
- Individuelle Benutzung von Gebrauchsgegenständen wie Seife, Zahnbürste, Waschlappen, Handtücher

> Jeder Pflegestandard ist nur so gut ist wie sein schwächstes Glied. Die angesetzten Maßnahmen müssen konsequent durchgeführt werden. Das Desinfizieren der Hände nach dem Hausbesuch hat z. B. keinen Nutzen, wenn danach der vergessene Autoschlüssel geholt wird und erneut die Türklinken angefasst werden.

- **Vermeidung der Bildung resistenter Bakterienstämme**

Unreflektierter Einsatz von Antibiotika sowohl in der Medizin wie auch bei Nutztieren führt zunehmend zur Ausbreitung von resistenten Keimen.

Vermeidung von Resistenzen:

— Überwachung einer verordneten Antibiotikatherapie. Die verordnete Dosis und der Verabreichungszeitraum sind unbedingt einzuhalten (▶ Kap. Medikamentengabe)

— Die Hygieneregeln sind auch in der häuslichen Pflege zu beachten, um Infektionen und der Ausbreitung und Entstehung neuer Resistenzen vorzubeugen

— Bei bakteriellen Infektionen stets durch Abstrich vom Hausarzt den Erreger bestimmen lassen, um Antibiotika gezielt einsetzen zu können

● **Verhinderung von Infektionen**

❯ **Der häufigste Übertragungsweg von MRSA sind die Hände des Pflegepersonals.**

— Wichtig ist die konsequente Einhaltung des Pflegestandards.

> **Praxistipp**
>
> Es ist sinnvoll, sich auch ohne akuten Anlass auf die Übernahme von Patienten mit MRSA vorzubereiten, damit diese ggf. reibungslos und ohne Gefährdung für Personal und Angehörige verlegt werden können. Deshalb Schutzkleidung, Infoblätter und Broschüren bereithalten.

Mund- und Zahnpflege

Martina Döbele, Ute Becker

M. Döbele, U. Becker (Hrsg.), *Ambulante Pflege von A–Z*,
DOI 10.1007/978-3-662-49885-9_62,
© Springer-Verlag Berlin Heidelberg 2016

Ist ein pflegebedürftiger Mensch nicht fähig, seine Zahn- und Mundpflege durchzuführen, übernimmt die Pflege das Pflegepersonal. Bei der Mundpflege wird die Mundhöhle inspiziert:

- Beschaffenheit und Veränderungen von Mundschleimhaut und Zunge
- Zustand des Gebisses bzw. der Zahnprothese und des Zahnfleischs
- Mundgeruch (Magenprobleme, Zahnfleischentzündungen)

Allgemeine Mund- und Zahnpflege

- **Ziel**
- Gute Mundhygiene
- Intakte Schleimhaut
- Vermeidung von Mundgeruch

- **Material**
- Zahnbürste und Zahnpasta
- Mundspülung und Becher
- Evtl. Nierenschale
- Handtuch
- Utensilien zur Reinigung der Zahnprothesen (Becher, Reinigungstabletten)

- **Vorbereitung**
- Erfragen der persönlichen Gewohnheiten bei der Mundhygiene
- Benötigte Utensilien griffbereit anordnen
- Bettlägerige in eine Oberkörperhochposition bringen

- **Maßnahmen**

Die Mundhygiene sollte mindestens nach jeder Mahlzeit zur Beseitigung von Speiseresten, zur Kariesprophylaxe, Dysphagieprophylaxe und zur Pneumonieprophylaxe ermöglicht werden (► Kap. Pneumonieprophylaxe, ► Kap. Dysphagieprophylaxe).

Zähne putzen:
- Mund spülen lassen (Gewohnheiten erfragen)
- Übernahme des Zähneputzens
  - von rot (Zahnfleisch) nach weiß (Zähne)
  - von hinten nach vorne
- Prothese reinigen
  - Prothese herausnehmen (lassen), Schamgefühl beachten!
  - Prothese unter fließendem Wasser mit Zahnbürste und Zahnpasta reinigen
  - Ggf. mit Haftcreme versehen und wieder einsetzen
- Mund spülen (lassen) und trocknen

- **Nachbereitung**
- Utensilien reinigen und aufräumen

Spezielle Mundpflege

Spezielle Mundpflege ist erforderlich bei:
- Mundtrockenheit (verminderte Speichelproduktion, Medikamente, Mundatmung)
- Erkrankungen der Mundhöhle wie z. B. Infektionen
- Störungen der Ernährung und Flüssigkeitszufuhr
- Fieber, reduziertem Allgemeinzustand, Abwehrschwäche
- Ernährungssonde oder PEG
- Bewusstseinsstörung, Schluckstörungen
- nicht passender Zahnprothese oder lückenhaftem Gebiss
- Cortison-, Antibiotika- oder Neuroleptikatherapie

- **Ziel**
- Mundschleimhaut ist feucht, Speichelfluss ist angeregt
- Zunge und Mundhöhle ist frei von Belägen und Borken
- Der Pflegebedürftige ist schmerzfrei und infektionsfrei
- Die Fähigkeit des Pflegebedürftige zur Kommunikation und zur Nahrungsaufnahme bleibt erhalten

🔲 Inspektion des Mundbereiches		
	Normal	**Verändert**
Stimme	Klar, unauffällig	Tief/rau, Schwierigkeiten/Schmerzen beim Sprechen
Lippen	Glatt, rosa, intakt	Trocken, spröde, rissig, blutend oder ulzeriert
Speichel	Wässrig	Verdickt, zäh oder fehlend
Zahn-fleisch	Rosa und intakt	Ödematös, gerötet oder blutend
Schlucken	Ohne Beschwerden	Schluckvorgang schmerzhaft bzw. unmöglich
Zunge	Rosa, feucht mit Papillen	Belegt, fehlende Papillen, gerötet, rissig, mit Blasen
Schleim-häute	Rosa, feucht und intakt	Trocken, gerötet, belegt, ulzeriert oder blutend
Geruch	Unauffällig	Unangenehmer Mund- bzw. Atemgeruch

- **Material**
  - Handtuch
  - Taschenlampe und Holzspatel
  - Mundpflegeset (mit Pflaumentupfer, Klemme, Becher)
  - Tee bzw. Lösung
  - Ggf. Butter, Salbe, Rosenhonig usw.

- **Vorbereitung**
  - Oberkörperhochpositionierung: ▶ Kap. Positionierung
  - Utensilien bereitlegen
  - Inspektion von Mund, Mundschleimhaut und des Zahnfleisches mittels Spatel und Taschenlampe auf

Symptome die auf Soor hindeuten:
- Weißliche, abwischbare Flecken auf der Zunge, den Mundschleim-häuten und am Gaumen.

Symptome die auf Speicheldrüsenentzündung (Parotitis) hindeuten
- Druckempfindlichkeit, Schmerz, Schwellung im Bereich vor dem Ohr oder unter der Zunge

- **Maßnahmen**

❯ **Bei Speicheldrüsenentzündung oder Soor Hausarzt verständigen.**

- Vorhandene Zahnprothese entfernen und reinigen.
- Mundhöhle täglich mit Taschenlampe und Spatel kontrollieren auf Verletzungen, Entzündungen, Druckstellen (durch Zahnprothese).
- Tupfer in Kamillentee (o. Ä.), bei Infektionen ggf. mit verordneter Lösung, tränken.
- Gesamte Mundhöhle (Gaumen und Wangenschleimhaut) und die Zunge
  - mit Klemme und Tupfer von hinten nach vorne auswischen. Bei jedem Wischvorgang einen neuen Tupfer verwenden
  - alternativ mittels behandschuhtem Finger und rauem Baumwoll-läppchen auswischen
- Zahnfleisch und Zähne, jeweils Innen- und Außenseite der Zahn-reihen vorsichtig, aber gründlich abwischen (Wischrichtung: von hinten nach vorne), Zähne mit Zahnbürste reinigen
- Beläge (z. B. durch zu wenig Kautätigkeit) mit Zahnbürste entfernen
- Borken mit Butter (oder pflanzlichen Ölen) aufweichen
- Zähflüssiger Speichel kann mit kohlensäurehaltigem Mineralwasser entfernt werden
- Lippen fetten (Fettstift, Salbe oder Butter)
- Erneute Inspektion der Mundhöhle
- Nachwischen mit Mundwasser (z. B. Retterspitz Spezial Mund- und Gurgelwasser) oder Tee nach Wahl, wenn möglich Mund ausspülen lassen
- Bei Zahnprothese: diese nach Reinigung auf Wunsch wieder einsetzen

Praxistipp

Zitronensaft (2 Tropfen) regt die Speichelproduktion an.

- **Nachbereitung**
- Material reinigen und entsorgen
- Beobachtungen und Maßnahmen sowie Wirkung der Maßnahmen im Bericht dokumentieren

Nasenpflege

Martina Döbele, Ute Becker

M. Döbele, U. Becker (Hrsg.), *Ambulante Pflege von A–Z*,
DOI 10.1007/978-3-662-49885-9_63,
© Springer-Verlag Berlin Heidelberg 2016

Aufgaben der Nase sind Reinigung, Temperaturregulierung und Befeuchtung der Atemluft sowie die Geruchswahrnehmung.

Allgemeine Nasenpflege

Die Nase reinigt sich selbst. Die Nasenschleimhaut muss dazu stets feucht sein. Heizungsluft trocknet sie aus und die Fähigkeit zur Selbstreinigung kann beeinträchtigt werden.

> **Praxistipp**
>
> Wassergefäße und Grünpflanzen sorgen für Luftfeuchtigkeit.

Pflegebedürftige sind häufig nicht mehr in der Lage, die Nase durch Schnäuzen zu reinigen. Es kann zu trockener Nasenschleimhaut mit Borkenbildung und Entzündungen kommen. Deswegen muss die regelmäßige Reinigung der Nasengänge im Rahmen der Körperpflege durchgeführt werden.

- **Ziel**
  - Freihalten der Atemwege, Vermeidung von Sekretansammlung
  - Infektionsprophylaxe

- **Vorbereitung**
  - Klares Wasser
  - Waschlappen und Handtuch
  - Wattestäbchen
  - Nasensalbe/-spray (meersalzhaltige Nasensprays oder nach Verordnung)
  - Evtl. Vaseline, Baby- oder Olivenöl

- **Maßnahmen**
  - Nasenreinigung während der Ganzkörperpflege bei Bedarf mit Waschlappen
  - Ggf. Borken im vorderen Nasendrittel mit Vaseline/Öl aufweichen, danach mit Watteträger entfernen. Bei Abwehrverhalten des Pflegebedürftigen wegen Verletzungsgefahr nur gedrehte Watte verwenden
  - Evtl. Nasensalbe/-spray einbringen

- **Nachbereitung**
  - Benutztes Material entsorgen
  - Dokumentation der Maßnahme

Spezielle Nasenpflege

Spezielle Nasenpflege wird nötig bei z. B. Nasensonde oder Tubus.
  - Krusten- und Borken entfernen
  - Nase ggf. von Pflasterrückständen reinigen
  - Nasengänge auf Hautveränderungen oder Druckulzerationen inspizieren

- **Ziel**
  - Erhaltung eines physiologischen Hautmilieus und einer intakten Nasenschleimhaut
  - Gewährleistung einer unbehinderten Nasenatmung (Vermeidung von Sekretansammlung)

- **Material**
  - Einmalhandschuhe
  - Unsterile Watteträger
  - Nasenlösung/-salbe, Vaseline und NaCl-Lösung 0,9%
  - Ggf. Absaugvorrichtung mit Absaugkatheter
  - Wundbenzin
  - Hautfreundliches Pflaster
  - Schere
  - Abwurfmöglichkeit

- **Maßnahmen**
  - Pflegebedürftigen positionieren (z. B. halbhohe Oberkörperhochpositionierung)
  - Pflasterfixierung lösen
  - Einmalhandschuhe anziehen

- Inspektion der Nase
- Nasenschleimhaut pflegen (siehe oben)
- Ggf. Verkrustungen mit NaCl-Lösung 0,9% oder Vaseline aufweichen und entfernen
- Auswischen der Nase mit in Lösung getränkten Watteträgern/ gedrehter Watte
- Ggf. unteren Nasengang absaugen
- Nasensalbe einbringen
- Hautstellen mit Benzin säubern und entfetten, dabei die Sonde etwas zurückziehen
- Sonde versetzt mit Pflaster fixieren

- **Nachbereitung**
- Dokumentation der Maßnahme:
    - Zustand von Nase und Nasenschleimhaut
    - Menge, Aussehen und Konsistenz des Sekretes
    - Wirkung der Maßnahme

Ödeme

Martina Döbele, Ute Becker

M. Döbele, U. Becker (Hrsg.), *Ambulante Pflege von A–Z*,
DOI 10.1007/978-3-662-49885-9_64,
© Springer-Verlag Berlin Heidelberg 2016

Man unterscheidet unterschiedliche Arten von Ödemen:

- Lymphödeme (Abflussstörung des Lymphsystems)
- Ödeme als Symptom einer Grunderkrankung wie Herzinsuffizienz oder Nierenerkrankungen
- Ödeme im Rahmen eines akuten allergischen Geschehens (Quincke-Ödem)

> **Ödem**
>
> Als Ödem wird die Ansammlung von Flüssigkeit im interstitiellen Raum bezeichnet.

▪ Pathologie

Durch vermehrte Durchlässigkeit der Kapillaren oder Störung des Lymphabflusses kommt es zur Ansammlung von Flüssigkeit im Unterhautgewebe.

Übergewicht und Bewegungsmangel fördern die Entstehung eines Lymphödems.

Chronische Ödeme führen durch den permanent erhöhten Druck zu Ernährungsstörungen des Gewebes. Dadurch kann es zu irreversiblen Umbauvorgängen der Haut und Unterhaut (Fibrosklerose) kommen. Außerdem treten häufig Wundheilungsstörungen, Entzündungen oder Mykosen auf.

▪ Symptome

Die durch Ödeme verursachten Symptome sind vom betroffenen Körperabschnitt bzw. Organ abhängig.

Bei mobilen Patienten fallen vor allem Ödeme an den Unterschenkeln schnell auf.

Bei bettlägerigen Patienten konzentrieren sich Ödeme auf die am tiefsten liegenden Körperteile wie unterer Rücken, Hüfte, Oberschenkel (Anasarka).

Man beobachtet:
- Schmerzlose Schwellung
- Umfangsvermehrung des betroffenen Körperteils
- Evtl. vom Patienten wahrgenommenes Spannungsgefühl

Beim Lymphödem:
- Stadium 1 – reversibel: teigig-weiches Ödem, eindrückbar. Hochlagern bessert
- Stadium 2 – irreversibel: bereits Umbauvorgänge in Haut und Unterhaut. Schwellung wird härter, keine Delle beim Eindrücken, keine Besserung beim Hochlagern
- Stadium 3 – Elephantiasis: hier evtl. sehr starke Schwellung, Bewegungseinschränkung, ausgedehnte Hautveränderungen, häufig Blasen, Ekzeme, Wundheilungsstörungen

- **Ursachen**
- Lymphabflussstörung, (durch Gewebszerstörung oder Tumoren, chronisch venöse Insuffizienz, Zustand nach tiefer Beinvenenthrombose etc.)
- Herzinsuffizienz, Nierenerkrankungen (akut und chronisch)
- Medikamente (manche Antihypertensiva, Antiphlogistika, Glukokortikoide etc.)
- Allergien

> Verstärkte Ödeme bei schwangeren Frauen müssen ärztlich abgeklärt werden, Gefahr der EPH-Gestose (EPH = Ödem, Proteinurie, Hypertension)!

- **Maßnahmen**

Bei neu auftretenden Ödemen Hausarzt informieren. Nur durch medizinische Diagnostik ist die Ursache herauszufinden.

> Exakte Beobachtung der Haut und genaue Dokumentation von Hautbeschaffenheit, Läsionen und Rötungen bei Ödemen jeder Art extrem wichtig!

Beim Lymphödem:

Die Behandlung eines Lymphödems erfordert ein hohes Maß an Konsequenz und Kontinuität in der Behandlung sowohl von den Pflegenden als auch von Patienten. Eine kausale Therapie existiert nicht. Behandlungsziel ist die leichte Rückbildung/die Verhinderung der Zunahme.
- Komplexe physikalische Entstauungstherapie
- Manuelle Lymphdrainage

- Kompressionsbehandlung nach ärztlicher Anordnung
- Bewegungsübungen, zu Bewegung ermuntern
- Vermeidung von Verletzungen (auch z. B. von Insektenstichen oder Sonnenbränden)
- Gute Beobachtung der Haut (Verfärbungen, Entzündungen, teigig aussehende Bezirke), ggf. Hausarzt informieren
- Konsequente Hautpflege (▶ Kap. Hautpflege)
- Keine Feuchträume (▶ Kap. Intertrigoprophylaxe)
- Keine einschnürende Kleidung
- Anstreben von Normalgewicht
- Keine Blutdruckmessung an ödematösen Armen
- Keine starke Erwärmung, Abkühlung (fördert den Lymphfluss)

Bei chronischen Ödemen durch Herzinsuffizienz/Nierenerkrankungen:
- Therapie der Grunderkrankung
- Eine regelmäßige Umfangmessung der betroffenen Extremität (und exakte Dokumentation) kann wichtige Hinweise auf den Verlauf der Grunderkrankung geben (Verordnung)

Praxistipp

Wird der Unterschenkelumfang zur Verlaufskontrolle von Ödemen gemessen, die »Messstelle« mit Kuli oder Pflasterstreifen markieren, damit die Ergebnisse vergleichbar sind.

Ohrenpflege

Martina Döbele, Ute Becker

M. Döbele, U. Becker (Hrsg.), *Ambulante Pflege von A–Z*,
DOI 10.1007/978-3-662-49885-9_65,
© Springer-Verlag Berlin Heidelberg 2016

Allgemeine Ohrenpflege

Pflegeübernahme erfolgt bei Menschen, die ihre Ohrenpflege nicht mehr selbständig durchführen können.

- **Ziel**
- Sauberer und freier Gehörgangseingang
- Infektionsprophylaxe

- **Material**
- Klares Wasser
- Waschlappen und Handtuch
- Watteträger oder -pads

- **Maßnahmen**
- Die Ohrmuschel und der Bereich hinter dem Ohr werden während der Ganzkörperpflege mit dem Waschlappen gereinigt
- Verkrustungen mit in Öl getränktem Watteträger anlösen, dabei nur Gehörgangseingang reinigen. Für jedes Ohr einen separaten Watteträger verwenden (Infektionsübertragung)
- Ohren auf Verletzung oder Veränderungen inspizieren, (auch Bereich hinter der Ohrmuschel)
- Zum Schluss gut trocken tupfen

> Niemals versuchen, im Gehörgang zu reinigen.

- **Nachbereitung**
- Dokumentation der Maßnahme

Spezielle Ohrenpflege

Die spezielle Ohrenpflege wird bei Erkrankungen des Ohres durchgeführt und muss vom Arzt verordnet werden. Hier kommen Ohrentropfen und -salben zur Anwendung.

- **Symptome**
  - Entzündungszeichen (Schmerzen, Sekret, Schwellung, Rötung)
  - Schwerhörigkeit

- **Ziel**
  - Wiederherstellen der Hörfähigkeit (► Kap. Schwerhörigkeit)
  - Abheilen der Entzündung

- **Material**
  - Ohrensalbe/-tropfen nach ärztlicher Anordnung
  - Abwurfmöglichkeit

- **Vorbereitung**
  - Händedesinfektion
  - Verfalldatum der Ohrentropfen und -salben kontrollieren

- **Maßnahmen**
  - Ohren reinigen (siehe oben)
  - Pflegebedürftigen auf die Seite legen oder im Sitzen den Kopf zur Seite legen lassen
  - Ohrmuschel ggf. sanft nach hinten ziehen, um das Einträufeln zu erleichtern
  - Verordnete Tropfenzahl bzw. Salbe (1–2 cm) ins oben liegende Ohr einbringen
  - Haltung sollte noch 15-20 Minuten eingehalten werden

Praxistipp

Durch die zusätzliche Benutzung von Nasentropfen wird die Belüftung des Mittelohres unterstützt.

- **Nachbereitung**
  - Material entsorgen (Aufbewahrungsart der angewandten Tropfen oder Salben beachten)
  - Händedesinfektion

- Dokumentation der Maßnahme:
  - Zustand der Ohren und sichtbaren Gehörgänge
  - Menge, Aussehen und Konsistenz des Sekretes
  - Wirkung der Maßnahme

❯ **Jegliche festgestellte Veränderungen unmittelbar dem Arzt mitteilen.**

Patientenverfügung

Martina Döbele, Ute Becker

M. Döbele, U. Becker (Hrsg.), *Ambulante Pflege von A–Z*,
DOI 10.1007/978-3-662-49885-9_66,
© Springer-Verlag Berlin Heidelberg 2016

In einer Patientenverfügung kann für den Fall der Entscheidungsunfähigkeit im Voraus festgelegt werden, ob und wie man in bestimmten Situationen ärztlich behandelt werden möchte. Somit trägt sie dazu bei, die eigene Selbstbestimmung am Lebensende sicherzustellen und ist dabei den behandelnden Ärzten sowie den Bevollmächtigten oder Betreuern eine große Hilfe.

> — Die volljährige Person muss entscheidungsfähig sein.
> — Die Schriftform ist zwingend vorgeschrieben, ebenso das Datum und die eigenhändige Unterschrift (oder das durch einen Notar beglaubigte Handzeichen).
> — Eine notarielle Beglaubigung ist nicht notwendig.
> — Eine Patientenverfügung kann jederzeit formlos widerrufen werden.

■ **Durchführung**

Folgende Punkte sollte eine selbst verfasste Patientenverfügung oder auch ein vorgefertigtes Formular enthalten, damit es rechtswirksam befolgt werden kann:

— Name und Anschrift
— Beschreibung der konkreten Situationen, in der die Verfügung gelten soll, z. B.:
    — wenn der Sterbeprozess eingesetzt hat
    — wenn ein irreversibler Organausfall vorliegt
    — wenn eine schwere Erkrankung vorliegt, die höchstwahrscheinlich in absehbarer Zeit zum Tode führt
    — wenn ein weit fortgeschrittener Hirnabbauprozess vorliegt
— Festlegung der ärztlichen/pflegerischen Maßnahmen mit der Beschreibung bzw. Aufzählung der gewünschten und der nicht gewünschten Maßnahmen, z. B.:

- Schmerz- und Symptombehandlung
  - Behandlung bei Übelkeit /Erbrechen, Schmerzen, Atemnot
- Künstliche Ernährung und Flüssigkeitszufuhr
- Wiederbelebung, Intensivtherapie, maschinelle Beatmung, lebenserhaltende Maßnahmen
- Bluttransfusion, Dialyse
- Antibiotika und andere lebensverlängernde medikamentöse Behandlungen
- Ort der Behandlung
  - Krankenhaus, Zuhause, Hospiz
- Ggf. Aussagen zu Organspende
- Hinweis auf weitere Vorsorgeverfügungen
- Aussagen zur Aktualisierung der Patientenverfügung

Praxistipp

Es empfiehlt sich, eine Patientenverfügung alle 2–3 Jahre erneut zu unterschreiben, um Aktualität nachzuweisen. Alternativ kann zur Unterschrift folgender Zusatz angefügt werden: »Diese Patientenverfügung hat ab Ausstellungsdatum für alle Zeiten Ihre Gültigkeit, sofern ich sie selbst nicht widerrufe«.

- Bestätigung eines Arztes, dass ein Aufklärungsgespräch über den Inhalt der Verfügung geführt wurde. Der Arzt unterschreibt als Zeuge, dass die Unterschrift vom Patienten eigenhändig geleistet wurde und bestätigt die vorhandene Einwilligungsfähigkeit des Patienten
- Schweigepflichtsentbindungen
- Ernennung eines Bevollmächtigten oder Benennung des gewünschten Betreuers
- Ort, Datum, Unterschrift des Patienten und ggf. der vorgesehenen Stellvertreter, die ihre Bereitschaft zur Übernahmen der Aufgabe bestätigen

- **Nachbereitung**
- Das Original sollte auffindbar beim Betroffenen verwahrt werden. Kopien sind an den behandelnden Arzt und an die Bevollmächtigten oder Betreuer auszuhändigen.

Praxistipp

Durch die Meldung der Patientenverfügung beim »Zentralen Vorsorge-register« (ZVR) der Bundesnotarkammer, kann diese im Bedarfsfall schnell und einfach gefunden werden.

PEG und enterale Ernährung

Martina Döbele, Ute Becker, Silke Frohmüller

M. Döbele, U. Becker (Hrsg.), *Ambulante Pflege von A–Z*,
DOI 10.1007/978-3-662-49885-9_67,
© Springer-Verlag Berlin Heidelberg 2016

PEG

Die Anlage einer PEG ist das Standardverfahren für eine klinisch indizierte Langzeiternährung.

PEG

PEG (perkutane endoskopische Gastrostomie): Eine Ernährungssonde wird unter endoskopischer Kontrolle perkutan durch die Haut und die Bauchwand hindurch im Magen platziert.

- **Ziel**
- Sicherstellung einer quantitativ und qualitativ ausreichenden Ernährung von Patienten, bei denen eine enterale Sondenernährung indiziert ist

PEG-Pflege nach Neuanlage

In den ersten 10 Tagen nach PEG-Anlage sterile Wundversorgung mit täglichem Verbandswechsel.
- Geringgradige Rötung und Bildung von serösem Sekret sind häufig und klingen meist spontan ab
- Wundinfektion: Rötung größer als ca. 1 cm und eitrige Sekretion

- **Material**
- Händedesinfektionsmittel, Desinfektionsspray
- Unsterile Handschuhe
- Sterile Schlitzkompresse, ca. 4 sterile Kompressen
- Stretchpflaster, Pflasterstreifen

- Evtl. NaCl 0,9%
- Abwurfbehälter

- **Vorbereitung**
- Material griffbereit anordnen
- Hygienische Händedesinfektion
- Handschuhe anziehen

- **Maßnahmen**
- Verband entfernen, ggf. Inkrustationen mit NaCl 0,9% lösen
- Äußere Halteplatte der PEG öffnen, Sonde lösen und Halteplatte zurückziehen
- Einstichstelle, Sonde und Halteplatte mit Desinfektionsspray einsprühen
- Händedesinfektion, Handschuhwechsel
- Reinigung der Haut um die Einstichstelle von zentral nach peripher mit steriler Mullkompresse
- Reinigung der äußeren Halteplatte und der Sonde mit einer weiteren Mullkompresse
- Erneut Einsprühen der Einstichstelle mit Desinfektionsspray, gut trocknen lassen! Feuchte Kammer vermeiden!
- Sonde im Einstichkanal um die eigene Achse drehen, etwas vor- und zurückschieben und dann leicht bis zum spürbaren Widerstand anziehen
- Sterile Schlitzkompresse zwischen Haut und Halteplatte um die Sonde legen
- Halteplatte bis auf die Schlitzkompresse zurückschieben und Sonde daran fixieren
- Nochmals Lage kontrollieren, Halteplatte mit einer Mullkompresse abdecken, mit Stretchpflaster fixieren

PEG-Pflege nach Einheilung

Bei eingeheilter, reizloser PEG ist für den Verbandswechsel die Einlage einer Schlitzkompresse zwischen Haut und Halteplatte 2- bis 3-mal in der Woche erforderlich. Auf Pflaster kann verzichtet werden. Etwa 2 Wochen nach Neuanlage dürfen die Patienten auch baden (danach Verbandwechsel!). Eine liegende PEG muss regelmäßig kontrolliert werden.
Erforderliche Kontrollen:
- Hautverhältnisse und korrekte Sondenlage mindestens 2-mal in der Woche

- Durchgängigkeit der Sonde täglich
- Sondenmaterial auf Knickstellen, Ausbuchtungen, Leckagen 1-mal in der Woche

❯ **Bei Auffälligkeiten muss der behandelnde Arzt benachrichtigt werden.**

Spülen der Sonde

Die PEG-Sonde soll regelmäßig mit jeweils ca. 30–50 ml Flüssigkeit gespült werden:
- Nach Unterbrechung der Nahrungszufuhr
- Vor und nach jeder Medikamentenapplikation
- Beim Wechsel des Applikationssystems
- Bei Nichtbenutzung der Sonde einmal täglich

Geeignet:
- Stilles Mineralwasser oder abgekochtes Wasser, Kamillen- oder Fencheltee

Nicht geeignet:
- Säure- oder kohlensäurehaltige Flüssigkeiten

Probleme und Komplikationen bei liegender PEG

Okklusion der Sonde

Eine verstopfte Sonde ist ein häufiges Problem, das durch korrekten Umgang mit der Sonde meist vermeidbar ist.

Häufige Ursachen:
- Die Gabe selbst pürierter Nahrung
- Die Gabe von sauren Getränken (führen zur Eiweißausfällung der Sondennahrung)
- Grobe Tablettenkrümel und unzureichend gemörserte Medikamente
- Medikamente mit stark saurem oder alkalischem pH-Wert (Eiweißausfällung)
- Nur sehr selten ist eine Verlegung des Lumens von Magenseite her die Ursache

Bei verstopfter Sonde:
- Sonde mit warmem Wasser frei spülen
- Sonde mehrfach mit der Hand durchkneten

- Bei weiterbestehender Okklusion Coca-Cola oder Pepsinwein in die Sonde füllen, 15 Minuten liegen lassen, danach erneuter Versuch des Freispülens
- Bei andauernder Verstopfung Hausarzt informieren

> **Praxistipp**
>
> Um ein Verstopfen der Sonde zu verhindern, am Abend als letzte Gabe 200–300 ml Wasser geben.

❯ **Die Sonde darf keinesfalls mit festen Materialien wie Mandrins oder Drähten wieder durchgängig gemacht werden. Hohes Perforationsrisiko!**

Leckage von Mageninhalt

Gelegentlich kommt es zu einer Leckage von Mageninhalt, Ursache ist meist eine lokale Infektion.

- **Ziel**
- Trockene Haut
- Entlastung des Magens

- **Maßnahmen**
- Häufiger Verbandwechsel
- Beim Verbandswechsel ist ganz besonders auf die korrekte Lage der Sonde zu achten
- Die Haut sollte mit Öl-in-Wasser-Emulsion gepflegt werden
- Zur Entlastung des Magens wird der Oberkörper des Patienten um 30° hochgelagert
- Die Nahrung langsam über Pumpe applizieren, evtl. muss vorübergehend die Flüssigkeit dem Patienten parenteral appliziert werden.
  Üblicherweise klingt die Leckage unter einer solchen Behandlung innerhalb einiger Tage ab.

Hautprobleme

Ekzeme und Mykosen sind oft Folge übertriebener Hygiene.
- Bei einer reizlos eingeheilten PEG kein Desinfektionsmittel verwenden!
- Zur Reinigung sollte ein Syndet benutzt werden
- Bei stark schwitzenden Patienten Schlitzkompresse täglich wechseln

▬ Möglichst hautverträgliches Pflaster verwenden oder vollständig auf Pflaster verzichten

Wenn diese Maßnahmen nicht ausreichen, muss der Patient ggf. dem Hautarzt zur spezifischen Behandlung vorgestellt werden

Enterale Ernährung

┌─ **Enterale Ernährung** ─────────────────────────────
│ Künstliche Ernährung mit industriell gefertigter Sondennahrung.
└───

Enterale Ernährung wird vom Arzt unter Berücksichtigung der individuellen Besonderheiten des jeweiligen Patienten festgelegt. Die Menge richtet sich nach dem Energiebedarf des Patienten.

■ **Ziel**
▬ Zufuhr des individuellen Bedarfs an Flüssigkeit und Nährstoffen
▬ Gewichtsabnahme vermeiden bzw. eine Gewichtszunahme erreichen

■ **Vorbereitung**
Jeder Patient braucht neben einer sorgfältigen Pflegeplanung und -dokumentation einen Ernährungsplan, der regelmäßig überprüft und ggf. angepasst werden muss. Folgende Angaben müssen auf jedem Ernährungsplan klar ersichtlich sein:
▬ Art der Sondennahrung
▬ Zu verabreichende Menge
▬ Art der Applikation:
  ▬ bei kontinuierlicher Gabe die Laufgeschwindigkeit in ml/Stunde
  ▬ bei Bolusgabe die Anzahl der Boli und die Menge pro Bolus
▬ Menge der zusätzlich notwendigen Flüssigkeit (▶ Kap. Dehydratationsprophylaxe)

■ **Maßnahmen**
Kontinuierliche Gabe über einen Zeitraum von maximal 20 Stunden (bei guter Verträglichkeit reduzierbar) ist das Standardverfahren in der enteralen Langzeiternährung. Der Einsatz einer Pumpe ist zu bevorzugen.
▬ Der Kostaufbau erfolgt langsam über 5-7 Tage. Dies verhindert Diarrhö, Übelkeit, Völlegefühl
▬ Applikationssysteme müssen täglich gewechselt werden
▬ Regelmäßige Gewichtskontrollen

━ Berücksichtigen von verändertem Flüssigkeitsbedarf (z. B. bei Fieber, im Hochsommer)

■ **Komplikationen**

❯ **Bei allen Komplikationen muss der Arzt verständigt werden.**

Übelkeit, Erbrechen, Völlegefühl, **Diarrhö:**
   Häufige Ursachen:
━ Zu schneller Nahrungsaufbau oder zu schnell applizierte Nahrungsmenge
━ Falsche Sondenkost, zu kalte Nahrung, kontaminierte Nahrung

❯ **Sondenkost 24 Stunden nach Öffnen verwerfen!**

━ Erkrankung des Patienten und psychische Befindlichkeit
━ Medikamente (z. B. Antibiotika, Zytostatika)

Bei Diarrhöen sollte der Nahrungsaufbau nach einem Karenztag, an dem nur Flüssigkeit in ausreichender Menge gegeben wird, erneut sehr langsam erfolgen. Ein Wechsel der Sondenkost führt nur ausnahmsweise zum Erfolg, wenn Änderungen am Ballaststoffgehalt, der Osmolarität und dem Laktosegehalt der Nahrung erforderlich sind. In jedem Fall muss der behandelnde Arzt informiert werden, ggf. ist eine vorübergehende parenterale Applikation von Flüssigkeit erforderlich.

Medikamentengabe

Eine Medikamentengabe über die PEG darf nur nach Rücksprache mit dem Arzt erfolgen.

■ **Maßnahmen**
━ Medikament mörsern
━ Jedes Medikament muss einzeln verabreicht werden, danach Sonde spülen

❯ **− Nicht jedes Medikament darf gemörsert werden!**
   − Die Medikamente dürfen nie mit der Sondennahrung vermischt werden.

Fragen Sie den Arzt nach den Möglichkeiten anderer nicht oraler Galeniken.

Pflegedokumentation

Martina Döbele, Ute Becker

M. Döbele, U. Becker (Hrsg.), *Ambulante Pflege von A–Z*,
DOI 10.1007/978-3-662-49885-9_68,
© Springer-Verlag Berlin Heidelberg 2016

An der Pflege beteiligen sich meist mehrere Personen. Für die Sicherung einer optimalen Pflege ist es erforderlich, dass jede Pflegeperson weiß, was andere getan haben. Ein wichtiges Hilfsmittel ist hierbei die Pflegedokumentation.

Häufig werden in der Pflege mündliche Absprachen getroffen, jedoch gestaltet sich die Nachweisbarkeit dieser Absprachen sehr schwierig. Nur was schriftlich nachweisbar ist, hat juristischen Bestand und kann die Pflegenden vor Nachteilen und Strafen schützen.

Die Pflegedokumentation ist somit das wichtigste Kommunikations- und Planungshilfsmittel, welches in der Pflege zur Verfügung steht. Sie ist der entscheidende Faktor zum Nachweis einer korrekten, gewissenhaften, sach- und fachgerechten Pflege unter Berücksichtigung der aktuellen wissenschaftlichen Erkenntnisse und der Aktivierung des Pflegebedürftigen. Sie bietet somit ein hohes Maß an Rechtssicherheit, wenn sie regelmäßig und ordnungsgemäß geführt wird.

Aufbau der Pflegedokumentation

Das Dokumentationssystem sollte auf die Einrichtung und deren individuellen Leistungscharakter zugeschnitten sein. Man unterscheidet Standardformulare (z. B. Stammblatt, Pflegebericht) und Sonderformulare (bei Bedarf wie Bewegungsplan, Ernährungsplan).

- **Inhaltliche Kriterien**

Die Eintragungen sollen für alle an der Pflege, Betreuung, Versorgung und Behandlung Beteiligten verständlich sein. Sie sollen

- lesbar,
- verständlich,
- vollständig,

- kontinuierlich,
- am Pflegeprozess bzw. am Betreuungsplan orientiert,
- ohne Bewertungen/Interpretationen
- konkret formuliert sein.
  Aussagen des Pflegebedürftigen werden ggf. als Zitat dokumentiert.

- **Formale Kriterien**

Das Dokumentationssystem wird von allen Mitarbeitern geführt. Es muss Datenschutzbestimmungen und formale Aspekte erfüllen:

- Alle Eintragungen müssen rückverfolgbar sein. Sie müssen mit Datum und Name (i. d. R. als Handzeichen) des Verfassers versehen sein. Der Pflegedienst führt eine Handzeichenliste mit Qualifikationsangabe (Handzeichen ist einwandfrei zuzuordnen).
- Die Dokumentation muss mit Kugelschreiber (keine Filz-, Bleistifte) erfolgen. Sie sollte lesbar, übersichtlich und ohne Leerzeilen sein:
  - Kein Tipp-Ex®, nichts überklebt, ausradiert oder unleserlich gemacht.
  - Korrekturen sind so vorzunehmen, dass das Original leserlich bleibt (waagerecht durchstreichen, Korrektur mit Handzeichen und Zeitpunkt).
- Wurde ein Eintrag vergessen, Eintrag am folgenden Tag nachholen, als Nachtrag kennzeichnen.
- Die aktuelle Pflegeprozessdokumentation wird beim Pflegebedürftigen aufbewahrt. Ist eine sichere Aufbewahrung dort nicht möglich, wird die Dokumentation im Pflegedienst aufbewahrt.
- Die Pflegedokumentation ist Eigentum des ambulanten Pflegedienstes. Sie ist für einen Zeitraum von 10 Jahren aufzubewahren.

- **Einsicht in die Pflegedokumentation**

Der Pflegebedürftige hat ein Einsichtsrecht in die Pflegedokumentation und das Recht, Fotokopien auf seine Kosten zu machen. Er darf keine Veränderungen vornehmen und die Dokumentation nicht an Dritte weitergeben.

Der Pflegeprozess

Der Pflegeprozess ist eine schriftliche, strukturierte Vorbereitung und Planung der Pflegeleistung. Dies bewirkt, dass eine geplante und nachvollziehbare Betreuung entsteht. Die Pflegeleistung wird dadurch für alle Beteiligten transparent. In der ambulanten Pflege werden die Leistungen (Pflegemaßnahmen) geplant, die der Pflegedienst erbringt; auf die von anderen Beteiligten (z. B. Angehörige) erbrachten Leistungen wird verwiesen.

- **Ziel**
- Information aller beteiligten Personen
- Verlaufskontrolle
- Nachvollziehbarkeit und Transparenz des Pflegeprozesses
- Abrechnung der erbrachten Leistungen
- Nachweis der erbrachten Leistungen im juristischen Sinne
  Der Pflegeprozess gliedert sich in mehrere Phasen.

Phase 1: Informationssammlung

Basis für die Pflegeplanung ist die Pflegeanamnese. Sie erfasst den Zustand des Pflegebedürftigen und bildet das Fundament der weiteren patienten-orientierten Pflegeplanung.

Zur Sammlung der Informationen dienen Erstgespräch und Beobachtung und Information durch andere Personen. Festgehalten werden die ersten Informationen auf dem Stammblatt. Erhoben werden Pflegeanamnese, Biographie und im Bedarfsfall ein Risikoassessment.

Stammblatt:
- Angaben zur Person, Konfession, Versicherungsdaten, Pflegestufe
- Medizinische Diagnosen, Allergien, Hilfsmittel, Schrittmacher
- Angaben zu anderen an der Versorgung beteiligten Diensten
- Haus- und ggf. Fachärzte
- Verfügungen (z. B. über künstliche Ernährung oder Reanimation)
- Soziale Versorgungssituation (z. B. Vollmachten, ggf. gesetzlicher Betreuer mit Wirkungskreis)
- Informationen für Notfallsituationen (z. B. Aufbewahrungsort für Schlüssel, Adresse und Telefonnummer einer Bezugsperson, Notrufvereinbarungen)

Biographie:
- Lebensgeschichte
- Wichtige Begebenheiten aus der Vergangenheit, Traditionen und Werte des Patienten
- Typische Verhaltensweisen

Risikoskalen:
- Sturz
- Mangelernährung usw.

Pflegeanamnese:

- Gesundheitsgeschichte
- Lebensgewohnheiten, soziale Beziehungen und Kontakte
- Informationen über Vitalfunktionen und pflegerelevante Probleme in Bezug auf Herz-Kreislauf, Stoffwechsel, Schmerzen usw.
- Aktuelle Situation/Ist-Zustand (evtl. AEDL)

Praxistipp

Die Pflegeanamnese muss kontinuierlich aktualisiert werden. Beobachtungen und Erkenntnisse, die während einer Betreuung oder hauswirtschaftlichen Versorgung gemacht werden, sollten zur Ergänzung der Pflegeanamnese/der Biographie an die zuständige Pflegefachkraft weitergegeben werden!

Phase 2: Erkennen von Ressourcen und Pflegeproblemen

Hier werden Ressourcen und vorhandene Pflegeprobleme deutlich.

■ Ressourcen – Eigenständigkeit fördern und erhalten

Ressourcen sind Hilfsquellen und/oder verbliebene Fähigkeiten des Pflegebedürftigen. Sie sind individuell verschieden und müssen aktuell erfasst und fortlaufend ergänzt werden. Ressourcen des Menschen zu fördern geht grundlegend mit der Fragestellung einher:

- Was kann der Pflegebedürftige allein?
- Wo benötigt er fachliche Anleitung und Unterstützung?

Für die pflegerischen Aktivitäten ist der Grad der Selbständigkeit entscheidend, um einzelne Fähigkeiten gezielt zu erhalten, zu reaktivieren bzw. wiederzuerlangen.

- Wo wird die Übernahme bestimmter Tätigkeiten durch die Pflegeperson notwendig?

Ressourcen verändern sich. Eine Evaluation der Pflegeplanung muss deshalb immer auch eine Überprüfung der Pflegeanamnese und der Ressourcen beinhalten.

- **Pflegeprobleme**

Ein Pflegeproblem besteht dann, wenn Beeinträchtigungen die Selbständigkeit des Pflegebedürftigen so einschränken, dass dieser sie nicht eigenständig kompensieren kann. Ein Problem, das nur medizinisch-ärztlich gelöst werden kann, ist kein Pflegeproblem.

Formulierung von Problemen:
- Aus der Sicht des Betroffenen
- So kurz wie möglich
- Exakt und spezifisch (In welchem Bereich ist das Problem/Defizit? Art und Weise des Defizits? Wie beeinträchtigt das Defizit die Selbständigkeit, die Lebensgewohnheiten des Pflegebedürftigen?)
- Ohne Wertung oder Interpretation

Phase 3: Festlegung der Pflegeziele

Festlegen der konkreten Pflegeziele (Soll-Zustand des Pflegebedürftigen). Sie stehen im inhaltlichen Zusammenhang mit den festgestellten Ressourcen und Problemen.

Ziele müssen:
- realistisch und erreichbar sein
- überprüfbar und bewertbar sein
- patientenorientiert sein
- eindeutig und unmissverständlich formuliert sein
- so knapp und konkret wie möglich formuliert sein
- positiv formuliert sein
- möglichst gemeinsam mit dem Pflegbedürftigen festgelegt werden

Es werden 3 Arten von Pflegezielen unterschieden.

- **Erhaltungsziele**

Sie kommen zum Tragen, wenn keine Verbesserung des Zustandes zu erwarten ist (z. B. bei einer fortgeschrittenen Demenz). Im Vordergrund stehen Erhaltung und Förderung der Ressourcen.

- **Rehabilitationsziele**

Sie betreffen die Verbesserung des aktuellen Zustandes, z. B. verbesserte Mobilität. Fernziele können erst nach einer langen Zeitspanne erreicht werden. Zwischenschritte werden als Nahziele formuliert.

- **Bewältigungsziele**

Bewältigungsziele dienen der Situationsbewältigung nach veränderten Lebensbedingungen wie plötzliche Krankheit oder Schicksalsschlägen.

Phase 4: Planung der Pflegemaßnahmen

Festlegung der Pflegemaßnahmen (oder Pflegeinterventionen), die sich aus den gesteckten Pflegezielen ergeben

Im Maßnahmenplan wird die geplante Pflegeleistung festgehalten, z. B. die Art des Vorgehens, wie das geplante Ziel erreicht werden soll, die Berücksichtigung der Prophylaxen.

> **Praxistipp**
>
> Die Nutzung der Ressourcen kann innerhalb der Pflegemaßnahmen geplant werden. Es ist übersichtlicher, wenn die Maßnahmen, die der Pflegebedürftige selbst durchführt, neben den Maßnahmen stehen, die Pflegekräfte durchführen. So lässt es sich leicht abschätzen, inwieweit der Pflegebedürftige auf seinem Weg zur Selbständigkeit gefördert werden kann.

Pflegemaßnahmen sind Handlungsanweisungen, die beschreiben, was, wann, wie und womit und wie oft getan wird.

- Benennung/Inhalt, benötigte Arbeitsmittel der Maßnahme
- Häufigkeit
- Form der Unterstützung des Patienten:
  - Unterstützung (U)
  - Teilweise Übernahme (TÜ)
  - Volle Übernahme (VÜ)
  - Beaufsichtigung (B)
  - Anleitung (A)

Phase 5: Durchführung der Pflegemaßnahmen

In Phase 5 werden die geplanten Pflegemaßnahmen ausgeführt. Sie werden zumeist im Team besprochen und müssen dann von allen Mitarbeitern in gleicher Form durchgeführt werden.

Die geplanten Pflegemaßnahmen (Leistungen) sind verbindlich für das gesamte Pflegeteam:

- Sie werden entsprechend vorliegender Pflegestandards durchgeführt.
- Begründete Abweichungen müssen schriftlich im Pflegebericht fixiert werden.
- Pflegerische Leistungen sind mit hauswirtschaftlichen und Betreuungsleistungen abzustimmen.
- Die Maßnahmen werden zeitnah per Handzeichen von den ausführenden Pflegekräften bestätigt.
- Zur Abrechnung gegenüber den Kostenträgern ist in der ambulanten Pflege ein zusätzlicher Leistungsnachweis erforderlich.

Phase 6: Kontrollieren, auswerten und verbessern

In der Pflegeplanung werden die einzelnen Pflegeziele für einen bestimmten Zeitraum festgelegt. Am Tag des Kontrolldatums wird das Erreichen des gesetzten Ziels überprüft.

- **Pflegebericht**

Im Pflegebericht werden die Wirkung der Pflegeinterventionen und das Befinden der Pflegebedürftigen täglich dokumentiert. Er wird von allen an der Pflege und Versorgung Beteiligten geführt. Die Eintragungen sind grundsätzlich knapp, aber ausreichend präzise zu formulieren.

Funktionen des Pflegeberichtes:

- Pflege evaluieren (Ziele erreicht?)
- Verlauf darstellen (Verbesserung/Verschlechterung?)
- Neue Probleme aufzeigen
- Aktuelle Verfassung und Empfinden des Pflegebedürftigen darstellen

Inhalte des Pflegeberichts:

- Veränderungen
- Befinden
- Reaktionen auf pflegerische Maßnahmen
- Abweichungen von den geplanten Maßnahmen
- Aktuelle Ereignisse wie Stürze
- Physischer und psychischer Zustand, z. B. Schmerzen, Freude, Angst

Im Pflegebericht soll regelmäßig (nicht zwingend täglich) dokumentiert werden. Wichtigstes Kriterium ist, dass der Pflegeverlauf nachvollziehbar ist.

Der Pflegebericht spiegelt also den Langzeitverlauf und das aktuelle Befinden wider und dient zur Beantwortung der Frage, ob die Ziele und Maßnahmen des Pflegeprozesses an eine neue Situation angepasst werden müssen.

- **Evaluation (Bewertung)**

Auswertung und Überprüfung der durchgeführten Pflege.

Ausblick

Im Januar 2015 wurde die bundesweite Implementierung der neuen Dokumentation in der Pflege gestartet. Durch Einführung des Strukturmodells verändert sich der Aufbau der Pflegedokumentation, siehe die Internet-Seiten der Bundesregierung dazu: http://www.pflegebevollmaechtigter.de oder http://www.Ein-STEP.de.

Pflegestufen

Martina Döbele, Ute Becker

M. Döbele, U. Becker (Hrsg.), *Ambulante Pflege von A–Z*,
DOI 10.1007/978-3-662-49885-9_69,
© Springer-Verlag Berlin Heidelberg 2016

Die Pflegeversicherung bietet Pflegebedürftigen eine Grundversorgung an Pflege und Betreuung sowie entlastende Hilfen. Bevor eine Person Leistungen der Pflegeversicherung erhält, muss sie vom Medizinischen Dienst der Krankenkassen (MDK) als pflegebedürftig eingestuft werden.

Pflegebedürftigkeit

Pflegebedürftigkeit

Pflegebedürftig nach dem Sozialgesetzbuch (SGB XI) sind Personen, die wegen einer körperlichen, geistigen oder seelischen Krankheit oder Behinderung ihre gewöhnlichen und regelmäßig wiederkehrenden Verrichtungen im Ablauf des täglichen Lebens in erheblichem oder höherem Maße nicht mehr selbständig durchführen können und deshalb Hilfe benötigen. Dieser Hilfebedarf soll auf Dauer, voraussichtlich jedoch mindestens 6 Monate lang benötigt werden.

Die Höhe der Leistungen (Pflegegeld oder Sachleistung), die ein Pflegebedürftiger erhält, hängen von seiner Einstufung in eine Pflegestufe ab. Das Pflegeversicherungsgesetz sieht 3 Stufen vor. Die entsprechende Pflegestufe wird über den Hilfebedarf ermittelt.

Formen der Hilfe:

- Beaufsichtigung oder Anleitung mit dem Ziel der eigenständigen Übernahme dieser Verrichtungen
- Unterstützung
- Teilweise Übernahme
- Vollständige Übernahme von Verrichtungen

◼ Pflegestufen			
Pflegestufe	**Täglicher Hilfebedarf**	**für die Grundpflege**	**im Haushalt**
Stufe 1 (erheblich pflegebedürftig)	90 Minuten	Mehr als 45 Minuten täglich	Mehrfach in der Woche
Stufe 2 (schwerpflegebedürftig)	3 Stunden	Mindestens 2 Stunden täglich zu verschiedenen Tageszeitungen	Mehrfach in der Woche
Stufe 3 (schwerstpflegebedürftig)	5 Stunden	Mindestens 4 Stunden auch nachts	Mehrfach in der Woche

Sie wird jedoch **nur** für die »gewöhnlichen und regelmäßig wiederkehrenden Verrichtungen« im Ablauf des täglichen Lebens nach Minutenwerten ermittelt und zwar im Bereich:

- der **Körperpflege** für das Waschen, Duschen, Baden, die Zahnpflege, das Kämmen, Rasieren und die Darm- oder Blasenentleerung
- der **Ernährung** für das mundgerechte Zubereiten oder die Aufnahme der Nahrung
- der **Mobilität** für das selbständige Aufstehen und Zu-Bett-Gehen, An- und Auskleiden, Gehen, Stehen, Treppensteigen oder das Verlassen und Wiederaufsuchen der Wohnung
- der **hauswirtschaftlichen Versorgung** für das Einkaufen, Kochen, Reinigen der Wohnung, Spülen, Wechseln und Waschen der Wäsche und Kleidung oder das Beheizen

Je höher der Zeitaufwand für die Hilfe, die der Pflegebedürftige innerhalb der Bereiche und hier wiederum in den einzelnen Verrichtungen benötigt, umso höher ist die Pflegestufe).

Wie viel Geld je Pflegestufe gezahlt wird, hängt davon ab, wer die Pflege durchführt.

- Pflegegeld wird bezahlt, wenn der Pflegebedürftige von Angehörigen oder anderen privaten Personen zu Hause gepflegt wird
- Sachleistungen werden bezahlt, wenn die Pflege durch berufsmäßige Pflegekräfte zu Hause geleistet wird
- Pflegegeld und Sachleistungen können miteinander kombiniert werden

- **Eingeschränkte Alltagskompetenz**

Ein deutlicher Schwerpunkt wird auf die Grundpflege gelegt. Für viele Demenzkranke im Anfangsstadium trifft dies nicht zu. Sie sind zwar in ihren geistigen und sozialen Kompetenzen eingeschränkt und benötigen Hilfen zur allgemeinen Betreuung und Beaufsichtigungen, meistern ihren Alltag aber noch relativ selbständig (können sich selbst waschen und anziehen). Sie erreichen von daher nicht das Ausmaß der Pflegestufe 1 und werden der Stufe »0« zugeordnet.

Mit der Einstufung in eine Pflegestufe wird nun gleichzeitig festgestellt, ob eine dauerhafte Einschränkung in der Alltagskompetenz (PEA = Personen mit eingeschränkter Alltagskompetenz) vorliegt und somit ein erheblicher Bedarf an allgemeiner Beaufsichtigung und Betreuung gegeben ist (wie z. B. bei Menschen mit Demenz). Für die Bewertung, ob die Einschränkung der Alltagskompetenz auf Dauer erheblich ist, sind Schädigungen und Fähigkeitsstörungen maßgebend, die in § 45a SGB XI festgeschrieben sind.

Einstufung durch den MDK

- **Vorbereitung**

Wer Leistungen der Pflegeversicherung in Anspruch nehmen will, muss zunächst einen Antrag zur Einstufung bei der Pflegekasse stellen. Antragsberechtigt ist grundsätzlich der Versicherte. Oft ist der Gesundheitszustand des Pflegebedürftigen so schlecht, dass er den Antrag nicht mehr selbst stellen kann. Häufig ist Unterstützung durch Pflegekräfte bei der Beantragung notwendig.

- **Maßnahmen**

Der MDK kommt im Regelfall nach vorheriger Ankündigung in die Wohnung des Pflegebedürftigen und begutachtet ihn dort. Wenn Angehörige pflegen, ist es zur Erhebung der Pflegestufe hilfreich, wenn sie ein Pflegetagebuch führen (mindestens 2–3 Wochen lang) und darin ihre geleisteten Pflegeminuten festhalten (Tagebuch kann kostenlos bei der Pflegekasse besorgt werden).

Der Pflegedienst erhebt den Hilfebedarf des Pflegebedürftigen durch die Pflegeanamnese. Die Pflege wird mittels der Pflegeprozessdokumentation geplant, die erbrachten Leistungen durch das Führen eines Leistungsnachweises dokumentiert.

Die Aufzeichnungen im Pflegetagebuch und in der Pflegedokumentation des Pflegedienstes sind zwar für den MDK nicht verbindlich, können jedoch bei der korrekten Einstufung hilfreich sein.

- **Nachbereitung**

Bei Unzufriedenheit mit der Einstufung kann innerhalb eines Monats nach Zustellung des Bescheides Widerspruch eingelegt werden. Veränderungen des Hilfebedarfs sind der Pflegekasse mitzuteilen.

Ausblick

In Zukunft werden körperliche, geistige und psychische Einschränkungen gleichermaßen erfasst und in die Einstufung einbezogen. Das bedeutet, dass ab 2017 die bisher geltenden 3 Pflegestufen und die zusätzliche Feststellung von erheblich eingeschränkter Alltagskompetenz (insbesondere bei Demenz) durch **5 einheitlich geltende Pflegegrade** für alle Pflegebedürftigen ersetzt werden.

Mit der Begutachtung wird der **Grad der Selbstständigkeit** in 6 verschiedenen Modulen gemessen und – mit unterschiedlicher Gewichtung – zu einer Gesamtbewertung zusammengeführt. Daraus ergibt sich die Einstufung in einen Pflegegrad. Die 6 Bereiche sind:

- Mobilität
- Kognitive und kommunikative Fähigkeiten
- Verhaltensweisen und psychische Problemlagen
- Selbstversorgung
- Bewältigung von und selbstständiger Umgang mit krankheits- oder therapiebedingten Anforderungen und Belastungen
- Gestaltung des Alltagslebens und sozialer Kontakte

Pflegetasche

Martina Döbele, Ute Becker

M. Döbele, U. Becker (Hrsg.), *Ambulante Pflege von A–Z*,
DOI 10.1007/978-3-662-49885-9_70,
© Springer-Verlag Berlin Heidelberg 2016

Im ambulanten Pflegedienst ist das Mitführen einer Pflegetasche (alternativ Pflegekoffer, Rucksacktasche) unerlässlich, um schnell auf unerwartete Situationen reagieren zu können. Die Tasche sollte groß genug sein, um alles unterzubringen, z. B. 20×40 cm, ggf. unterteilt und strapazierfähig.

- **Material**
- Blutdruckgerät mit Stethoskop
- Blutzuckermessgerät
    - mit passenden, kodierten Teststreifen (falls das Gerät nicht automatisch kodiert)
    - Einmallanzetten
- Fieberthermometer mit mehreren Einmalschutzhüllen
- Hygienemittel
    - Hautdesinfektionsspray, Desinfektionstücher für Instrumente, Händedesinfektionsmittel
    - Einmalhandschuhe,
    - Einmalplastikschürze
    - Ggf. Überschuhe (im Winter; beachten kultureller Gewohnheiten)
    - Ggf. Mundschutz
- Verbandsmittel
    - Sterile Kompressen
    - Mullbinden
    - Schere
    - Verschiedene Pflaster
    - Kanülen, Knopfkanüle
    - 10-ml-Spritze
- 1 Practoclyss, Glyzerin-Suppositorien

- Schreibutensilien
  - Ggf. Ersatzblätter für das bestehende Dokumentationssystem
  - Kugelschreiber
  - Schreibblock

- **Maßnahmen**

  Die Organisation der Pflegetaschen kann sehr unterschiedlich sein:
- Eine Tasche pro Mitarbeiter (für den Inhalt selbst verantwortlich)
- Eine Tasche für jede Tour (im Pflegedienst mitzunehmen, Verantwortung muss geklärt werden siehe Nachbereitung)
- Eine Tasche pro Dienstwagen (Nachbereitung muss geregelt sein)

> **Pflegetaschen nicht im Dienstwagen lassen (BZ-Streifen sind nicht temperaturstabil).**

- **Nachbereitung**

Regelmäßig die Vollständigkeit und den Verfall der Produkte in der Pflegetasche prüfen. Oft benötigte Dinge wie z. B. Einmalhandschuhe ggf. täglich nachfüllen.

Pflegeüberleitung

Martina Döbele, Ute Becker

M. Döbele, U. Becker (Hrsg.), *Ambulante Pflege von A–Z*,
DOI 10.1007/978-3-662-49885-9_71,
© Springer-Verlag Berlin Heidelberg 2016

Die Pflegeüberleitung ist das Bindeglied zwischen den Einrichtungen des Gesundheitswesens. Sie ist eine Maßnahme, die dem Pflegebedürftigen hilft, den Übergang von häuslicher Umgebung und stationären Einrichtungen möglichst problemlos zu bewältigen.

■ **Ziel**

Ziel ist die nahtlose Weiterversorgung des Pflegebedürftigen mit pflegerischen und behandlungspflegerischen Leistungen sowie die Organisation des Pflegeumfeldes.

■ **Material**

— Pflegeüberleitungsbogen

Pflegeüberleitung ambulante Versorgung – stationäre Einrichtung

Für unvorbereitete Einweisungen hat es sich in der Praxis bewährt, einen Teil des Pflegeüberleitungsbogens vorher auszufüllen und diesen in der Dokumentationsmappe aufzubewahren.

Informationen im Vorfeld:

— Stammdaten und Daten von Angehörigen
— Medizinische Diagnosen und Daten von Hausarzt bzw. Facharzt
— Pflegerische Besonderheiten, Gewohnheiten und Bedürfnisse
— Vorhandene Hilfsmittel

- **Maßnahmen**

Pflegeüberleitungsbogen ausfüllen:

- Darstellung der aktuellen Pflegesituation (Hilfe und Unterstützungsbedarf) und der Pflegeplanung
- Aktuelle Behandlungspflege (z. B. Wundversorgung mit Bildbeschreibung)
- Aktuelle Vitalzeichen
- Aktuelle Medikation
- Ggf. Datum des letzten Katheterwechsels, letzter Stuhlgang

Der ausgefüllte Pflegeüberleitungsbogen wird dem Pflegebedürftigen bzw. den Angehörigen oder den Sanitätern mitgegeben. Findet eine Notverlegung statt, sollte der ausgefüllte Pflegeüberleitungsbogen ohne Zeitverzögerung nachgereicht werden. Auch eine telefonische Informationsweiterleitung ist sinnvoll.

- **Nachbereitung**
- Im Rahmen der Pflegeübernahme Kontaktaufnahme mit der weiterversorgenden Einrichtung

Pflegeüberleitung stationäre Einrichtung – ambulante Versorgung

Die Schnittstelle zwischen Krankenhaus und ambulantem Pflegedienst ist im Rahmen der Pflegeüberleitung von besonderer Bedeutung, da sie meist mit einem hohen organisatorischen Aufwand einher geht (siehe Expertenstandard Entlassungsmanagement des DNQP, http://www.dnqp.de).

- **Vorbereitung**

Frühzeitige Kontaktaufnahme mit den Pflegekräften auf Station oder dem Pflegebedürftigen bzw. seinen Angehörigen (auch telefonisch) zur Klärung folgender Fragen:

- Einschätzung des poststationären Versorgungsbedarfs
- Welche Hilfsmittel sind vorhanden? Wird hierzu eine Beratung benötigt?
- Sind Angehörige vorhanden? Benötigen diese Pflegeberatung und Anleitung?
- Werden andere Dienste benötigt (z. B. Essen auf Rädern)?
- Liegt eine Pflegestufe vor oder ist sie schon beantragt?

- **Maßnahmen**
- Entlassungsplanung in Abstimmung mit der Station
  - Einsatzplanung am Entlassungstag
- Koordination der Hilfsmittelversorgung (z. B. Pflegebett)
- Klärung der Kostenübernahme der ambulanten Weiterbehandlung und Pflege
  - Ggf. Kontaktaufnahme zur Krankenkasse, dem Sozialhilfeträger oder anderen Kostenträgern
- Kontaktaufnahme zum Hausarzt, um medizinische Weiterversorgung sicherzustellen
- Stellen benötigter Anträge (z. B. Antrag auf Pflegestufe, Heil- und Hilfsmittel)

- **Nachbereitung**
- Dokumentation aller Maßnahmen
- Ggf. Pflegeüberleitungsbericht und Kurzarztbericht aus der stationären Einrichtung abheften

Pflegeversicherung

Martina Döbele, Ute Becker

M. Döbele, U. Becker (Hrsg.), *Ambulante Pflege von A–Z*,
DOI 10.1007/978-3-662-49885-9_72,
© Springer-Verlag Berlin Heidelberg 2016

Der äußere Rahmen der täglichen Arbeit beim Pflegebedürftigen wird im Wesentlichen von der sozialen Pflegeversicherung mitbestimmt. So werden vom Gesetzgeber bestimmte Formen der Hilfe vorgeschrieben (aktivierende Pflege), mit der Pflegeversicherung bestimmte Ziele verfolgt (ein möglichst selbstbestimmtes Leben zu führen) und bestimmte Hilfebereiche (Körperpflege, Ernährung, Mobilität und hauswirtschaftliche Versorgung) festgelegt.

Leistungen der Pflegeversicherung (SGB XI)

Pflegebedürftige, die in ihrer häuslichen Umgebung bleiben möchten, brauchen ausreichende Pflege und Unterstützung. Je nach Bedarf ist dafür zunächst zwischen Pflegegeld, Pflegesachleistung oder Kombinationsleistung zu wählen. Die Höhe der Leistungen, die ein Pflegebedürftiger erhält, hängen von seiner Einstufung in eine Pflegestufe ab (▶ Kap. Pflegestufe). Darüber hinaus können weitere Leistungen in Anspruch genommen werden, die nachfolgend kurz beschrieben werden:

Pflegesachleistung (§ 36 SGB XI)

Häusliche Pflege, die durch professionelle Pflegekräfte erbracht wird, bezeichnet man als Sachleistung. In der Regel rechnen Pflegedienste die Leistungen direkt mit der Pflegkasse ab.

Pflegegeld (§ 37 SGB XI)

Übernehmen Angehörige, Freunde oder sonstige nicht erwerbsmäßig pflegende Personen die Pflege, erhält der Versicherte Pflegegeld.

Kombinationsleistung (§ 38 SGB XI)

Wenn sich Angehörige und ambulante Pflegedienste die Pflege teilen, ist es möglich, Pflegegeld und Sachleistung zu kombinieren. Wird z. B. die Pflegesachleistung nicht in vollem Umfang in Anspruch genommen, wird ein anteiliges Pflegegeld bezahlt.

Verhinderungspflege (§ 39 SGB XI)

Wenn Angehörige verhindert sind, bietet die Pflegeversicherung Leistungen für eine Ersatzpflege.

- Um die Leistungen der Ersatzpflege in Anspruch nehmen zu können, muss die gemeldete Pflegeperson zuvor **6 Monate** gepflegt haben.
- Für eine Ersatzpflege sollte bei der Pflegekasse **vorab** ein Antrag gestellt werden. In bestimmten Fällen ist dies auch rückwirkend möglich.
- Eine Ersatzpflege ist bis zu 6 Wochen pro Kalenderjahr möglich. Dabei kann bis zu 50% des Leistungsbetrags für Kurzzeitpflege zusätzlich für die Verhinderungspflege ausgegeben werden. Der für die Verhinderungspflege in Anspruch genommene Erhöhungsbetrag wird auf den Leistungsbetrag für eine Kurzzeitpflege angerechnet.

> **Bei Verwandten und Verschwägerten bis zum zweiten Grad (Eltern, Kinder, Großeltern, Enkelkinder, Geschwister, Stiefeltern, Stiefkinder, Schwiegereltern und Schwiegerkinder) sowie Ehepartnern und Lebensgefährten, die mit der bzw. dem Pflegebedürftigen in häuslicher Gemeinschaft leben, erhält die Ersatzpflegekraft das Pflegegeld der jeweiligen Pflegestufe.**

Der maximale Betrag der Verhinderungspflege kann unterschiedlich eingesetzt werden:

- Bei einem vorübergehenden Aufenthalt in einer Kurzzeitpflegeeinrichtung können die Leistungen für Verhinderungspflege ggf. zusätzlich zu den Leistungen für Kurzzeitpflege jeweils bis zum Höchstbetrag ausgeschöpft werden.

- Die Leistungen der Verhinderungspflege können auch für die Betreuung in einer Tagespflege eingesetzt werden.
- Verhinderungspflege kann man auch stundenweise beantragen. Das Pflegegeld wird immer dann zusätzlich **voll** gewährt, wenn die Verhinderung weniger als **8 Stunden am Tag** beträgt.

Beispiel

Jeden Mittwochabend finden die Chorproben der Ehefrau des Pflegebedürftigen statt. Sie ist von 19:45 Uhr bis 22:00 Uhr außer Haus. Zu dieser Zeit wird ihr Ehemann zur Toilette gebracht, für die Nacht umgekleidet und ins Bett gebracht. Im Rahmen der Verhinderungspflege übernimmt eine Ersatzperson diese Aufgaben.

Pflegehilfsmittel, technische Hilfen, Verbesserung des Wohnumfeldes (§ 40 SGB XI)

Pflegebedürftige haben Anspruch auf Versorgung mit notwendigen Pflegehilfsmitteln, ▶ Kap. Hilfs- und Pflegehilfsmittel.

Die Pflegekasse gewährt Zuschüsse für Umbaumaßnahmen in der Wohnung des Pflegebedürftigen, z. B. Rampen für Rollstuhlfahrer, Türverbreiterungen, Badewannenumbau.

Teilstationäre Einrichtungen (§ 41 SGB XI)

Die Kostenerstattung für teilstationäre Pflege (Tagespflege, Nachtpflege) entspricht der Sachleistung ohne Härtefall und kann neben Pflegegeld, Pflegesachleistung oder Kombinationsleistung in voller Höhe in Anspruch genommen werden.

Kurzzeitpflege (§ 42 SGB XI)

Versorgung in einer geeigneten Einrichtung, z. B. in einem Alten- oder Kurzzeitpflegeheim, falls die häusliche Pflege für einen begrenzten Zeitraum nicht erbracht werden kann und die teilstationäre Pflege nicht ausreicht.

Gründe für Kurzzeitpflege:

- Übergangszeit nach einem Krankenhausaufenthalt bis zur häuslichen Versorgung
- Urlaub der Pflegeperson

▬ Sonstige Krisensituationen, die die häusliche Pflege unmöglich machen

Der im Kalenderjahr bestehende, noch nicht verbrauchte Leistungsbetrag für Verhinderungspflege kann auch für Leistungen der Kurzzeitpflege eingesetzt werden. Dadurch kann der Leistungsbetrag der Kurzzeitpflege maximal verdoppelt werden; parallel kann auch die Zeit für die Inanspruchnahme von 4 auf bis zu 8 Wochen ausgeweitet werden. Der für die Kurzzeitpflege in Anspruch genommene Erhöhungsbetrag wird auf den Leistungsbetrag für eine Verhinderungspflege angerechnet.

Stationäre Pflege (§ 43 SGB XI)

Wenn die Pflege zu Hause nicht im nötigen Umfang sichergestellt ist, besteht Anspruch auf Kostenübernahme für eine voll- oder teilstationäre Pflege in einer geeigneten Einrichtung (Altenheime, Pflegeheime und Pflegewohnheime).

Pflegekurse und Gesprächskreise für pflegende Angehörige (§ 45 SGB XI)

Das Pflegeversicherungsgesetz beinhaltet, dass Angehörige, die in der häuslichen Umgebung Personen pflegen, kostenlos Pflegekurse besuchen können. Pflegekräfte können Angehörige darüber informieren, motivieren und beraten. Ziele der Kurse sind:

▬ Grundkenntnisse in häuslicher Alten- bzw. Krankenpflege vermitteln
▬ Pflege und Betreuung erleichtern und verbessern
▬ Körperliche und seelische Belastungen vermindern

Es werden Basispflegekurse und spezielle Pflegekurse z. B. für Angehörige, die Menschen mit Demenz, nach Schlaganfall oder bei Parkinson pflegen, angeboten. Die Schulungen können auch in der häuslichen Umgebung des Pflegebedürftigen stattfinden (▶ Kap. Anleitung).

Zusätzliche Betreuungs- und Entlastungsleistungen (§ 45b SGB XI)

Den Betreuungsbetrag erhalten Versicherte mit erheblich eingeschränkter Alltagskompetenz (psychisch kranke, behinderte oder demenziell erkrankte Menschen). Es wird je nach Betreuungsbedarf ein Grundbetrag oder ein erhöhter Betrag gewährt (▶ Kap. Pflegestufen).

Pflegebedürftige, die keine Einschränkung in ihrer Alltagskompetenz aufweisen, können mit Einführung des Pflegestärkungsgesetzes I ebenfalls Betreuungs- und Entlastungsleistungen in Anspruch nehmen.

Pneumonieprophylaxe

Martina Döbele, Ute Becker

M. Döbele, U. Becker (Hrsg.), *Ambulante Pflege von A–Z*,
DOI 10.1007/978-3-662-49885-9_73,
© Springer-Verlag Berlin Heidelberg 2016

Bettlägerigkeit, wenig Aufenthalt an der frischen Luft bzw. wenig Frisch-luftzufuhr sowie chronische Atemwegserkrankungen wie Asthma und Bronchitis führen bei vielen Patienten zu Atemstörungen bis hin zu Infektionen. Eine Infektionskrankheit, die nach wie vor zum Tode führen kann, ist die Pneumonie.

▪ **Ziel**

Ziel der Pneumonieprophylaxe ist es, die gesunde Atemfunktion zu erhalten und eine optimale Belüftung und Befeuchtung der Atemwege zu erlangen.

Einschätzung der Pneumoniegefahr

Insbesondere ältere Menschen neigen dazu, flach zu atmen und Sekret anzusammeln.

Risikofaktoren:

- Ungenügende Belüftung und Befeuchtung der Lunge (Bettlägrigkeit, Schonatmung, Atemstörungen)
- Sekretstau in den Atemwegen (COPD)
- Infektionsgefahr (Mangelernährung, Herzerkrankungen)
- Aspirationsgefahr (z. B. nach Apoplex, bei Schluckstörungen, bei liegender Ernährungssonde)

Bei pneumoniegefährdeten Menschen hängt die Auswahl der Maßnahmen vom zugrunde liegenden Problem ab.

Atmungserleichternde Positionierungen

► Kap. Positionierungen, ► Abschn. Positionierungen zur Pneumonieprophylaxe

Atemtechnik und Atemgymnastik

Die Atemmuskulatur (Zwischenrippenmuskulatur und Zwerchfell) lässt sich, genau wie jeder andere Muskel, durch gezielte Übungen trainieren. Bei immobilen Pflegebedürftigen ist die Atmung oft oberflächlich, die Atemmuskeln sind schwach und wenig trainiert.

■ **Ziel**
━ Der Pflegebedürftige kennt die wichtigsten Atemtechniken

■ **Vorbereitung**
━ Den Pflegebedürftigen in eine Körperhaltung bringen, die freie Atmung zulässt (z. B. Oberkörperhochlagerung)

■ **Maßnahmen**
━ Einüben der wichtigsten Atemtechniken.

Lippenbremse:
Vollständiges Ausatmen ermöglicht intensives Einatmen! Nach maximaler Einatmung soll eine langsame und aktiv verlängerte Ausatmung gegen einen Widerstand (Lippen) die Bronchien erweitern und ggf. den Schleimtransport fördern.
━ Einatmen durch die Nase
━ Ausatmen mit langer Lippenbremse. Die Luft durch die locker aufeinander liegenden Lippen langsam und ohne Druck ausströmen lassen

Bauchatmung:
Ein wirksames Training des Zwerchfells erreicht man durch Atmen in den Bauch.
━ Hände auf den Bauch legen
━ Einatmen, bis der Bauch sich hebt und bei der Ausatmung wieder senkt. Dabei nicht den Bauch herausdrücken!

Flankenatmung:
Mit der Flankenatmung werden die seitlichen Rippenmuskeln bewegt, die unteren Rippen werden auseinandergezogen, sodass sich der Brustraum erweitert und die ganze Lunge, insbesondere die tiefer gelegenen Lungenabschnitte, belüftet sind.

- Hände seitlich an die Flanken legen
- In die Hände atmen

Kann der Pflegebedürftige dies nicht alleine, die eigenen Hände auf den Bauch, die Brust oder die Flanken auflegen, Hände »wegatmen« lassen.

Atemgymnastik:
Die Atemgymnastik dient der Stärkung der gesamten Atemmuskulatur im Brust- und Rückenbereich, damit auch der Bronchial- und Lungenfunktion und letztlich der Verbesserung der Sauerstoffaufnahme

- Übung im Liegen: Beim langsamen Einatmen die Arme nach oben führen und dabei die Hände über den Kopf legen. Diese Übung mehrmals wiederholen
- Übung im Sitzen: Linke Hand in die Hüfte legen, rechten Arm kräftig zur Decke strecken. 2- bis 3-mal ruhig weiteratmen, dann die Seite wechseln

Nachbereitung
- Den Pflegebedürftigen seinen Bedürfnissen entsprechend positionieren
- Die durchgeführten Maßnahmen dokumentieren und auf ihren Erfolg hin regelmäßig überprüfen

Allgemeine Stimulation der Atmung

- **Ziel**
- Die Atmung ist dem Pflegebedürftigen bewusst und angeregt

- **Vorbereitung**
- Den Patienten gut zudecken
- Seine besonderen Vorlieben bei Düften erfragen

- **Maßnahmen**
- Regelmäßige Frischluftzufuhr (Zugluft vermeiden)
  - Ätherische Öle (Rosmarin, Lavendel, Zitrone oder Minze) ins Waschwasser geben

- Brust und Rücken mit verdünnten ätherischen Ölen einreiben
- Raumduftöl in die Aromalampe geben

- **Nachbereitung**
- Fenster schließen
- Maßnahmen und bevorzugte Öle dokumentieren

Natürliche Mittel und Anwendungen

Man kann Anwendungen wie entspannende Einreibungen, erfrischende Waschzusätze oder beruhigende Wickel in die tägliche Pflege integrieren (▶ Kap. Wickel).
- Tees: schleimlösend wirken Spitzwegerich- oder Huflattichtee. Befeuchtung der Schleimhäute mit Lindenblüten-, Salbei- oder Malventee

Fördern und Erleichtern des Abhustens (Bronchialtoilette)

Bei hoher Schleimproduktion (häufig chronische Bronchitis) und bei Sekretstau in den Atemwegen

- **Ziel**
- Angesammelter Schleim ist abgehustet bzw. abgesaugt

- **Vorbereitung**
- Den Pflegebedürftigen in eine Körperhaltung bringen, die das Abhusten erleichtert (z. B. Oberkörperpositionierung bei Bettlägerigkeit, Kutschersitz): ▶ Kap. Positionierungen

- **Maßnahmen**
Die regelmäßige Bronchialtoilette verbessert den Atemfluss und beugt der Infektionsgefahr vor.
- Der Pflegebedürftige soll tief einatmen und unter leichtem Räuspern halb ausatmen
- Danach erst wird mit dem Rest der vorhandenen Atemluft mehrmals leicht gehustet

Inhalation

— Bei trockenen Schleimhäuten (trockene Raumluft oder bei Mundatmung)
— Bei Atemwegserkrankungen zur lokalen medikamentösen Therapie
(nach Anordnung des Arztes)
— Bei starker Verschleimung zur Sekretlösung

- **Ziel**
— Befeuchten der Atemwegsschleimhaut bzw. Einatmen von Heilmitteln

- **Vorbereitung**
— Gerät nach Gebrauchsanweisung vorbereiten und den Pflege-
bedürftigen in geeignete Position bringen
— Ggf. verordnete Medikamente zugeben

- **Maßnahmen**

❯ **Zeitdauer der Inhalation beachten.**

— Zusätzlich Anfeuchtung der Atemwegsschleimhaut:
  — Viel trinken
  — Durch die Nase atmen
  — Ausreichende Luftfeuchtigkeit in der Wohnung

- **Nachbereitung**
— Utensilien aufräumen
— Maßnahme dokumentieren

Schlucktraining

Der Akt des Schluckens und der Schluckreflex verändern sich im Alter
(▶ Kap. Dysphagieprophylaxe).

- **Ziel**
Ziel des Schlucktrainings ist das Vermeiden von Aspiration sowie Sensibi-
lisierung des Betroffenen für den Schluckvorgang.

- **Maßnahmen**
— Den Schluckreflex auslösen, indem man über den Kehlkopf streicht
— Breiige oder halbfeste Speisen anbieten (leichter schluckbar)

Portkatheter

Martina Döbele, Ute Becker, Silke Frohmüller

M. Döbele, U. Becker (Hrsg.), *Ambulante Pflege von A–Z*,
DOI 10.1007/978-3-662-49885-9_74,
© Springer-Verlag Berlin Heidelberg 2016

Für langfristige intravenöse Behandlungen wird heute häufig ein Portkathetersystem implantiert. Es ermöglicht die sichere Applikation von Nährlösungen und Medikamenten auch im häuslichen Bereich. Dem Patienten bleiben schmerzhafte Punktionen erspart.

Portkatheter

Ein intravenöser Port ist ein vollimplantiertes, zentralvenöses Kathetersystem, das aus dem eigentlichen zentralvenösen Katheter und der vollständig unter der Haut liegenden Portkammer besteht. Eine Punktion mit einer speziell geschliffenen Spitze (Huber-Nadel) durch die Haut und das Septum der Portkammer stellt den Zugang zum zentralen Venensystem (z. B. V. cava superior) her.

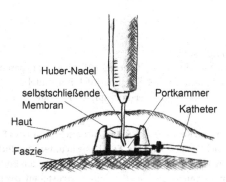

Huber-Nadel
selbstschließende Membran
Haut
Faszie
Portkammer
Katheter

◘ Portquerschnitt

Grundsätzliches zur Benutzung von i.v.-Ports in der ambulanten Pflege

> Es muss immer unter aseptischen Bedingungen gearbeitet werden.

Gute Organisation ist wichtig. Während des Arbeitens am Port sollte eine saubere (keine Haustiere), ruhige, störungsfreie Situation herrschen. Es sollte ausreichend Platz zum Arbeiten und eine saubere Arbeitsfläche vorhanden sein. Nach Möglichkeit immer am selben Platz arbeiten.

Grundsätzlich vor allen Arbeiten am Port:

- Alle notwendigen Arbeitsmaterialien bereitlegen
- Arbeitstisch sauber abdecken
- Uhr und Schmuck ablegen
- Hände und Unterarme gründlich waschen und mit sauberem Handtuch abtrocknen
- Desinfektionsmittelflasche desinfizieren
- Hygienische Händedesinfektion durchführen
- Sterile Handschuhe in der richtigen Größe tragen
- Abwurfbehälter für Glas und Kanülen, Abfallbehälter bereitstellen
- Anschließend Dokumentation

Portpunktion

Die Portpunktion ist grundsätzlich eine ärztliche Tätigkeit, die vom behandelnden Arzt an auf Portkatheter geschulte Pflegefachkräfte delegiert werden kann.

- **Material**
- Sterile Kompressen
- Stretchpflaster oder wasserdampfdurchlässiger Transparentverband
- Händedesinfektionsmittel, Sprühdesinfektionsmittel
- 10 ml NaCl 0,9%, 10 ml Luer-Lockspritze, 1 Kanüle zum Aufziehen
- 1 Portnadel

> Portnadeln sind Kanülen mit einem Spezialschliff, um das Septum des Ports nicht zu beschädigen. Es gibt sie in unterschiedlichen Größen. Die Nadel soll immer so lang sein, dass sie den Boden der Portkammer erreicht, ohne an der Haut überzustehen. Die Länge wird in Millimeter angegeben. Der Durchmesser wird in Gauge (G) angegeben (je höher die Zahl, desto kleiner der Durchmesser). Um Nadelstichverletzungen zu vermeiden, ist die Benutzung einer Sicherheitsportnadel zu empfehlen.

━ 1 Verschlusskonus

❯ Eine Kanüle ist jeweils für den Einmalgebrauch bestimmt und sollte nicht länger als 5 Tage (siehe Herstellerangaben) liegen bleiben (erhöhte Infektionsgefahr).

- **Vorbereitung**
━ Verpackungen öffnen
━ Material griffbereit anordnen
━ NaCl 0,9% aufziehen
━ Spritze mit Portnadel konnektieren und entlüften
━ Inspektion der Punktionsstelle: Beachten von Entzündungszeichen (Rötung, Schwellung, offene Hautareale, Austritt von Flüssigkeit)

❯ Nur bei unauffälligen Hautverhältnissen darf punktiert werden. Bei Auffälligkeiten Arzt informieren.

- **Maßnahmen**
━ Ertasten der Portkammer und Festlegen des Punktionsorts
━ Desinfektion der Haut, Einwirkzeit beachten! Punktionsstelle mit steriler Kompresse trockenwischen. Erneute Desinfektion der Haut unter Beachtung der Einwirkzeit
━ Sterile Handschuhe anziehen, Trockenwischen der Punktionsstelle mit einer weiteren sterilen Kompresse (zum Schluss immer eine Sprühdesinfektion und einwirken lassen)
━ Fixieren der Portkammer zwischen zwei Fingern, ohne die geplante Einstichstelle zu berühren, und senkrecht zur Portmembran punktieren
━ Überprüfen der korrekten Lage der Nadel, indem mit NaCl 0,9% gespült wird. Die Spülung muss ohne großen Druck durchführbar sein und darf keine Schmerzempfindungen beim Patienten auslösen. Eine Schwellung darf nicht auftreten

❯ Es wird kein Blut aspiriert, um die Lage zu prüfen! Eine Aspiration von Blut kann zur Katheterokklusion führen!

━ Fixieren der Portnadel mit dem vorbereiteten Pflaster nach Kontrolle der korrekten Lage. Schließen der Klemme an der Portnadel, Dekonnektieren der Kochsalzspritze und Verschließen der Nadel mit dem Verschlusskonus

Anschluss einer Infusion an liegende Portnadel

- **Material**
- Händedesinfektionsmittel, Sprühdesinfektionsmittel
- 10 ml NaCl 0,9%, 10 ml Luer-Lockspritze, 1 Kanüle zum Aufziehen
- Vorbereitete Infusionslösung
- Infusionssystem, Infusionsständer
- Ggf. Infusionspumpe

- **Vorbereitung**
- Verpackungen öffnen
- Material griffbereit anordnen
- NaCl 0,9% aufziehen
- Infusionsständer in erreichbare Nähe stellen, Infusion mit Infusionsbesteck verbinden, entlüften, an den Ständer hängen
- Ggf. Pumpe programmieren, Infusionssystem in Pumpe einlegen
- Inspektion der Punktionsstelle: Beachten von Entzündungszeichen (Rötung, Schwellung, offene Hautareale, Austritt von Flüssigkeit)

- **Maßnahmen**
- Überprüfen der korrekten Lage der Nadel, indem mit NaCl 0,9% gespült wird. Die Spülung sollte ohne großen Druck durchführbar sein und keine Schmerzempfindungen beim Patienten auslösen. Eine Schwellung darf nicht auftreten
- Bei korrekter Lage der Nadel Anschluss des Infusionssystems und Starten der Infusion

Entfernen einer Portnadel

- **Material**
- Sterile Kompressen
- Händedesinfektionsmittel, Sprühdesinfektionsmittel
- 10 ml NaCl 0,9%, Luer-Lockspritze, 1 Kanüle zum Aufziehen
- Steriles Pflaster
- Abwurfbehälter für Glas und Kanülen, Abfallbehälter

- **Vorbereitung**
- Verpackungen öffnen
- Material griffbereit anordnen
- NaCl 0,9% aufziehen

- **Maßnahmen**
- Spülen des Ports, währenddessen Ziehen der Portnadel, langsam und mit Gefühl, dabei Fixieren des Ports mit zwei Fingern
- Bei Sicherheitsportnadeln die Herstellerangaben beachten

Nach Entfernung der Nadel:
- Hautdesinfektion
- Punktionsstelle mit steriler Kompresse trocken wischen
- Abdecken der Punktionsstelle mit sterilem Pflaster für ca. 3-4 Stunden
- Um Verletzungen und Kontaminationsrisiken zu vermeiden, Entsorgung der Portnadel nach geltenden Verordnungen

Praxistipp

Während der therapiefreien Zeit (nicht punktierter Port) darf der Patient duschen und baden.

Verhalten bei Komplikationen

System nicht durchgängig:
- Sind alle Klemmen offen?
- Liegt die Portnadel richtig?
- Falls nicht: Portnadel entfernen und erneute Punktion mit steriler Portnadel korrekt wiederholen.

❯ Selten kommt es zu einem Verschluss des Portkatheters durch einen Thrombus, dann ist eine Vorstellung beim behandelnden Arzt notwendig.

Paravasat:
Zu einem Paravasat kommt es, wenn die Portnadel aus der Portkammer disloziert.
- Die laufende Infusion stoppen und die Portnadel ohne Spülung entfernen
- Information an den behandelnden Arzt. Keine erneute Punktion ohne Rücksprache!

Schmerzen bei der Infusion:
Schmerzen während der Infusion können durch ein Paravasat oder durch einen Katheterdefekt bedingt sein.
- Nadel entfernen
- Information des behandelnden Arztes!

Lokale Infektion der Punktionsstelle:

Zugang nicht benutzen, um septische Komplikationen zu vermeiden!

- Nadel entfernen
- Information des behandelnden Arztes

Fieber und Schüttelfrost:

- Infusion sofort beenden
- Nadel entfernen

❯ Sofort Arzt informieren, notfalls den Notarzt rufen oder Vorstellung in der Klinik.

Positionierungen

Martina Döbele, Ute Becker

M. Döbele, U. Becker (Hrsg.), *Ambulante Pflege von A–Z*,
DOI 10.1007/978-3-662-49885-9_75,
© Springer-Verlag Berlin Heidelberg 2016

Häufige Komplikationen bei Immobilität sind:

- Dekubitus (Wundliegen)
- Kontrakturen (Gelenkfehlstellungen)
- Pneumonie
- Thrombose und Embolie

Individuell abgestimmte Positionierungen in Kombination mit entsprechenden Hilfsmitteln können die Komplikationen reduzieren oder sogar verhindern.

- **Material**
- 2 große Kissen, die auf die Hälfte (Schiffchen) gefaltet werden
- Ggf. eine gerollte Decke oder lange Rolle
- 1 Kissen für den Kopf

> **Grundsätzlich gilt: So viele Hilfsmittel wie nötig, so wenig wie möglich einsetzen.**

- **Vorbereitung**
- Bewegungsplan erstellen. Dieser richtet sich nach dem Risiko, den Bedürfnissen sowie dem Tagesablauf des Pflegebedürftigen
- Pflegebedürftigen informieren
- Hilfsmittel griffbereit anordnen
- Ggf. Angehörige anleiten

- **Nachbereitung**
- Wirkung, Dauer und Toleranz der Position dokumentieren

Positionierungen zur Dekubitusprophylaxe

- **Ziel**
- Druckentlastung von gefährdeten Körperstellen
- Angehörige sind informiert und angeleitet

> **Reibung und Scherkraft-Management**
> Bei allen Positionierungen sollten haut- und gewebeschonende
> Bewegungs- und Transfertechniken angewandt werden:
> - Anheben des Kopfendes des Betts um weniger als 30°
> - Verwendung eines Patientenaufrichters
> - Benutzung eines Hebelakens, um den Pflegebedürftigen zu
>   bewegen
> - Schutz von Gesäß, Ellbogen und Fersen des Pflegebedürftigen,
>   wenn sie Reibung ausgesetzt sind

- **Maßnahmen**

30°-Positionierung:
Durch die Schräglage wird nur eine Körperhälfte belastet.
- Ein Kissen wird seitlich der Wirbelsäule unter den Rücken gelegt, das
  zweite unter den entsprechenden Oberschenkel
- Der Kopf wird separat positioniert
- Belastete Hüftseite und Bein wieder in gerade Position bringen
  (Becken etwas herausziehen)

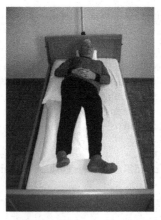

◨ 30°-Positionierung. (Aus Döbele et al. 2006)

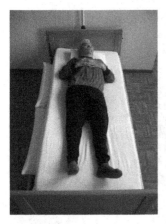

◻ Schiefe Ebene.
(Aus Döbele et al. 2006)

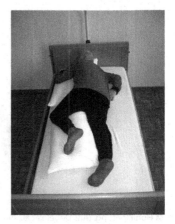

◻ 135°-Positionierung.
(Aus Döbele et al. 2006)

> **Vermeiden einer Verdrehung der Achse Schulter-Wirbelsäule-Hüfte!**

Schiefe Ebene:
Hier werden die Kissen/gerollte Decke zwischen Matratze und Rahmen gesteckt, sodass die Matratze über die ganze Bettlänge um ca. 20 cm angehoben ist. Diese Position ist (auch für Angehörige) einfach durchzuführen und besonders schonend für Schmerzpatienten.

135°-Positionierung:
Hilfreich bei Druckgeschwüren an Steißbein, Hüftknochen oder Fersen.
- In Bauchlage wird ein Kissen unter eine Seite des Oberkörpers (Brust-Bauch-Raum), das andere unter die entsprechende Hüfte und den Oberschenkel gelegt
- Vor dem Umlagern den Arm der belasteten Seite nah an den Körper legen und den Patienten darüber rollen
- Danach Schulter etwas herausziehen, den Arm sowie die Beine lagern

Bei allen drei Positionierungen muss nach 2–4 Stunden, abhängig von der Matratze, die Position gewechselt werden. Bei reizloser Haut können die Intervalle der Positionsveränderung verlängert werden. Bei Hautreizung muss die Position des Patienten häufiger verändert werden. Ggf. Wechseldruck- oder Weichlagerungsmatratze.

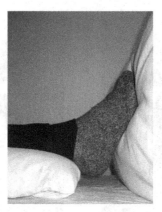

🔲 Hohllagerung. (Aus Döbele et al. 2006)

Hohl- oder Freipositionen:
Gefährdete oder betroffene Körperstellen können durch eine Hohllagerung
entlastet werden, z. B. an den Fersen.

Mikrolagerungen:
Kleinste Schwerpunktverlagerungen haben bereits prophylaktische Wir-
kung (minimales Verschieben von Hüfte, Schultern, Beinen). Bei hohem
Dekubitusrisiko Ergänzung der Lagerungen durch Mikrolagerungen.

V-Positionierung:
Die V-Lagerung kann bei Patienten angewandt werden, die bereits Haut-
schädigungen im Bereich der Wirbelsäule haben (siehe unten).

Positionierungen zur Pneumonieprophylaxe

Bei immobilen Personen kommt es aufgrund einer oberflächlichen Atmung zu einer mangelhaften Durchlüftung tief liegender Lungenbezirke.

- **Ziel**

Ziel ist Unterstützung der Atmung und Dehnen des Brustkorbs

- **Maßnahmen**

Sind keine Angehörigen in die Pflege einbezogen, die Positionen nur kurz
(10–20 Minuten während des Einsatzes) anwenden, danach den Patienten
in eine bequemere Lage bringen.

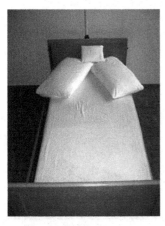

❏ A-Positionierung.
(Aus Döbele et al. 2006)

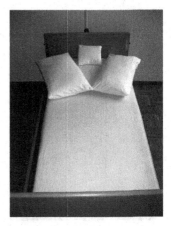

❏ V-Positionierung.
(Aus Döbele et al. 2006)

A-Positionierung:

- Platzieren der Kissen in Form eines A hinter dem Patienten
- Spitze der Kissen liegt zwischen den Schulterblättern
- Der Kopf des Patienten wird durch das separate Kissen gestützt
- Förderung der Belüftung der oberen Lungenabschnitte

V-Positionierung:

- Aus Kissen ein V bilden
- Spitze liegt unter dem Sakralbereich, Hals und Wirbelsäule liegen frei
- Ein Kissen unter den Kopf legen
- Dehnung der unteren Lungenabschnitte

T-Positionierung:

- Die Kissen werden in T-Form unter Schultern und Wirbelsäule gelegt
- Schulterblattspitzen und Rippenränder liegen frei
- Erweiterung des Brust- und Bauchraumes und Belüftung der gesamten Lungenbezirke (auch im Sitzen möglich)

Oberkörper-Positionierung:

- Die Oberkörper-Positionierung (halbhoch bis sitzend) erleichtert Atmen und Abhusten
- Darauf achten, dass der Patient nicht Richtung Fußende rutscht

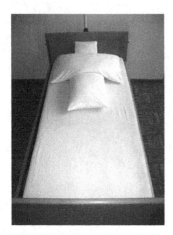

◘ T-Positionierung.
(Aus Döbele et al. 2006)

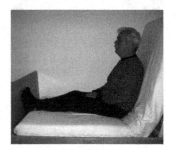

◘ Oberkörper-Positionierung. (Aus
Döbele et al. 2006)

Kutschersitz:
- Beim Kutschersitz wird die Brustmuskulatur (Atemhilfsmuskulatur) als zusätzliche Hilfe bei Atemnot nutzbar gemacht
- Im Sitzen werden die Ellenbogen auf den vorderen Oberschenkeln abgestützt
- Bringt Erleichterung bei Atemnot, begünstigt tiefes Atmen vor dem Abhusten

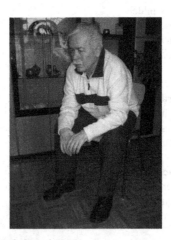

◘ Kutschersitz. (Aus Döbele et al. 2006)

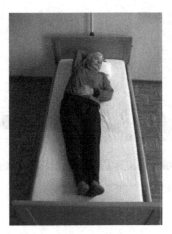

◘ Dehnlage. (Aus Döbele et al. 2006)

Dehnlage:
Die Dehnung des Oberkörpers in Rücken- und Seitenlage, bei der die Arme zeitweise hochpositioniert werden oder hinter dem Kopf liegen, erleichtert die Atmung.

Positionierungen zur Thromboseprophylaxe

Als unterstützende Maßnahme zur Thromboseprophylaxe kann eine Positionierung der Beine um 20° erhöht eingesetzt werden.

- **Maßnahmen**
- Fußteil des Bettes leicht erhöhen oder Kissen unter die Beine legen.
- Die Beine leicht beugen. Gefäße in den Kniekehlen und der Leistenbeuge dürfen nicht abgedrückt sein

❯ Bei arteriellen Durchblutungsstörungen nie Beine hoch positionieren. Kein Überkreuzen der Beine!

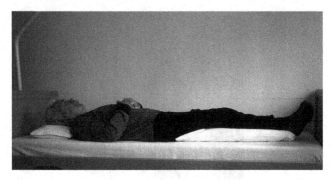

◘ 20°-Positionierung. (Aus Döbele et al. 2006)

Literatur

Döbele M, Becker U, Glück B (2006) Beifahrersitzbuch – Ambulante Pflege. Springer, Berlin Heidelberg

Rasur

Martina Döbele, Ute Becker, Brigitte Glück

M. Döbele, U. Becker (Hrsg.), *Ambulante Pflege von A–Z*,
DOI 10.1007/978-3-662-49885-9_76,
© Springer-Verlag Berlin Heidelberg 2016

Eine Gesichtsrasur gehört zur regelmäßigen Pflege. Je nach Vorliebe des Patienten kann nass oder trocken rasiert werden. Bei Menschen mit absolutem Defizit an Selbstversorgung (z. B. weil sie nicht mehr gut sehen), übernehmen Pflegende die Rasur. Auch hier erfragt man (evtl. bei Angehörigen) die bisherige Gewohnheit, z. B. ob die Rasur zu Beginn oder als Abschluss der Pflege durchgeführt wird.

- **Ziel**
- Wohlbefinden durch gepflegtes Äußeres

Trockenrasur

- **Material**
- Elektrorasierer
- Evtl. Rasierwasser

- **Vorbereitung**
- Elektrorasierer bereitlegen
- Falls gewünscht Rasierwasser bereitstellen
- Gute Lichtverhältnisse schaffen
- Bei Bettlägerigen das Bett entsprechend hochstellen, bei noch mobilen Pflegebedürftigen günstige Sitzmöglichkeit schaffen

- **Maßnahmen**
- Den Elektrorasierer gegen den Bartstrich, also von unten nach oben führen
- Mit der freien Hand die Gesichtshaut des Mannes spannen
- Möglichst in langen, glatten Bahnen rasieren

- Für die Halspartie den Kopf überstrecken, um die Hautfalten am Hals zu glätten
- Rasierte Haut mit Rasierwasser benetzen und leicht in die Haut einklopfen

> **Praxistipp**
>
> Bei sehr starken Bartstoppeln vor der Rasur das Gesicht mit Lotion eincremen und diese 2–3 Minuten wirken lassen.

Wenn ein Pflegebedürftiger den Rasierapparat noch selbst halten und greifen kann, empfiehlt sich die »Hand-auf-Hand-Methode«: Dazu legt man die eigene Hand auf die des Pflegebedürftigen, die den Apparat hält und führt diese.

▪ Nachbereitung
- Nach jeder Rasur gründlich die Bartstoppeln aus dem Rasierkopf entfernen

Nassrasur

▪ Material
- Waschschüssel/Waschbecken mit lauwarmem Wasser
- Rasierschaum
- 1 Waschlappen, 1 Handtuch
- Rasierer und Klinge
- Aftershave
- Einmalhandschuhe

▪ Maßnahmen
- Zur Nassrasur Einmalhandschuhe tragen (Infektionsschutz)
- Gesicht waschen
- Rasierschaum gründlich auftragen
- Rasierer anfeuchten
- Mit zwei Fingern die Haut spannen, um nicht in die Hautfalten zu schneiden
- Nach jedem Rasierzug den Rasierer zum Entfernen der Stoppeln in Wasser tauchen
- Die Wangen in möglichst langen, von oben nach unten geführten Bahnen rasieren

- **Nachbereitung**
- Nach der Rasur Gesicht waschen, um Schaumreste zu entfernen
- Danach auf Wunsch Aftershave auftragen
- Bei kleinen Schnittverletzungen zum Stoppen der Blutung kurz Zellstoff aufdrücken
- Alle gebrauchten Utensilien reinigen und aufräumen

> **Ein Bartträger braucht ebenfalls eine regelmäßige Pflege seines Bartes und an den bartlosen Stellen eine Rasur. Zum Kürzen des Bartes ist in der Regel ein Bartkürzer zu verwenden, der sich auf die gewünschte Bartlänge einstellen lässt.**

Damenbart

Ein Damenbart kann für die betroffene Frau ein ernsthaftes Problem darstellen. Sinnvoll ist eine Kosmetikberatung (Epilationstechnik über Wachs, Elektronadel, Laserbehandlung), da Rasieren nicht immer zum gewünschten Erfolg führt.

Bei einem altersbedingten Damenbart sollte nur nach der Aufklärung rasiert werden, dass dann zukünftig eine regelmäßige Rasur notwendig wird.

Praxistipp

Den altersbedingten Damenbart mit Pinzette zupfen. Vorher die Haut mit Lotion einweichen.

Rückenschonende Arbeitsweise

Martina Döbele, Ute Becker

M. Döbele, U. Becker (Hrsg.), *Ambulante Pflege von A–Z*,
DOI 10.1007/978-3-662-49885-9_77,
© Springer-Verlag Berlin Heidelberg 2016

Falsche Bewegungsabläufe beim Stehen, Heben und Tragen sind häufig für Beschwerden und Schäden im Rückenbereich verantwortlich. Aber auch mangelnde Bewegung oder zu viel/falsches Sitzen sorgen oftmals für Probleme mit der Wirbelsäule und der Muskulatur.

■ Eigene Vorbereitung

Geeignetes Schuhwerk:
Tragen Sie flache, bequeme, gut sitzende Schuhe mit rutschfester Sohle. Die Schuhe sollten nach allen Seiten Halt bieten.

Richtige Kleidung:
Die Kleidung (auch Schutzkleidung) darf nicht behindern, Bewegungen müssen ohne Einschränkungen möglich sein.

Richtiges Atmen:
Richtiges Atmen ist zur Unterstützung der Muskelbewegungen entscheidend:
- Beim Anheben von Lasten ausatmen (Lippenbremse)
- Beim Tragen der Last regelmäßig atmen (trotz Bauchanspannung)
- Einatmen, bevor die Last bewegt wird
- Beim Ablegen der Last ausatmen (Lippenbremse)

■ Gestalten der Arbeitsumgebung

- Die Höhe von Pflegebetten der eigenen Körpergröße anpassen (kurz unter der Leiste)
- Arbeitsflächen wie Bett- bzw. Beistelltische auf Arbeitshöhe einstellen
- Enge Wohnungen und zugestellte Verkehrswege (Flure und Zimmer) behindern ein Arbeiten (z. B. das Unterstützen beim Gehen) in kör-

pergerechter Haltung. Wenn möglich, sollte beratend darauf hinge-
wirkt werden, dass keine Barrieren die Bewegung behindern
▬ Vor dem Bewegen von Lasten zunächst den Weg freimachen

Sitzen im Büro:
Für optimale Sitzverhältnisse (ergonomische Bürostühle) sorgen. So oft
wie möglich vom Sitzen zum Stehen wechseln.
▬ Oberschenkel und Unterschenkel sollten einen Winkel von 90–100°
bilden
▬ Fußsohlen sollten ganz auf dem Boden stehen
▬ Aufrecht sitzen, den Arbeitsstuhl vollständig ausnutzen
▬ Nutzen von Armlehnen, Fußstützen und Handballenauflagen

Richtiges Sitzen im Dienstauto:
Da in der ambulanten Pflege viel Zeit im Dienstauto verbracht wird, am
Dienstbeginn den Autositz bequem einstellen.
▬ Sitzhöhe möglichst hoch, ganz nach hinten setzen, den Sitz so
verschieben, dass die Kupplung mit dem linken Fuß durchgedrückt
werden kann
▬ Rückenlehne so einstellen, dass das Lenkrad mit leicht gebeugten
Armen erreicht wird
▬ Der Sicherheitsgurt darf den Hals nicht berühren, sondern muss
genau auf der Schulter liegen

▪ **Maßnahmen bei der Pflege und Versorgung**
▪▪ **Veränderung der Arbeitsweise durch rückenschonende
Verhaltensweisen**
Beim Bewegen von Menschen sollten immer Arbeitstechniken angewendet
werden, die sich am Wohlbefinden der Pflegebedürftigen orientieren und
gleichzeitig die Pflegenden entlasten. Erlernen Sie patientenorientierte Ar-
beitstechniken:
▬ Bobath-Konzept
▬ Kinästhetik
▬ Prinzipien des rückengerechten Patiententransfers

▪▪ **Richtiges Stehen**
Gerade, aufrechte Körperhaltung ist die Basis für die Körperbalance und
unterstützt Wirbelsäule, Verdauungsorgane und Atmung.

▪▪ Richtige Ausgangsstellung

Füße knapp hüftbreit auseinander stellen (Fußspitzen leicht nach außen, Knie leicht gebeugt) oder Schritt- oder Grätschstellung einnehmen (▸ Kap. Transfer).

▪▪ Richtiges Bücken

- Statt sich zu bücken, mit geradem Rücken in die Hocke gehen.
- Auch bei leichten Verrichtungen (Schuhe binden) in die Knie gehen und die Grätschstellung einnehmen

❯ **Arbeiten in gebeugter Haltung vermeiden.**

▪▪ Richtiges Heben

Leichte Lasten mit geradem Rücken (durch Neigen des Oberkörpers im Hüftgelenk) aufnehmen. Beim Heben darauf achten, dass nicht der Rücken, sondern die Oberschenkel die Hauptarbeit leisten

Bei schweren Lasten:
- Nah und frontal zum Gegenstand stellen
- Füße stehen schulterbreit und parallel zueinander
- Mit geradem Rücken in die Hocke gehen
- Anspannen von Bauch-, Po- und Oberschenkelmuskulatur beim Heben
- Last gleichmäßig körpernah anheben (durch Strecken der Fuß-, Knie- und Hüftgelenke)
- Richtige Atemtechnik (siehe oben)

▪▪ Richtiges Tragen

- Benutzen von Hilfsmitteln auch zum Tragen kleiner Lasten
- Rücken immer gerade halten
- Symmetrisches Verteilen von Lasten
- Gegenstand möglichst nah am Körper tragen

▪▪ Richtige Schwerpunktverlagerung beim Heben und Tragen

Durch kleine Schritte mit geradem Oberkörper kann die gewünschte Drehung erfolgen.

- Beine dabei wechselnd belasten und in den Gelenken locker bleiben
- Arbeiten Sie rhythmisch und koordiniert, vermeiden Sie abgehackte Bewegungen

❯ **Unter Belastung sollten Dehnungen der Wirbelsäule vermieden werden.**

▪▪ Lasten verteilen

— Nutzen Sie die Fähigkeit des Pflegebedürftigen zur Mithilfe
— Arbeiten Sie nach Möglichkeit mit einer Hilfsperson (z. B. Angehörige)
— Sprechen Sie Ihre Verrichtungen mit dem Pflegebedürftigen bzw. mit weiteren Pflegekräften ab (Kommando, jedoch ruckartiges Arbeiten vermeiden)

▪▪ Einsatz von Hilfsmitteln

Es gibt zahlreiche Hilfsmittel, die die Pflege von bettlägerigen Menschen sehr effektiv erleichtern können. Diese Hilfsmittel (wie Gleitbrett, Lifter etc.) sollten nach Möglichkeit verstärkt eingesetzt werden. Gegebenenfalls sollten Sie die Anschaffung dieser Hilfsmittel anregen (▶ Kap. Hilfs- und Pflegehilfsmittel).

Sauerstoffapplikation

Martina Döbele, Ute Becker, Peter Albert

M. Döbele, U. Becker (Hrsg.), *Ambulante Pflege von A–Z*,
DOI 10.1007/978-3-662-49885-9_78,
© Springer-Verlag Berlin Heidelberg 2016

Bei eingeschränkter Lungenfunktion kann eine Anreicherung der Atemluft mit Sauerstoff notwendig werden (z. B. bei COPD, Lungenfibrose, Lungenkarzinom, neurologischen Erkrankungen, präfinal).

> **Voraussetzung für den Einsatz von Sauerstoff ist das Vorliegen einer ärztlichen Verordnung mit Verabreichungsmenge in Liter/Minute, Verabreichungsdauer und Applikationsform.**

- **Ziel**
- Verbesserung der Lebensqualität und Leistungsfähigkeit, Reduktion von Morbidität und Mortalität.

> **Die Gabe von Sauerstoff bei Menschen in der Sterbephase kann beibehalten werden, wenn der Patient durch den Sauerstoff Linderung erfährt oder sich damit subjektiv besser fühlt (► Kap. Sterbebegleitung).**

- **Material**

Sauerstoffquellen:
- Sauerstoffkonzentratoren
    - Entziehen der Umgebungsluft Sauerstoff
    - Nachteile: Geräuschbelastung, eingeschränkter Aktionsradius, Stromverbrauch
- Flüssigsauerstoffsysteme
    - Zumeist bestehend aus Standgerät (muss regelmäßig mit flüssigem Sauerstoff befüllt werden) und portablem Behälter
- Sauerstoffdruckflaschen
    - Mit gasförmigem Sauerstoff befüllt
    - Nachteil: geringe Kapazität

Sicherheitshinweise beim Umgang mit Sauerstoffflaschen
- Transport nur mit geschlossenem Ventil und Schutzkappe, Flaschen dürfen nicht fallen!
- Vorsicht vor Feuer! Rauchverbot!
- Nicht an warmen Orten lagern (Heizung, Sonne)
- Explosionsgefahr bei Kontakt der Ventile mit Ölen oder Fetten
- Flaschen nicht im Patientenzimmer wechseln
- Anschlüsse und Zuleitungen auf Dichtigkeit prüfen
- Flasche nicht gewaltsam öffnen, bei Störungen technischen Dienst rufen. Keine Selbstreparatur versuchen

Applikationssysteme:
Die Applikation von Sauerstoff kann über doppellumige Nasenbrillen, Nasensonden oder Masken erfolgen.

Befeuchtungssysteme:
Bei O_2-Gaben von mehr als 2 l/min ist eine Befeuchtung (Verhinderung von Austrocknen der Schleimhaut) angeraten. Hierzu werden spezielle Einweg-Sterilwasserbehälter angeboten; mehrfach verwendbare Anfeucht-behälter sind mit Aqua dest. oder mit abgekochtem Wasser zu befüllen.

- **Vorbereitung**
- Vor der Anwendung von Sauerstoff Atemwege von Sekret befreien (evtl. Nase putzen, Absaugen ▶ Kap. Absaugen)

- **Maßnahmen**
- Verabreichen von Sauerstoff laut ärztlicher Anordnung
- Auf atemerleichternde Positionierung achten (▶ Kap. Positionierungen); bei liegendem Patienten Oberkörper in 45°-Position bringen, Arme hoch lagern. Aufrechtes Sitzen ermöglichen
- Pflegebeobachtung und -dokumentation über
  - Vitalparameter (Atmung, Puls, Blutdruck, Bewusstsein)
  - Zyanose
  - Schleimhautbeschaffenheit
  - korrekte Sondenlage
- Evtl. regelmäßiger Wechsel der Befeuchtungsflüssigkeit
- Applikationssonden mit direktem Patientenkontakt sind täglich zu wechseln bzw. aufzubereiten, Zuleitungssysteme werden wöchentlich gewechselt

- **Komplikation**

> Trübt ein COPD-Patient bei neu verordneter Sauerstoffgabe oder Erhöhung des Flows ein (Gefahr der CO_2-Narkose), sofort Notarzt verständigen, bis zum Eintreffen ▶ Kap. Wiederbelebung.

- **Nachbereitung**

— Maßnahmen und Wirkung dokumentieren

Schlafmittel

Martina Döbele, Ute Becker

M. Döbele, U. Becker (Hrsg.), *Ambulante Pflege von A–Z*,
DOI 10.1007/978-3-662-49885-9_79,
© Springer-Verlag Berlin Heidelberg 2016

Schlafmittel werden verordnet, wenn hartnäckige Schlafstörungen vorliegen und eine Gefahr für die Gesundheit aufgrund des Schlafmangels droht. Davor sollten andere Gründe der Schlaflosigkeit ausgeschlossen sein (Schmerzen, Hyperthyreose).

Schlafmittel können angezeigt sein:
- In Belastungssituationen mit Schlafstörungen
- Bei Depressionen
- Als Begleitmedikation bei Angsterkrankungen

Schlafmittel

Schlafmittel sind Medikamente, die das Ein- oder Durchschlafen fördern. Sie sollten nur nach strenger Indikationsstellung durch den Hausarzt eingesetzt werden.

- **Material**

Schlafmittel sind erhältlich in Form von Tabletten, Kapseln und Tropfen.

Rezeptpflichtige Schlafmittel:

Rezeptpflichtige Schlafmittel werden nur nach ärztlicher Anordnung verabreicht.

- Benzodiazepine: z. T. hohes Abhängigkeitspotenzial! (Diazepam, Bromazepam, Oxazepam)
- Z-Medikamente: geringeres Abhängigkeitspotenzial, sollten trotzdem bei Suchtgefährdung oder bei Benzodiazepinabhängigkeit nicht eingesetzt werden (Zolpidem, Zopiclon, Zaleplon)

Nicht rezeptpflichtige Schlafmittel:

- Antihistaminika: ursprünglich eingesetzt gegen Allergien, sind z. T. nicht verschreibungspflichtig. Das Abhängigkeitsrisiko ist geringer als bei anderen chemischen Schlafmitteln. Achtung: Diphenhydramin kann bei Überdosierung delirante Zustände hervorrufen!

- Pflanzliche Schlafmittel: nur schwache schlaffördernde Wirkung, bewährt sind Baldrian, Hopfen und Melisse
- Biogene Stoffe: L-Tryptophan, Melatonin, schwache, aber teilweise ausreichende schlaffördernde Wirkung

■ Vorbereitung und Maßnahmen

Die verordneten Schlafmittel werden mit den anderen Medikamenten zusammen gerichtet. Pflanzliche Arzneimittel können dem Patienten ans Bett gelegt werden (Einnahme nach Bedarf).

■ Komplikationen
■■ Patient klagt trotz Schlafmittel über nächtliches Erwachen

Schlafgewohnheiten und Bettgehzeiten erfragen. Oft gehen alte Menschen viel zu früh ins Bett, sodass sie kurz nach Mitternacht schon wieder erwachen (5–6 Stunden Schlaf pro Nacht sind häufig ausreichend). Evtl. Rücksprache mit dem Hausarzt.

■■ Patient klagt über starke Morgenmüdigkeit

Schlafmittel mit langer Wirkungsdauer verursachen Antriebslosigkeit und Müdigkeit in den Tag hinein (Überhang). Rücksprache mit dem Hausarzt und evtl. Wechsel des Präparats.

■■ Schlafmittelmissbrauch

Wenn Ursache der Schlaflosigkeit Depressionen oder Sorgen sind, lindern die Schlafmedikamente nur die Symptome, können aber die zugrunde liegende Ursache nicht beheben. Deshalb den Patienten auf evtl. bestehende Probleme ansprechen. Bei Verdacht auf Depression oder Angstsymptomatik Hausarzt verständigen.

■■ Benzodiazepinabhängigkeit

Benzodiazepine führen relativ schnell (nach 2–4 Wochen) zu Abhängigkeit.

Symptome:
- Appetitlosigkeit
- Vergesslichkeit, Zerstreutheit, affektive Indifferenz (kaum Gefühlsäußerungen)
- Depressiv wirkende Verstimmungszustände
- Schnelle Überforderung, Kritikschwäche
- Muskuläre Schwäche, ggf. mit Reflexverlust

> Hausarzt verständigen, wenn entsprechende Symptome beobachtet
> werden.

- **Hausmittel**

Oft reichen bei Einschlafstörungen einige Hausmittel aus:

- Schlafumgebung überprüfen (Lärm, Licht, Raumtemperatur, Matratze etc.)
- Kein Mittagsschlaf, erst ins Bett gehen, wenn einem die Augen zufallen
- Früh genug zu Abend essen, kein Kaffee und Tee ab mittags
- Lesen, nicht fernsehen
- Süßer Schlaftrunk (Milch mit Honig 20 Minuten vor dem Zubett-gehen)
- Entspannungsübungen
- Sehr mäßig Alkohol (1 Glas Bier)
- Beruhigende Waschung (▶ Kap. Basale Stimulation)

Schlaganfall

Martina Döbele, Ute Becker

M. Döbele, U. Becker (Hrsg.), *Ambulante Pflege von A–Z*,
DOI 10.1007/978-3-662-49885-9_80,
© Springer-Verlag Berlin Heidelberg 2016

Nach einem Schlaganfall wird oft zu spät reagiert, eine Therapie muss innerhalb der ersten 3 Stunden begonnen werden.

❯ **Häufig zeigen sich als Warnzeichen vorübergehende neurologische Ausfälle, die ernst genommen werden müssen.**

Schlaganfall/Apoplex

Akute Durchblutungsstörung des Gehirns durch thrombotischen Verschluss oder intrazerebrale Blutung.

Durch den Verschluss einer Arterie oder durch eine Blutung ins Hirngewebe kommt es zur Sauerstoffunterversorgung einzelner Gehirnareale. Dies führt sehr schnell zur Ausbildung einer neurologischen Symptomatik.

Schon nach wenigen Minuten kommt es im unterversorgten Gebiet zu nicht umkehrbaren Schäden. In der Umgebung dieses Kerngebietes können nen Zellen innerhalb von 3-6 Stunden nach Einsetzen des Sauerstoffmangels wiederbelebt werden. Nach dieser Zeit gehen ohne therapeutische Intervention auch hier die Zellen zugrunde.

▪ Symptome

Die Symptome sind abhängig von der betroffenen Hirnregion und Größe des unterversorgten Gebietes. Die Ausprägung der Symptome kann von einer leichten Einschränkung bis hin zum völligen Funktionsausfall reichen.

Verdacht auf einen Schlaganfall besteht, wenn ein Patient plötzlich eines oder mehrere der folgenden Symptome zeigt:
- Halbseitige Lähmungen der Gesichtsmuskulatur (herabhängender Mundwinkel, eingeschränkte Mimik)
- Halbseitige Lähmungen oder Schwächung von Armen und Beinen (Einknicken bis hin zu kompletter Lähmung)

— Sehstörungen, Sprachverständnis- oder Sprechstörungen
— Übelkeit, Erbrechen
— Bewusstseinsstörung, Desorientiertheit (▸ Kap. Bewusstseinsstörung)
— Plötzlich auftretende starke Kopfschmerzen (manchmal erstes Symptom bei Hirnblutung)
— Einnässen, Einkoten

■ **Ursache**

Das Risiko, einen Schlaganfall zu bekommen steigt mit dem Vorhandensein von Risikofaktoren.

Risikofaktoren:
— Bluthochdruck, Diabetes mellitus, hohe Blutfettwerte
— Aktuelles Rauchen
— Deutliches Übergewicht (BMI ≥30)
— Herzrhythmusstörungen

■ **Maßnahmen**

❯ **Bei Verdacht auf Schlaganfall sofort Notarzt (112). Schneller Therapiebeginn ist absolut wichtig!**

— Bei erhaltenem Bewusstsein Oberkörperhochlagerung (30°), Beruhigung des Patienten
— Beengende Kleidung lockern
— Bei bewusstlosen Patienten stabile Seitenlage
— Atmung, Blutdruck und Puls überprüfen, engmaschig kontrollieren
— Bei Atemstillstand Herzdruckmassage, ▸ Kap. Wiederbelebung
— Messung des Blutzuckers (Ausschluss einer Hypoglykämie), ▸ Kap. Hypoglykämie

❯ **Keine Blutdrucksenkung bei systolischen Werten unter 200 mmHg. Notarzt abwarten!**

■ **Prävention**

— Hausarzt verständigen bei
  — Bericht des Patienten von neurologischen Ausfällen
  — Neu aufgetretenen Herzrhythmusstörungen
— Patienten anhalten zu:
  — Gewichtsreduktion
  — Tabakreduktion

Schmerzen

Martina Döbele, Ute Becker

M. Döbele, U. Becker (Hrsg.), *Ambulante Pflege von A–Z*,
DOI 10.1007/978-3-662-49885-9_81,
© Springer-Verlag Berlin Heidelberg 2016

Schmerzen waren in der Entwicklung der Menschheit als Warn- und Leitsignal überlebenswichtig.

Schmerz kann als Symptom einer Erkrankung oder Verletzung auftreten, aber auch eigenen Krankheitswert besitzen – vor allem bei chronischen Schmerzen.

Es bestehen enge Wechselwirkungen zwischen Schmerzwahrnehmung und Psyche.

Schmerz

Begriffserklärung der Weltschmerzorganisation: Schmerz ist ein unangenehmes Sinnes- oder Gefühlserlebnis, das mit tatsächlicher oder potenzieller Gewebeschädigung einhergeht oder von betroffenen Personen so beschrieben wird, als wäre eine solche Gewebeschädigung die Ursache.

Arten des Schmerzes

Akuter Schmerz ist häufig erstes Anzeichen für eine Erkrankung oder Verletzung (z. B.: Wundschmerz, Verletzungen, internistische Erkrankungen). Am effektivsten lässt sich dieser Schmerz durch Behandlung der Grunderkrankung bessern. Ist dies nicht möglich, muss der akute Schmerz frühzeitig und adäquat behandelt werden, um einer Chronifizierung vorzubeugen.

Chronischer Schmerz ist ein länger andauernder (typischerweise 3–12 Monate) Schmerz (z. B.: Arthrose, Rheuma, Neuralgien, Tumore). Die Gefahr bei chronischen Schmerzen ist ihr Übergang in eine chronische Schmerzkrankheit. Hier hat der Schmerz seine Warnfunktion verloren, er gilt als eigenständige Krankheit. Bei der Schmerzkrankheit müssen neben den organischen auch psychische und soziale Faktoren mit in die Behandlung einfließen.

Schmerzeinschätzung

> Schmerz ist immer ein subjektives Empfinden. Er ist individuell und wird auch individuell bewertet. Auch Schmerzskalen sind immer subjektiv und können nur einen Anhaltspunkt bieten.

- **Ziel**
- Vorliegen einer aktuellen Schmerzeinschätzung und deren Verlaufskontrolle

- **Schmerzanamnese**
- Wo tut es weh? Schmerzstelle zeigen lassen
- Wann tut es weh? Erfassen von Schmerzspitzen und Ausnahmezeiten. Verändert sich der Schmerz beim Bewegen, bei Ruhe, bei Belastung und anderen Aktivitäten?
- Wie tut es weh? Beschreibung durch Adjektive (scharf, brennend, dumpf, stechend etc.)
- Bestehen neben den Schmerzen andere Beeinträchtigungen (Übelkeit, Schwindel etc.)?
- Wodurch entsteht Linderung?
- In welchem körperlichen und psychischen Zustand befindet sich der Patient (Ängste, soziale Isolierung, AZ, EZ)?

Praxistipp

Bei dementen Patienten können physiologische Indikatoren unter Umständen die einzigen Anzeichen für bestehende Schmerzen sein:
- Körpersprache (Reiben, Schonhaltung, Aggressivität, Ruhelosigkeit)
- Gesichtsausdruck (ängstlich, unsicher,)
- Massieren, Berühren von Körperteilen
- Lautäußerungen (Weinen, Stöhnen, Jammern)
- Änderung von Blutdruck oder Puls
- Vegetative Reize (Schwitzen, Röte, Zittern)

- Wie stark tut es weh? Nach Möglichkeit Beschreibung der Schmerzstärke unter Verwendung einer Schmerzskala

- **Schmerzskala**
  - Zur Verlaufsbeobachtung von Schmerzen hat sich das Einsetzen einer numerischen Rating-Skala bewährt. Dies ist eine Selbsteinschätzungsskala zur Beurteilung der Schmerzstärke.
  - Der Patient ordnet den auftretenden Schmerzen sowohl in Ruhe als auch in Bewegung eine Zahl der Skala von 1 = keine Schmerzen bis 10 = stärkste vorstellbare Schmerzen (in Bezug auf die Schmerzintensität) zu.

Es existieren unterschiedliche Schmerzbeurteilungsskalen, wichtig ist hier, bei einem Patienten immer mit der gleichen Skala zu arbeiten.

> Bei instabiler Schmerzsituation muss der behandelnde Arzt informiert werden. Eventuell Hinzuziehen eines niedergelassenen Schmerztherapeuten.

Schmerztherapie

Schmerzmanagement sollte so individuell wie möglich und unter Zusammenarbeit aller beteiligten Personen und Berufsgruppen gestaltet werden.

Nicht ausreichende Schmerzbehandlung kann schwere Folgen für den Patienten haben:

- Verzögerung des Genesungsverlaufs
- Körperliche und psychische Beeinträchtigungen
- Chronifizierung der Schmerzen

- **Ziel**

Bei akuten Schmerzen:

- Der Patient ist schmerzfrei bzw. maximale Schmerzintensität von 3/10 in Ruhe und 5/10 unter Belastung
- Dokumentation der schmerzmittelbedingten Nebenwirkungen
- Erhöhung der Zeit des schmerzfreien Schlafes

Bei chronischen Schmerzen:

- Vorliegen eines individuellen Behandlungsplans (inklusiv Schmerzsituation, individuelle Therapieziele und Selbstmanagementkompetenzen des Patienten)
- Durchführung und Koordination des individuellen Behandlungsplans funktionieren
- Patient und Angehörige sind in Bezug auf die Schmerzsituation informiert, geschult und beraten (▶ Kap. Anleitung von Angehörigen)

- **Maßnahmen**

Eine multimodale Schmerztherapie kann mehrere Disziplinen beinhalten:
- Medikamentöse Therapie
- Evtl. Physiotherapie, Massage, physikalische Therapien (Kryo-therapie, Wärmetherapie)
- Evtl. Psychotherapie

❯ Für eine effektive Schmerztherapie ist die enge Zusammenarbeit aller beteiligten Berufsgruppen notwendig.

Die Hauptaufgaben hierbei sind:
- Koordination der Maßnahmen des gesamten Behandlungsteams
- Sicherstellung der Durchführung der medikamentösen Maßnahmen
- Umsetzung der pflegerischen nichtmedikamentösen Maßnahmen
- Vermeiden von schmerzauslösendem Vorgehen bei pflegerischen Interventionen

■ ■ **Schmerzmedikamente**

Schmerzmedikamente sowohl für akute als auch für chronische Schmerzen bedürfen der Anordnung durch den Arzt. Neben den festen Verordnungen sollten auch Bedarfsmedikamente zur Abdeckung von Schmerzspitzen ver-ordnet werden.

NSAR:

Nichtsteroidale Antirheumatika wirken schmerzhemmend, entzündungs-hemmend und fiebersenkend.

Wirkstoffe sind: Acetylsalicylsäure, Ibuprofen, Diclofenac, Naproxen u. a.

Häufige Nebenwirkungen sind:
- Entzündungen der Magenschleimhaut (bis hin zur Ulkusbildung)
- Nierenschädigungen bei Langzeitanwendung,
- Laut neuesten Untersuchungen Erhöhung des Herzinfarktrisikos

❯ Vorsicht bei der Gabe von NSAR bei Asthmatikern, sie können Asthma-Anfälle auslösen.

Paracetamol:

Paracetamol wirkt schmerzstillend und fiebersenkend. Es ist gut verträg-lich, wirkt aber in höheren Dosen lebertoxisch. Bei Erwachsenen können 10 g Paracetamol zu Leberversagen führen.

Opioide:

Opioide wirken je nach Präparat schmerzstillend, sedierend und euphori-sierend.

Man unterscheidet schwach wirksame Opioide (Tramadol, Tilidin) von stärker wirksamen Opioiden (Morphin, Oxycodon, Fentanyl, Buprenorphin etc.)

> ▶ Die Einnahme der Medikamente muss nach einem individuell ermittelten, festen Zeitplan und nicht nach Bedarf erfolgen. Durch eine regelmäßige Dosierung wird ein konstanter Plasmaspiegel aufrechterhalten. Das Wiederauftreten der Schmerzen und das Risiko der Gewöhnung lässt sich so verhindern.

Nebenwirkungen sind Übelkeit und Erbrechen, Obstipation (häufigste und oft auch schwerwiegendste Nebenwirkung ▶ Kap. Stuhlausscheidung), Atemdepression und Sedierung.

Bei der Therapie mit Opioiden gilt:

- Der Patient sollte einen schriftlichen Therapieplan erhalten, der ihn und seine Angehörigen über die Art der Behandlung informiert und an die Einnahmezeiten erinnert. Er sollte ausführlich über Wirkungsweise und -dauer der Medikamente beraten werden.
- Pflegende tragen die Verantwortung für die Durchführung der Therapie, deswegen ist eine sorgfältige Dokumentation der Gabe der verordneten Medikamente notwendig.

■■ Adjuvante Medikamente

im Rahmen von schmerztherapeutischen Therapien werden häufig auch Medikamente eingesetzt, die selber kaum schmerzstillende Wirkung haben, sich aber trotzdem positiv auf den Schmerz auswirken können:

- Antidepressiva
- Neuroleptika
- Antiepileptika

■■ Schmerzlinderung durch pflegerische Maßnahmen

Über die Einnahme von verordneten Schmerzmitteln hinaus lassen sich durch pflegerische Anwendungen die Schmerzen lindern.

- Lagerung: ▶ Kap. Positionierungen
- Sanfte Körperpflege
- Einreibungen, Wickel: ▶ Kap. Wickel
- Ablenkung (z. B. durch Gespräche, Musik etc.)

■■ Beobachtung

- Verändertes Schmerzverhalten
- Auftreten von Nebenwirkungen
- Neu auftretende Schmerzen, evtl. Veränderung der Applikationsform, z. B. transdermal oder PCA-Pumpe (patientenkontrollierte Analgesie)

- Opioidbedingte Nebenwirkungen (z. B. Obstipation), ggf. sofortige Rückmeldung an den behandelnden Arzt
- Verlaufskontrolle: Medikamentenvorrat kalkulieren (Wochenende!)

Schock

Martina Döbele, Ute Becker

M. Döbele, U. Becker (Hrsg.), *Ambulante Pflege von A–Z*,
DOI 10.1007/978-3-662-49885-9_82,
© Springer-Verlag Berlin Heidelberg 2016

Ein Schock ist ein oft lebensbedrohlicher Zustand, der durch unterschiedliche Auslöser hervorgerufen werden kann. Es können unterschiedliche Symptome auftreten und verschiedene Maßnahmen notwendig werden.

Formen des Schocks:

- Volumenmangelschock
- Kardiogener Schock
- Septischer Schock
- Anaphylaktischer Schock

Schock

Kreislaufstörungen verschiedener Ursache, die durch Blutdruckabfall, Herzrasen und Mikrozirkulationsstörungen gekennzeichnet sind.

- **Symptome**

Je nach Auslöser und Stadium kann ein Schock verschiedene Symptome zeigen.

Symptome bei allen Schockformen
- Hohe bzw. steigende Pulsfrequenz (über 100/min), Puls sehr flach (Zentralisation)
- Systolischer Blutdruck unter 100 mmHg, evtl. fallend
- Schnelle flache Atmung, Schweißigkeit
- Bewusstseinsstörungen bis hin zur Bewusstlosigkeit

- **Maßnahmen**

> Bei Verdacht auf Schock immer sofort Notarzt anfordern!

- Patienten beruhigen
- Wärmeerhaltung (wenn Patient kaltschweißig)
- Lagerung je nach Schockform
- Bei Herz-Kreislauf-Stillstand: Wiederbelebung (▶ Kap. Wiederbelebung)

Volumenmangelschock

- **Ursachen**
- Flüssigkeitsverluste (Blutungen, Dehydratation, Verbrennungen, Aszites, Orthostase)

- **Maßnahmen**
- Hochlagerung der Beine
- Wenn Blutungen sichtbar, Blutstillung (▶ Kap. Blutungen)

Kardiogener Schock

- **Ursachen**
- Herzinfarkt
- Dekompensierte Herzinsuffizienz
- Spannungspneumothorax
- Lungenembolie

- **Zusätzliche Symptome**
- Oft Zyanose
- Atemnot
- Evtl. retrosternale Schmerzen
- Evtl. in den linken Arm ausstrahlend
- Oberbauchschmerzen

- **Maßnahmen**
  - Oberkörper hochlagern

Septischer Schock

- **Zusätzliche Symptome**

In der Frühphase:

- Starkes Krankheitsgefühl meist mit Fieber, Verwirrtheit, Unruhe, schnelle Atmung
- Manchmal Pusteln, Hautblutungen, Haut ist warm, trocken und rosig!

Dann Übergang zu oben genannten Schocksymptomen

Anaphylaktischer Schock

- **Ursachen**
- Medikamente
- Bienen- oder Wespenstiche
- Andere Allergene

- **Zusätzliche Symptome**
- Evtl. Hauterscheinungen wie Nesselsucht
- Evtl. Bronchospasmus mit starker Atemnot

- **Zusätzliche Maßnahmen**
- Sofortige Unterbrechung der Allergenzufuhr

Schweigepflicht

Martina Döbele, Ute Becker

M. Döbele, U. Becker (Hrsg.), *Ambulante Pflege von A–Z*,
DOI 10.1007/978-3-662-49885-9_83,
© Springer-Verlag Berlin Heidelberg 2016

Die Schweigepflicht ist eine Verpflichtung der Pflegekraft, persönliche Informationen des Patienten anderen Personen gegenüber nicht zu offenbaren. Der Patient muss darauf vertrauen können, dass Informationen und seine Daten nicht an unberechtigte Dritte weitergegeben werden.

> — Die Schweigepflicht besteht grundsätzlich auch gegenüber dem Ehepartner und anderen Angehörigen des Patienten. Entbindungen davon müssen mit dem Patienten vereinbart werden.
> — Die Schweigepflicht bleibt auch nach dem Tod des Patienten erhalten.

Pflegepersonen haben über das, was ihnen in ihrer Eigenschaft als Pflegeperson anvertraut oder bekannt geworden ist, zu schweigen, z. B. über:

- Krankengeschichte und Diagnosen
- Religionszugehörigkeit
- Vermögensverhältnisse
- Sonstige private und berufliche Angelegenheiten

> Der Verstoß gegen die Schweigepflicht ist strafbar (§ 203 StGB).

Die Schweigepflicht kann bzw. muss in zahlreichen Fällen durchbrochen werden. So können – ohne die Schweigepflicht zu verletzen – Informationen an den behandelnden Arzt weitergegeben werden.

Der Pflegedienst muss manchmal Patientendaten an Dritte übermitteln (Kranken-, Pflegekasse, Gesundheitsamt, Standesamt, Polizei). Die Übermittlung dieser Daten ist nur zulässig, wenn sie durch gesetzliche Vorschrift, durch Einwilligung des Patienten oder durch einen besonderen Rechtfertigungsgrund legitimiert ist.

Datenschutz

Auch beim Umgang mit Patientendaten im Pflegedienst ist das informationelle Selbstbestimmungsrecht des Patienten zu beachten. Hier ist vor allem der Transport von Dokumenten zu bedenken. In der Regel befindet sich die Pflegedokumentation beim Patienten zuhause. Müssen Dokumente zum Zwecke der Aktualisierung in den Pflegedienst gebracht werden, ist darauf zu achten, dass Dritte nicht die Möglichkeit erhalten, an Daten von Patienten zu gelangen oder diese zu lesen (vergleiche Bundesdatenschutzgesetz, BDSG).

Schwerhörigkeit

Martina Döbele, Ute Becker

M. Döbele, U. Becker (Hrsg.), *Ambulante Pflege von A–Z*,
DOI 10.1007/978-3-662-49885-9_84,
© Springer-Verlag Berlin Heidelberg 2016

Eine Verschlechterung oder der totale Verlust des Hörvermögens stellen für den betroffenen Menschen eine starke Beeinträchtigung des täglichen Lebens dar, weil das Hören ein wichtiges Kommunikationsmittel ist. Vor allem bei älteren Menschen, die an Schwerhörigkeit leiden, besteht die Gefahr von schwerwiegenden sozialen und psychischen Veränderungen und deren Folgen.

Folgen der Hörbehinderung:
- Zunehmende gesellschaftliche Isolierung
- Depressive Verstimmung und Misstrauen
- Aggressionen gegenüber Gesprächspartnern
- Angstzustände
- Erhöhtes Unfallrisiko

Eine individuelle Pflege erfordert das Einstellen auf den Schwerhörigen und ein Handeln entsprechend seiner Schwerhörigkeit.

Schwerhörigkeit

Schwerhörigkeit hat eine quantitative Ausprägung (von geringgradig bis an Taubheit grenzend) sowie eine qualitative Ausprägung (Ausfall bestimmter Frequenzbereiche).

- **Ziel**
- Aufrechterhalten der Kommunikation

- **Vorbereitung**
- Erhebung einer ausführlichen Pflegeanamnese im Bereich »Kommunikation« sowie der Erfassung der entsprechenden Hilfsmittel (Hörgerät etc.)

- **Maßnahmen**
- ■■ **Gesprächsführung**

Für einen schwerhörigen Patienten sollte immer etwas mehr Zeit eingeplant werden. Darüber hinaus unterstützen folgende Verhaltensregeln die
Kommunikation erheblich:

- Den Patienten im Gespräch immer anschauen und darauf achten,
  dass Licht auf dem eigenen Gesicht liegt (nicht mit dem Rücken zum
  Fenster sitzen) und er von den Lippen ablesen kann
- Laut, deutlich und stets langsam sprechen, mit viel Mundbewe-
  gungen und in knappen Sätzen. Das Wesentliche evtl. wiederholen
- Wenn möglich, hochdeutsch sprechen

Praxistipp

Wichtige Informationen auch schriftlich geben.

- Unterstreichen des Gesagten mit eindeutiger Mimik und Gestik
- Die Frage: »Haben Sie mich verstanden?« wird meist – verunsichert
  oder um Höflichkeit bemüht – bejaht. Deshalb bei Unklarheit lieber
  das Gesagte taktvoll wiederholen

❯ **Lauter sprechen hilft bei Schwerhörigkeit nicht immer, da Töne
bestimmter Frequenzen nicht gehört werden.**

■■ Umgang mit schwerhörigen Menschen

- Vor Pflegehandlungen immer Blickkontakt herstellen und andeuten,
  was gemacht wird
- Den Pflegebedürftigen nicht mit plötzlichen Bewegungen oder
  Berührungen von hinten oder im Dunkeln erschrecken
- Den Pflegebedürftigen zum Tragen des Hörgerätes und evtl. zur
  Anschaffung anderer Hilfsmittel motivieren, wie z. B.
  - Telefonlautsprecher-Verstärker (mit Licht)
  - Lichtsignalanlagen für Tür oder Telefon (Umwandlung von
    akustischen Signalen in optische)

■■ Hörgeräte

- Schwerhörige mit Hörgerät leiden unter Nebengeräuschen. Im
  Gespräch deshalb entsprechende Geräuschquellen abstellen
  (z. B. Fenster schließen)
- Um unangenehmes Pfeifen zu vermeiden, das Hörgerät ausschalten, bevor es beim Pflegebedürftigen eingesetzt oder herausgenommen wird

— Beachten, dass das Hörgerät richtig im Ohr sitzt. Einfetten der Haut erleichtert das Einsetzen

Pflege des Hörgeräts:
— Hörgerät, Ohrpassstück und Schallschlauch müssen immer frei von Ohrenschmalz und Schmutz sein:
  — Ohrpassstücke regelmäßig mit lauwarmem Wasser reinigen
  — Das Hörgerät selbst sollte mit einem trockenen und weichen Tuch gereinigt werden
— Hörgeräte immer im richtigen Ohr einsetzen, ggf. auf farbige Markierung achten
— Hörhilfen nachts herausnehmen, damit der Gehörgang durchlüftet wird und das Ohrenschmalz abfließen kann. Das Gerät sollte dann staubgeschützt mit offenem Batteriefach aufbewahrt werden
— Bei längerer Nicht-Benutzung sollte es abgeschaltet und die Batterie herausgenommen werden

Praxistipp

Auf einen ausreichenden Vorrat an passenden Batterien achten. Insbesondere bei Menschen mit Demenz. Aufbewahrungsort dokumentieren.

- **Dokumentation**
— Gute Erfahrungen und Tipps im Umgang mit dem schwerhörigen Pflegebedürftigen für die Kollegen in der Pflegedokumentation festhalten

Sehbehinderung

Martina Döbele, Ute Becker

M. Döbele, U. Becker (Hrsg.), *Ambulante Pflege von A–Z*,
DOI 10.1007/978-3-662-49885-9_85,
© Springer-Verlag Berlin Heidelberg 2016

Im Alter nimmt das Sehvermögen (auch durch Erkrankungen wie Hypertonus und Diabetes) häufig ab. In Kombination mit Multimorbidität und kognitiven Defiziten wird der Alltag des Betroffenen dadurch stark eingeschränkt. Die Pflege von Sehbehinderten und Blinden erfordert durch das genaue und ausführliche Formulieren mehr Zeit, da der nonverbale Aspekt bei der Kommunikation fehlt. Das erfordert ein hohes Maß an Einfühlungsvermögen und Geduld.

Sehbehinderung

Meist dauerhafte Einschränkung der visuellen Wahrnehmungsfähigkeit, die in verschiedenen Schweregraden auftreten kann. Blindheit (Amaurose) ist das völlige Fehlen des Sehvermögens.

- **Ziel**
- Förderung der noch vorhandenen Sehfähigkeit
- Sicherheit des Patienten in Bezug auf Verletzungen, Stürze
- Unterstützung darin, Selbständigkeit und Sicherheit zu bewahren

Praxistipp

Blinde und/oder stark sehbehinderte Menschen erfassen ihre Umwelt durch Hören und Fühlen. Daher sollte in der Kommunikation das Fühlen einen großen Stellenwert besitzen.

- **Maßnahmen**

❯ Patienten, die schon lange unter einer Sehbehinderung oder Blindheit leiden, kommen oft gut im Alltag zurecht. Diese Ressource fördern.

Kommunikation mit blinden oder stark sehbehinderten Menschen:

- Beim Betreten der Wohnung läuten, laut den eigenen Namen sagen, den Patienten bei Annäherung ansprechen
- Aktivitäten während der Ausführung erläutern, damit der Patient die Geräusche zuordnen kann
- Klare Kommunikation, auch Gefühle verbalisieren (der Patient kann keine Gesichtsausdrücke sehen)
- Pflege nach dem gleichen Ablauf durchführen, so hat der Patient die Möglichkeit zur Mitarbeit
- Alle Gegenstände müssen ihren festen Platz haben, damit der Patient sie mühelos findet
- Keine Ausdrücke wie »dahinter«, »dort« verwenden. Diese unpräzisen Ortsangaben können blinde Menschen nicht zuordnen
- Nichts stehen- und liegenlassen – Stolperfalle! Auch Schränke und Schubladen stets schließen
- Bei Menschen mit Restsehvermögen können große farbige Punkte aus Papier (notfalls auch Servietten) an der Wand als Orientierung dienen
- Falls Führen erforderlich ist, dem Patient den eigenen Arm anbieten und etwas voraus gehen
- Auf individuelle Gepflogenheiten achten, Lichtquellen wie gewünscht anlassen oder ausschalten

Praxistipp

Damit Blinde selbständig essen können, hat sich die »Nahrungsuhr« auf dem Teller bewährt, d. h. bestimmte Nahrungsmittel kommen immer an dieselbe Stelle (z. B. Kartoffeln/Reis/Nudeln zwischen 12 und 2 Uhr, Gemüse zwischen 3 und 6 Uhr, Fleisch zwischen 6 und 9 Uhr, Brot zwischen 9 und 12 Uhr).

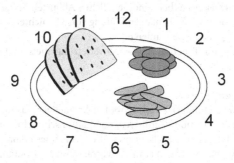

■ Nahrungsuhr

Sekret

Martina Döbele, Ute Becker

M. Döbele, U. Becker (Hrsg.), *Ambulante Pflege von A–Z*,
DOI 10.1007/978-3-662-49885-9_86,
© Springer-Verlag Berlin Heidelberg 2016

Sekrete sind Absonderungen, die unterschiedliche Konsistenz aufweisen können.

■ **Pathologie**

Sekrete können sich im Rahmen von Erkrankungen in Bezug auf Farbe, Geruch, Menge, Beimengungen und Beschaffenheit verändern. Dadurch lassen sich Rückschlüsse auf Erkrankungen ziehen bzw. der Verlauf von Erkrankungen beobachten. Die Veränderung von Sekreten entsteht u. a. durch Bakterien, Pilze oder Fremdreize.

Sputum:

Absonderung von Sputum ist fast immer pathologisch und sollte bei Fortbestehen oder auffälliger Farbe dem Hausarzt gemeldet werden.

- Bei grippalen Infekten: weißlich-klar, schleimig, evtl. fadenziehend, meist geruchlos
- Bei akuter Bronchitis: gelb bis grün, schleimig, evtl. mit festeren Beimengungen, geruchlos bis eitriger Geruch
- Bei Asthma bronchiale: zäh, glasig
- Bei Lungenödem: dünnflüssig bis schaumig, oft rötlich
- Bei Bronchiektasen (beim morgendlichen Abhusten): schaumig/eitrig/serös, beim Stehenlassen Bildung von 3 Schichten: oben schaumig, Mitte trübe, unten eitrig
- Bei Karzinom, Tuberkulose, Lungenverletzung: meist blutige Beimengungen

Vaginalsekret:

- Candida-Infektion (Hefepilze): weißer, krümeliger Ausfluss
- Bakterielle Infektion (Gardnerella vaginalis, Escherichia coli, Chlamydien): starker, gelb-grüner, übel riechender Fluor
- Da Fluor auch Symptom eines Zervixkarzinoms sein kann, ist eine gynäkologische Abklärung empfehlenswert

Wundsekret:
- Infektion mit Bakterien (auch MRSA): meist gelbliche Wundbeläge

➲ Bei grünen, aromatisch riechenden Auflagerungen auf der Wunde sofort den Hausarzt verständigen, (evtl. Pseudomonas-aeruginosa-Befall). Peinlich genaue Einhaltung der Hygienevorschriften.

■ Maßnahmen

Beobachtung und Dokumentation des Sekrets:
- Farbe (weiß, gelb, grün, rötlich, braun)
- Geruch (neutral, säuerlich, fruchtig, stinkend, fischig)
- Menge
- Beschaffenheit (flüssig, zäh, bröckelig)
- Beimengungen (Blut, Gewebe, Eiter)

Hygienemaßnahmen:
- Bei auffälligem Sekret Handschuhe und Schutzkleidung
- Abschließend Händedesinfektion
- Weitertransport von Bakterien zum nächsten Patienten unbedingt vermeiden
- Ggf. Flächendesinfektion, Wäschehygiene
- Selbstschutz: nicht anhusten lassen

➲ Bei auffälligem oder stark verändertem Sekret Hausarzt verständigen.

■ Prävention
- Hygienevorschriften einhalten (► Kap. Hygiene)
- Infektion von anderen Patienten vermeiden
- Bronchien: Bronchialtoilette (► Kap. Pneumonieprophylaxe)
- Vagina: Beim Toilettengang abwischen von vorne nach hinten
- Gute Intimhygiene (► Kap. Intimpflege)

Sterbebegleitung

Martina Döbele, Ute Becker, Rolf Kieninger

M. Döbele, U. Becker (Hrsg.), *Ambulante Pflege von A–Z*,
DOI 10.1007/978-3-662-49885-9_87,
© Springer-Verlag Berlin Heidelberg 2016

Unter Sterbebegleitung versteht man alle Maßnahmen zur Erhaltung der Lebensqualität, d. h. Begleitung durch Ärzte, Pflegende, Ehrenamtliche etc. im Sinne der Hospizphilosophie. Aktive Sterbehilfe wird dabei ausgeschlossen.

Die individuellen Bedürfnisse des Sterbenden stehen im Vordergrund. Diese Bedürfnisse müssen wahrgenommen und das pflegerische Handeln danach ausgerichtet werden.

■ Schaffen guter Rahmenbedingungen

- Das Sterben ist unterschiedlich. Der Hilfebedarf ist individuell. Angehörige und ehrenamtliche Helfer, z. B. Hospizbegleiter sollten einbezogen werden, wenn ein großer zeitlicher Aufwand zu erwarten ist.
- Feste Ansprechpersonen für den Sterbenden und die Angehörigen, d. h. es sollten möglichst dieselben Pflegepersonen eingesetzt werden.
- Wenn Sie selbst nicht in der Lage sind, die Begleitung durchzuführen, geben Sie dies ehrlich zu. Vielleicht kann eine andere Pflegeperson die Sterbebegleitung durchführen.

■ Maßnahmen

Ein Plan zur palliativen Behandlung des Sterbenden sollte frühzeitig und gemeinsam mit dem behandelnden Arzt erstellt werden. Der Plan sollte die Behandlung von bekannten und möglichen Beschwerden in den letzten Tagen und Stunden enthalten. Eine vorhandene Patientenverfügung ist zu beachten (► Kap. Patientenverfügung).

Medikamente:
- Bedarfsmedikamente wie Morphin, Scopolamin, Midazolam etc. müssen mit einer eindeutigen, vom Arzt abgezeichneten Handlungsanweisung benannt sein (► Kap. Schmerz)
- Bei intermittierenden Beschwerden: Bedarfsmedikation vor belastenden pflegerischen Maßnahmen wie Positionierung etc.

 Alle Medikamente, die dem Sterbenden keinen Nutzen mehr bringen, sollten abgesetzt werden

Pflegerische Maßnahmen:
 Absetzen aller unnötigen Maßnahmen, z. B. Abführmaßnahmen, künstliche Ernährung
 Reduktion der Pflegemaßnahmen auf ein Minimum. Der Schlaf-Wach-Rhythmus eines Sterbenden ist oft verändert!
 Die spezifische Behandlung der Beschwerden steht im Vordergrund, z. B.
   Blasen- und Darmentleerung erleichtern, ggf. mit Klebewindeln, Krankenunterlagen
   Durch regelmäßige Mundpflege orientiert an den Vorlieben des Sterbenden ein ggf. vorhandenes Durstgefühl lindern
   Oberkörperhochpositionierung, Lüften, ggf. Sauerstoffgabe (▶ Kap. Sauerstoffgabe) usw. bei Atemnot
 Offene Gespräche tragen zur Sicherheit bei. Bringen Sie den Mut auf, zuzuhören, wenn der Sterbende das Bedürfnis hat, über schwierige Themen zu sprechen

Information und Beratung:
 Durch Information der Angehörigen und Dokumentation kann ggf. verhindert werden, dass Sterbende vor dem Tod unnötigen Maßnahmen und Transporten oder Einweisungen ausgesetzt werden

Stomaversorgung

Martina Döbele, Ute Becker

M. Döbele, U. Becker (Hrsg.), *Ambulante Pflege von A–Z*,
DOI 10.1007/978-3-662-49885-9_88,
© Springer-Verlag Berlin Heidelberg 2016

Der Begriff Stoma (früher auch »Anus praeter« genannt) beschreibt eine operativ geschaffene Darm- bzw. Harnableitung, verbunden mit dem Verlust der Kontinenz. Für das Auffangen des Darm- oder Blaseninhaltes wird eine Stomaversorgung benötigt.

Stomaarten

Kolostomie (Dickdarmstoma, auch doppelläufig):
Der Stuhl wird meist im linken Unterbauch über die Bauchdecke ausgeleitet (breiiger Stuhlgang). Rückverlegung des Stomas ist in manchen Fällen möglich.

Ileostomie (Dünndarmstoma, auch doppelläufig):
Der Stuhl wird meist im rechten Unterbauch über die Bauchdecke ausgeleitet (dünnflüssiger Stuhlgang).

Urostomie (Urinstoma):
Der Urin wird über die Bauchdecke ausgeleitet.

Pouch (katheterisierbares Reservoir):
Urin oder Stuhl wird in einem aus Darm hergestellten Reservoir gesammelt und bei Bedarf mittels eines Katheters über die Bauchdecke ausgeleitet.

Stomaversorgung und -pflege

Beutelwechsel: 1-mal täglich, bei gefülltem Beutel oder starkem Durchfall häufiger.

- **Ziel**
- Einfache und saubere Handhabung
- Sicherstellung der Haftung am Körper des Patienten nach dem Wechsel der Stomaversorgung

- **Material**

> **Zur Vermeidung von Pilzinfektionen nur Einmalmaterial verwenden!**

- Stomakompressen (weicher als normale unsterile Kompressen, weniger Hautreizung):
    - 2 Stomakompressen mit warmem Wasser und Seife (pH-neutral)
    - 2 Stomakompressen mit warmem Wasser
    - 2 trockene Kompressen
- Entsorgungsbeutel
- Unsterile Handschuhe
- Neue Stomaversorgung
    - Einteiler: Platte und Beutel sind fest miteinander verbunden
    - Zweiteiler: Basisplatte und Beutel bestehend aus 2 Teilen
- Ggf. Gürtel, Stomaleibbinde, Prolapskappe
- Nach Bedarf sonstige Materialien:
    - Spezieller Pflasterlöser
    - Schablone und Schere zum Ausschneiden der geeigneten Lochgröße
    - Rasierer zum Entfernen von Haaren

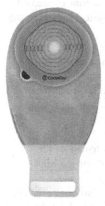

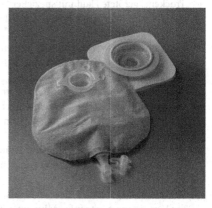

◨ Einteiliger Ausstreifbeutel. (Mit freundlicher Genehmigung der Firma ConvaTec, München)

◨ Zweiteiliges System – Basisplatte mit Urostomiebeutel. (Mit freundlicher Genehmigung der Firma ConvaTec, München)

- Paste, Adhesivpuder, Hautschutzringe, Modellierstreifen zum Ausgleichen von Unebenheiten und Falten
- Spezielle Hautschutzcreme (nicht rückfettend und nur stecknadelkopfgroße Menge für die gesamte parastomale Haut)
- Evtl. Spiegel

- **Vorbereitung**
- Handschuhe anziehen
- Material bereitlegen

- **Maßnahmen**
- Entsorgungsbeutel in der Nähe des Patienten platzieren
- Bei dünnflüssigem Stuhlgang den Entsorgungsbeutel gleich unter die Stomaversorgung klemmen
- Alte Stomaversorgung vorsichtig, mit leichtem Gegendruck auf den Bauch von oben nach unten ablösen (evtl. mit Pflasterlöser) und in den Entsorgungsbeutel abwerfen
- Grobreinigung mit feuchter Kompresse
- Reinigung des Stomas kreisförmig von außen nach innen, zuerst mit Wasser und Seife, dann mit Wasser nachreinigen (keine Seifenreste!), anschließend trocknen
- Ggf. Haarentfernung mittels Rasierer unter gleichzeitiger Abdeckung des Stomas mit einer Kompresse (Wasser und Seife). Immer vom Stoma weg rasieren!
- Trockene, gerötete Haut mit spezieller Hautschutzcreme eincremen
- Ausgleichen von Unebenheiten und Falten mit Paste, Hautschutzring oder Modellierstreifen
- Falls kein vorgestanztes Material verwendet werden kann, wird die Stomagröße ausgemessen oder eine Schablone angepasst und die Stomaversorgung ausgeschnitten
- Neue Stomaversorgung faltenfrei von unten nach oben anbringen (Spiegel für Patient), mit kleinem Finger genau am Stoma entlang fahren, um die Versorgung zu befestigen. Beim Zweiteiler nun den Beutel anbringen
- Um sicherzugehen, dass Platte und Beutel fest miteinander verbunden sind, muss der Rastring von Beutel und Platte mit Klick-Geräusch einrasten!
- Um die Platte gut an die Haut anzupassen, bittet man den Patienten, die Versorgung noch einige Minuten mit der warmen Hand abzudecken
- Ggf. Stomagürtel, Stomaleibbinde oder Prolapskappe anbringen
- Bei Komplikationen Hausarzt verständigen

Praxistipp

Beim Beutelwechsel von Zweiteilern verbleibt oft Stuhlgang am Rastring, dieser lässt sich leicht mit Wattestäbchen oder der Ecke einer feuchten Kompresse reinigen.

- **Nachbereitung**
- Entsorgungsbeutel verschließen und entsorgen
- Material aufräumen

Stress

Martina Döbele, Ute Becker

M. Döbele, U. Becker (Hrsg.), *Ambulante Pflege von A–Z*,
DOI 10.1007/978-3-662-49885-9_89,
© Springer-Verlag Berlin Heidelberg 2016

Stress ist meist relativ. Situationen, die uns gestern noch stark unter Druck gesetzt haben, können wir eventuell heute spielerisch bewältigen, weil Umgebungsvariablen sich geändert haben. Ebenso kann Mitarbeiterin A von Situationen gestresst sein, die Mitarbeiterin B souverän meistert.

Der Begriff des Stresses ist somit immer zu betrachten vor dem Hintergrund der persönlichen Resilienz (psychische Widerstandsfähigkeit).

Stress

Stress wird empfunden, wenn ein Ungleichgewicht besteht zwischen den gestellten Anforderungen und den persönlichen Möglichkeiten und Ressourcen der Bewältigung.

- **Pathophysiologie**

Entwicklungsgeschichtlich betrachtet sind Stressreaktionen grundsätzlich sinnvoll. Sie befähigen den Organismus, bei einer drohenden Gefahr schnell kämpfen oder fliehen zu können. Dies geschieht über die Ausschüttung von Stresshormonen (Adrenalin, Noradrenalin), die bewirken, dass die Sinne schärfer werden, die Atemfrequenz zunimmt, Herzfrequenz und Blutdruck steigen, damit die Muskulatur besser durchblutet wird. Heutzutage stehen wir jedoch selten tatsächlich bedrohlichen Situationen wie wilden Tieren gegenüber. Unsere Hauptstressoren sind Zeitknappheit, finanzielle Probleme, berufliche Überforderung und Verlust der Kontrolle.

Wird Stress chronisch, zeigen sich Symptome der Überforderung des Organismus:

- Gereiztheit
- Konzentrationsschwierigkeiten
- Nachlassende Leistungsfähigkeit, Krankheitsanfälligkeit
- Müdigkeit
- Interesselosigkeit

- Schlafschwierigkeiten
- Appetitlosigkeit

- **Stressreaktion**

Stresssituationen setzten sich meist zusammen aus Faktoren, die von außen »stressend« auf uns einwirken und Reaktionen, die dadurch in uns ausgelöst werden (und auf die wir einen Einfluss haben):

- Körperliche Stressreaktion: Anspannung, Muskelverspannungen, erhöhter Blutdruck, eingeschränkte Verdauung
- Verhalten: Eile, Pausen ausfallen lassen, hastiges Essen, Ersatzhandlungen (viel Rauchen, Essen), gereizter Umgang mit Menschen und Dingen
- Psychische Ebene: Gefühl des Gehetztseins, innere Unruhe, Nervosität, Angst, Selbstvorwürfe

- **Maßnahmen**

Effektive Maßnahmen, um Stress entgegenzuwirken, sind Änderungen an den beeinflussbaren Faktoren.

Körperliche Ebene:
- Gute Einstellung des Autositzes vor der Tour
- Bequeme und der Jahreszeit angepasste Kleidung und Schuhe (auch Frieren oder Schwitzen »stresst«) (▶ Kap. Rückenschonende Arbeitsweise)
- Bewusstes Entspannen und Strecken der Schultern und des Rückens, Wahrnehmen des körperlichen Befindens
- Aufrechte Körperhaltung
- Tiefes Atmen (ruhiges Ausatmen)
- Gute Musik (eigene CDs brennen mit Lieblingsmusik)
- Erlernen von entspannungsfördernden Techniken (autogenes Training, progressive Muskelrelaxation, Yoga)

Verhaltensebene:
- Pausen einhalten
- Essen und Trinken sind wichtig
- Bewegung kann innere Anspannung abbauen, Ausdauersport in der Freizeit
- Rauchen reduzieren
- Delegieren üben
- Effektive Kommunikation
- Vermeiden von Medienreizen (kein Whatsapp oder SMS während der Tour)
- Lächeln

Psychische Ebene:

Auf der psychischen Ebene können alle Veränderungen stressreduzierend wirken, die uns das Gefühl der Kontrolle über die Ereignisse geben:

- Hinterfragen von eigenen Perfektionsansprüchen
- Hinterfragen von zeitfressenden Ritualen
- Sich nicht mit anderen vergleichen, keine Rechtfertigungen
- Wertschätzung anderer (Patienten und Kollegen)
- Relativieren der tatsächlichen Bedrohlichkeit von Situationen (von 10 Minuten Verspätung geht die Welt nicht unter)
- In Kauf nehmen, andere Menschen evtl. zu enttäuschen (durch Abgrenzung gegenüber Ansprüchen anderer)
- Einsetzen von Metaebenentechniken:
  - Angenommen, Sie wären in der Position Ihrer besten Freundin. Wie würden Sie sich selbst wahrnehmen? Was würden Sie sich raten?
  - Stellen Sie sich vor, Sie könnten sich und Ihr Handeln selbst in einem Film sehen. Welche Veränderungsvorschläge fallen Ihnen spontan ein?
- Zeitmanagement: ▶ Kap. Zeit

Stuhlausscheidung

Martina Döbele, Ute Becker

M. Döbele, U. Becker (Hrsg.), *Ambulante Pflege von A–Z*,
DOI 10.1007/978-3-662-49885-9_90,
© Springer-Verlag Berlin Heidelberg 2016

Eine normale Darmentleerung (Defäkation) findet zwischen 3-mal täglich und 3-mal in der Woche statt. Sie wird durch den Druck im Rektum ausgelöst und ist nicht schmerzhaft. Der normale Stuhl ist geformt und nicht besonders übel riechend. Die durchschnittliche Menge von 100–500 g ist von der Art der Nahrungsaufnahme (z. B. den aufgenommenen Ballaststoffen) abhängig. Seine normale Farbe ist hell- bis dunkelbraun. Abhängig von Nahrung, Medikamenten oder Erkrankungen ändert sich seine Farbe.

Folgende Stuhlfarben können auf Erkrankungen hinweisen
- **Schwarz** (Teerstuhl): Blutung im oberen Verdauungstrakt
- **Grau-lehmfarben:** Fehlender Gallenfarbstoff bei Gallensteinen, Hepatitis, Pankreastumoren
- **Rotbraun marmoriert:** Blutungen im unteren Dickdarm
- **Hellrote Blutauflagerung:** Blutung aus Hämorrhoiden

Durchfall (Diarrhö)

Abgang von mehr als 3 dünnen bis flüssigen oder breiigen Stuhlentleerungen innerhalb von 24 Stunden. Bei älteren und geschwächten Menschen ist Durchfall eine ernst zu nehmende Störung. Er beeinträchtigt schnell das Allgemeinbefinden und lässt die Kräfte schwinden.

- **Symptome**
- Bauchkrämpfe, schmerzhafter Drang mit wenig Stuhlentleerung
- Durst durch hohen Flüssigkeitsverlust, Appetitlosigkeit
- Manchmal zusätzlich Übelkeit

■ Maßnahmen

Eine einfache Durchfallerkrankung endet meist nach kurzer Zeit von allein und benötigt keine spezielle Therapie. Generell sollte Durchfall nicht sofort unterbunden werden, da sonst Keime und Schadstoffe, z. B. bei einer Lebensmittelvergiftung, nicht ausgeschieden werden können.

- Mit dem Stuhlgang geht dem Körper relativ viel Wasser verloren. Wichtig ist es, gerade bei älteren Menschen, die Flüssigkeits- und Salzverluste rasch auszugleichen. Also viel zu Trinken (ggf. mit Elektrolytmischungen) anbieten (Wundermittel bei Magen-Darm-Infekten ist Cola). Gerbstoffhaltige Heilpflanzen wie schwarzer und grüner Tee unterstützen die Regeneration der Darmschleimhaut
- Zunächst keine Nahrung anbieten: Entlastung des Magen-Darm-Trakts durch Nahrungskarenz in den ersten 24 Stunden
- Im Normalfall wissen die Betroffenen ganz genau, wann und auf was sie Appetit haben, und das wird auch meist gut vertragen. Sie können vorrübergehend leichte Kost anbieten/beraten, wie Zwieback, geriebener Apfel, Hafer- und Reisschleim oder eine kräftige Boullion
- Beratung zu Kleidung, die man rasch öffnen kann. Wenn der Weg auf die Toilette nicht schnell genug erfolgen kann, können Einlagen die Kleider schützen

❯ **Bei Durchfall werden die Medikamente z. T. ungenutzt wieder ausgeschieden, deswegen bei Medikamenteneinnahme von Digitalis oder Marcumar auf jeden Fall den Arzt benachrichtigen.**

Wenn die Durchfälle nicht wieder verschwinden, besonders stark sind oder eins der unten stehenden Warnsignale auftritt, sollte der Hausarzt informiert werden:

- Sichtbare Stuhlbeimengungen (Blut, viel Schleim oder Eiter)
- Starker Durchfall mit Erbrechen
- Zunehmende Müdigkeit und Benommenheit
- Zeichen von Austrocknung (trockener Mund, stehende Falten auf der Haut, wenig dunkler Urin)
- Wenn ausreichendes Trinken nicht möglich ist
- Durchfall mit starken Schmerzen
- Durchfall während oder nach der Einnahme von Antibiotika
- Zusätzliches Fieber

❯ **Unter Umständen besteht Infektionsgefahr! Tragen Sie bei der Intimpflege unbedingt Handschuhe, ggf. auch einen Mundschutz. Im Anschluss: hygienische Händedesinfektion (▶ Kap. Hygiene).**

- **Nachbereitung**
- Dokumentation von Häufigkeit der Ausscheidung, sichtbare Stuhlbeimengungen (Blut, Schleim)
- Wirkung der Maßnahmen
- Haut im Intimbereich mit einer gut verträglichen Fett- oder Zinkcreme vor dem Wundwerden schützen (Dekubitusgefahr!)

Verstopfung (Obstipation)

Erst bei einer Stuhlausscheidung von weniger als 3-mal pro Woche spricht man von Verstopfung (Obstipation). Ob jemand unter Verstopfung leidet, ist nur aufgrund des individuellen Rhythmus feststellbar.

- Störungen im Flüssigkeitshaushalt/zu geringe Flüssigkeitsaufnahme, ballaststoffarme Ernährung
- Bewegungsarmut
- Daueranwendung von Abführmitteln, Medikamente (z. B. Opiate, Eisenpräparate)

- **Symptome**
- Betroffener muss stark pressen, verzögerte und erschwerte, oft schmerzhafte Stuhlausscheidung
- Völlegefühl oder Schmerz- und Druckgefühle im Oberbauch
- Geringe Stuhlmenge, Konsistenz meist hart und trocken
- Paradoxe Diarrhö (Absetzen von Durchfall trotz Kotstau)

- **Maßnahmen**
- Falls digitales Ausräumen erforderlich: ▶ Kap. Einlauf

- **Obstipationsprophylaxe**
Vorbeugende Maßnahmen mit dem Ziel einer regelmäßigen, möglichst beschwerdefreien Defäkation:

- Beratung zu geeigneten Bewegungsmaßnahmen (z. B. aktive und passive Bewegungsübungen)
- Bei Bettlägerigen kann man z. B. zur Stärkung der Bauchmuskulatur eine isometrische Bauchpresse anwenden, die eine günstige Wirkung auf die Darmtätigkeit hat:
  - den Bauch 10 Sekunden lang kräftig einziehen und langsam entspannen lassen, das Ganze 5-mal wiederholen.
- Bauchmassage (z. B. beim Waschen und Eincremen) im rechten Unterbauch beginnen und mit sanften, kreisenden, massierenden

Bewegungen im Uhrzeigersinn über den gesamten Bauch 5 Minuten lang streichen (evtl. mit etwas Öl)
- Beratung zu Ernährungsmaßnahmen:
    - Ballaststoffreiche Ernährung, entspricht aber oft nicht den jahrzehntelangen Essgewohnheiten der Betroffenen (Leinsamen, Flohsamen, Weizenkleie, in Wasser eingeweichte Trockenfrüchte)

> **Bei Umstellung auf ballaststoffreichere Ernährung muss die Flüssigkeitsaufnahme erhöht werden.**

- Morgens 1 Glas Mineral- oder Leitungswasser auf nüchternen Magen
- Generell viel Flüssigkeit zuführen
- Gabe von Milchzucker
- Obst, auch in Form von Kompott
- Wenn möglich bzw. beraten: den gleichen Tagesrhythmus beibehalten
    - Durch den gleichen Zeitpunkt des Toilettengangs (z. B. nach dem Frühstück), stellt sich auch der Stuhldrang zur gewohnten Zeit ein (Darmtraining). Der Pflegebedürftige sollte sich dabei Zeit lassen und abwarten, ob der Stuhl kommt oder nicht (mindestens 10 Minuten)
- Weitere Regulierungsmöglichkeiten sind Quellmittel, z. B. Macrogol, und Abführmittel (Laxanzien).

> **Quellmittel und Laxanzien nur auf ärztliche Anordnung und kurzzeitig geben!**

- Oral in Form von Dragees, Tropfen, Pulver oder Sirup, mit viel Flüssigkeit verabreichen
- Rektal als Suppositorien (meist auf Glyzerinbasis)

- **Nachbereitung**
- Beschreibende Dokumentation von Häufigkeit, Menge und Beschaffenheit des Kots (Menge, Größe, Farbe, Geruch, Blutbeimengungen etc.)
- Erfolg der Maßnahmen

Hämorrhoiden

Über die Hälfte der über 30-Jährigen leidet unter Hämorrhoiden, doch nur bei einem geringen Prozentsatz treten Probleme und Beschwerden auf. Aus Scham sprechen viele nicht über ihr Hämorrhoidalleiden.

Hämorrhoiden

Hämorrhoiden sind knotenförmige Erweiterungen des Gefäßgeflechts im Analkanal.

Hämorrhoiden werden in 4 Schweregrade eingeteilt.
- Gelegentliche hellrote Blutauflagerungen auf dem Stuhl (Stadium 1 und 2)
- Lokaler Juckreiz (Stadium 1 und 2)
- Schmerzen bei jedem Stuhlgang und quälender Juckreiz (Stadium 3)
- Sehr heftige Schmerzen (Stadium 4)

- **Ursachen**
- Chronische Verstopfung
- Entzündungen der Analregion
- Übergewicht
- Schwangerschaft
- Überwiegendes Sitzen

- **Maßnahmen**
Aufgabe des Pflegedienstes ist die Unterstützung bei der Durchführung der konservativen Therapiemaßnahmen.
- Den Betroffenen anleiten, das Pressen bei der Stuhlentleerung zu vermeiden (siehe oben, ▶ Abschn. »Obstipationsprophylaxe«)
- Sorgfältige Analhygiene durch Waschen mit lauwarmem Wasser nach jedem Stuhlgang. Weiche Materialien verwenden
- Verabreichung von lokal schmerz- und entzündungshemmend wirkenden Arzneimitteln, wie Zäpfchen und Salben nach ärztlicher Anordnung
- Evtl. Rücksprache mit dem Hausarzt, medikamentöse Hilfe bei der Stuhlentleerung als Bedarfsmedikation eintragen lassen
- Dem Betroffenen ballaststoffreiche Kost und reichliches Trinken anraten

Sturz

Martina Döbele, Ute Becker

M. Döbele, U. Becker (Hrsg.), *Ambulante Pflege von A–Z*,
DOI 10.1007/978-3-662-49885-9_91,
© Springer-Verlag Berlin Heidelberg 2016

Bei älteren Patienten führen Stürze aufgrund der abnehmenden Knochendichte häufig zu Brüchen und sind damit oftmals der Auslöser einer fortschreitenden Immobilität. Daher ist es sehr wichtig, Stürze zu vermeiden. Da sich die meisten Stürze im häuslichen Umfeld ereignen, ist es wichtig, auf Sturzfaktoren in der Wohnung und im Tagesablauf zu achten.

Um die Sturzgefahr eines Patienten einschätzen zu können, empfiehlt sich bei Neuaufnahme von Patienten, die in Aktivität oder Mobilität eingeschränkt sind, und auch bei Veränderung des Allgemeinzustandes eine Einschätzung des individuellen Sturzrisikos.

- **Symptome**
- Hämatome, Wunden, Abschürfungen
- Brüche
- Innere Verletzungen

Häufig berichten Patienten, sie seien gestürzt, es sind aber keine Symptome vorhanden. In diesem Fall die Aussage dokumentieren, Patienten beim kommenden Besuch auf Folgen ansprechen.

- **Ursachen**

Personenbezogene Risikofaktoren:
- Beeinträchtigung funktioneller, kognitiver oder sensomotorischer Fähigkeiten
- Beeinträchtigung der Balance
- Depressionen
- Gesundheitsstörungen, die mit Schwindel, kurzzeitigem Bewusstseinsverlust oder ausgeprägter körperlicher Schwäche einhergehen
- Kontinenzprobleme
- Sehbeeinträchtigungen
- Sturzangst

— Stürze in der Vorgeschichte
— Selbstüberschätzung (Begehen von Leitern, Verweigerung von Gehhilfen)

Medikamentenbezogene Sturzrisikofaktoren:
— Antihypertensiva, psychotrope Medikamente, Polypharmazie

Umgebungsbezogene Sturzrisikofaktoren:
— Freiheitsentziehenden Maßnahmen (▶ Kap. Freiheitsentziehende Maßnahmen)
— Gefahren in der Umgebung (Teppiche, Schwellen, Kabel, rutschiger Bodenbelag, wackelige Sitzgelegenheiten, schlechte Beleuchtung, Feuchtigkeit auf dem Boden z. B. nach dem Duschen)
— Inadäquates Schuhwerk (hohe Absätze, schlechter Halt am Fuß)

■ **Maßnahmen**
Patient berichtet von Sturz, ist mobil und bei Bewusstsein:
— Bei Verdacht auf ernsthafte Verletzung Hausarzt informieren
— Bagatellverletzungen (Abschürfungen etc.) versorgen, den Patienten aber trotzdem auf größere Verletzungen hin kontrollieren (auch unter der Kleidung). Nach Möglichkeit Hausarzt unterrichten
— Sturz dokumentieren

Patient wird auf dem Boden liegend aufgefunden, bei Bewusstsein:
— Besteht der Verdacht auf Fraktur (▶ Kap. Brüche), Hausarzt informieren
— Patient zudecken und beruhigen
— Mit dem Patienten zusammen auf den Arzt warten oder evtl. Betreuungsperson organisieren
— Blutende Wunden steril abdecken (▶ Kap. Blutungen)
— Sturz dokumentieren

Patient ist bewusstlos:
— Notarzt alarmieren
— Blutende Wunden steril abdecken (▶ Kap. Blutungen)
— Patient in stabile Seitenlage legen, warm zudecken
— Sturz dokumentieren

Zur Dokumentation des Sturzereignisses kann ein Sturzprotokoll verwendet werden.

- **Prävention**

Viele Stürze lassen sich durch aufmerksame Beobachtung des Patienten vermeiden (Verordnung von Hilfsmitteln bei Verschlechterung des Allgemeinzustandes).

Im Pflegealltag lassen sich durch einfache Maßnahmen nachfolgende Stürze verhindern (vergleiche auch Expertenstandard Sturzprophylaxe des DNQP).

Maßnahmen bei Übernahme des Patienten:
- Identifizierung der Risikofaktoren des Patienten

Maßnahmen zur Sturzvermeidung:
- Komfortable Betthöhe
- Auf Erschöpfungszeichen und evtl. Alkoholisierung achten
- Dehydrationsprophylaxe: ▶ Kap. Dehydratationsprophylaxe
- Permanentes Achten auf: Schuhe, Brille, Hörgerät, Rollstuhlwartung, Gehhilfen
- Bei langen Wegen zur Toilette evtl. Sitzmöglichkeiten bereitstellen
- Evtl. Toilettenstuhl gut erreichbar mit verschlossenen Bremsen neben dem Bett platzieren
- Schalter der Nachttischlampe gut erreichbar platzieren (evtl. Nachtbeleuchtung oder Bewegungsmelder für Licht anbringen)
- Erhalten der Mobilität solange wie möglich

Vermeidung von Stolperfallen:
- Ebener Untergrund (Vermeiden von Teppichen, Kabeln, Brücken, Läufern, hohen Türschwellen)
- Vermeiden von rutschigen Untergründen
- Verlegen von Kabeln (Telefon) an der Wand, nicht durch Räume
- Vermeiden von hastigen Bewegungen
- Gleichmäßige, sanfte Beleuchtung
- Tragen von passenden und sicheren (Haus)Schuhen und adäquater Kleidung
- Haltegriffe, sichere, stabile Handläufe an Treppen oder Stufen
- Benutzen von Hilfsmitteln (Stock, Gehbock, Rollator, Brille oder Hörgerät)
- Aufmerksamkeit, wenn Besuch mit kleinen Kindern oder Hunden kommt
- Vermeidung von schnellen Kopfbewegungen im Stehen
- Unterbringen von oft benötigten Gegenständen in Hüft- oder Brusthöhe
- Fixierung der Rollen bei Pflegebetten

- Vermeidung von Trittleitern, Steighilfen, dreibeinigen Möbeln
- Markierung der ersten und letzten Treppenstufe sowie Türschwellen durch grellfarbiges Klebeband

Im Bad:
- Haltegriffe in Dusche oder Badewanne und neben dem Waschbecken bzw. der Toilette
- Anbringen von Gummimatte oder Klebestreifen in Badewanne oder Dusche
- Duschhocker
- Toilettensitzerhöhung

Folgen von Stürzen können gemindert werden durch:
- konsequentes Tragen eines Notrufsenders: ▶ Kap. Hausnotruf
- regelmäßigen (täglichen) Kontakt zu Familie, Freunden, Nachbarn
- Bereitliegen wichtiger Telefonnummern (Arzt, Notarzt, Angehörige) und Brille am Telefon

Thrombose

Martina Döbele, Ute Becker

M. Döbele, U. Becker (Hrsg.), *Ambulante Pflege von A–Z*,
DOI 10.1007/978-3-662-49885-9_92,
© Springer-Verlag Berlin Heidelberg 2016

Bei bettlägerigen oder immobilen Patienten ist eine Thrombose eine gefürchtete Komplikation. Bei Verdacht auf Thrombose ist unverzügliches Handeln wichtig.

Thrombose ───────────────────────────

Unter Thrombose versteht man den Verschluss oder die massive Einengung eines Blutgefäßes durch ein Blutgerinnsel.

▪ Pathologie
Venöse Thrombosen:

- Die tiefe Venenthrombose ist oft symptomarm. Sie kann zur Lungenembolie führen (und evtl. tödlich enden). Häufigstes Auftreten an den unteren Extremitäten, jedoch auch andere Körperregionen möglich.
- Thrombophlebitis (oberflächliche Thrombose) der Beinvenen tritt besonders bei Menschen mit Krampfadern auf. Sie ist schmerzhaft, aber nicht lebensgefährlich (Thromben gelangen normalerweise nicht in die Lunge).

▪ Symptome
Die »klassischen Thrombosezeichen« sind unzuverlässig.
Tiefe Venenthrombose:

Wahrscheinlich wird eine tiefe Venenthrombose ab 2 der folgenden Voraussetzungen

- Vorliegen einer aktiven malignen Tumorerkrankung (oder in den letzten 6 Monaten behandelt)
- Umfangsdifferenz des Unterschenkels >3 cm im Seitenvergleich (15 cm unterhalb des Knies)

- Schmerzen entlang der Venen im Bein
- Eindrückbares Ödem auf der betroffenen Seite
- Erweiterte oberflächliche Venen auf der betroffenen Seite (keine Krampfadern)
- Schwellung des gesamten Beins
- Lähmung oder Immobilisation der unteren Extremitäten
- Bettruhe für mehr als 3 Tage oder größere Operation in den letzten 2 Wochen

Thrombophlebitis:
- Schmerzen
- Die Vene ist als verdickter, geröteter Strang unter der Haut tastbar

- **Ursachen**
- Verlangsamte Blutströmung (z. B. durch Immobilität, enge Bündchen bei Strümpfen)
- Gefäßwandschaden: Verletzung, Arteriosklerose, Entzündung, Aussackungen
- Veränderte Blutzusammensetzung
- Gerinnungsstörungen (angeboren, nach Operationen, bei malignen Erkrankungen, bei Rauchern, durch Hormone)
- Erhöhe Viskosität des Blutes (bei Exsikkose, Diarrhö, Fieber)

- **Maßnahmen**

> **Bei Verdacht auf eine tiefe Beinvenenthrombose unverzüglich Hausarzt informieren.**

Auch bei Thrombophlebitis Hausarzt informieren. Hier sind therapeutisch Bewegung und Kompression sinnvoll (ärztliche Verordnung).

- **Prävention**
▶ Kap. Thromboseprophylaxe.

Thromboseprophylaxe

Martina Döbele, Ute Becker

M. Döbele, U. Becker (Hrsg.), *Ambulante Pflege von A–Z*,
DOI 10.1007/978-3-662-49885-9_93,
© Springer-Verlag Berlin Heidelberg 2016

Personen, die eine Einschränkung in Mobilität oder Aktivität durch Alter, Krankheit oder Behinderung aufweisen, gelten als thrombosegefährdet, vor allem dann, wenn weitere Risikofaktoren das Entstehen einer Thrombose begünstigen (► Kap. Thrombose).

■ **Ziel**

Ziel der Thromboseprophylaxe ist es, den Hauptursachen für die Entstehung der Thrombose entgegenzuwirken:

- Venösen Rückfluss steigern
- Venenwandschäden vorbeugen
- Gerinnungsbereitschaft senken
- Viskosität des Blutes erhalten

■ **Vorbereitung**

Schon bei der Aufnahme des Pflegebedürftigen sollte die erhöhte Thrombosegefahr erkannt werden. Die Thromboseprophylaxe sollte gezielt (bezogen auf die Risikofaktoren) angewandt werden. Deswegen kommen unterschiedliche Maßnahmen zur Anwendung.

Mobilisation

Der Betroffene und seine Angehörigen sollen frühzeitig über die Notwendigkeit der Bewegung informiert, beraten, motiviert und ermutigt werden.

■ **Ziel**

- Förderung des Blutrückflusses durch Aktivierung der Muskelpumpe von Fuß- und Wadenmuskulatur

- **Maßnahmen**
- Der Pflegebedürftige soll so oft wie möglich mit gewickelten Beinen oder Antithrombosestrümpfen/Kompressionsstrümpfen umhergehen.
- Sitzt der Pflegebedürftige überwiegend im Sessel, so muss er eine Sitzposition einnehmen, die weder die Gefäße in den Kniekehlen noch in der Leiste abknickt.

Praxistipp

Merke: S + S (Sitzen und Stehen) sind schlecht, L + L (Liegen und Laufen) sind gut.

Zahlreiche Übungen beschleunigen den venösen Rückfluss und sind auch im Bett durchführbar.

- Fußwippen: Zehenspitzen abwechselnd zur Nasenspitze hochziehen, einige Sekunden halten und dann weit nach vorne, in Richtung Bettende ausstrecken
- Einkrallen: Zehen im Wechsel einkrallen, einige Sekunden halten und dann auseinanderspreizen. (gut für geschwächte oder bewegungseingeschränkte Personen geeignet)
- Radfahren: Hierzu muss sich der Pflegebedürftige körperlich gut fühlen. Der Pflegebedürftige wird hierfür aufgefordert, in Rückenlage liegend auf imaginäre Pedalen in der Luft zu treten (▶ Kap. Kontrakturprophylaxe)
- Fußsohlendruck: Beim Gehen werden zwei verschiedene Mechanismen, die den Blutrückfluss fördern, aktiviert: die aktive Muskelpumpe und der passive Fußsohlendruck durch die Gewichtsbelastung. Dieses Prinzip können sich bettlägerige Personen zu Nutze machen: z. B. Beine aufstellen und Gesäß anheben, Füße gegen das Fußende des Bettes drücken. Pflegende können beim angehobenen Bein leichten Druck auf die Fußsohle rumpfwärts ausüben

Praxistipp

Die Bewegungsübungen sollten auch in andere Pflegeabläufe wie z. B. die Ganzkörperpflege oder Positionierung integriert werden.

Positionierung

Siehe ▶ Kap. Positionierungen, ▶ Abschn. Positionierungen zur Thrombose-prophylaxe

Komprimierende Maßnahmen

Unter Kompressionsbehandlung versteht man das Anziehen oder Anlegen von
- medizinischen Thromboseprophylaxe-Strümpfen (MTS), Klasse 1
- medizinischen Kompressionsstrümpfen (MKS), Klasse 2
- phlebologischen Kompressionsverbänden

- **Ziel**
- Venösen Rückfluss steigern

Strümpfe

- Bei überwiegend Bettlägerigen reicht der leichte Druck der MTS aus, um die oberflächlichen Venen zu komprimieren, im Stehen dagegen ist der Druck zu gering. MTS werden 24 Stunden getragen.
- MKS verfügen über einen mittelkräftigen Druck und entfalten ihre Wirkung beim Gehen. Voraussetzung für die effektive Wirkung ist die einwandfreie Anpassung. Sie werden nur tagsüber getragen.

- **Maßnahmen**
Strümpfe werden bei entstauten Venen angezogen, d. h. der Pflegebedürf-tige sollte vorher mindestens 20 Minuten gelegen haben. Günstig ist es auch, vor dem Anziehen die Venen auszustreichen.
- Zum Anziehen Gummihandschuhe benutzen
- Synthetische Anziehhilfe über den Fuß ziehen
- Nach dem Ausziehen der Strümpfe die Beine mit feuchtigkeits-spendendem Hautpflegemittel eincremen

Kompressionsstrümpfe sind medizinische Hilfsmittel, die vom Arzt ver-ordnet werden. Nach ca. 6 Monaten lässt die Kompressionswirkung nach, sodass dann eine Neuverordnung möglich ist.

Phlebologischer Kompressionsverband (PKV)

- **Maßnahmen**

Ein Kompressionsverband wird so gewickelt, dass sein Druck die tiefen Venen und Lymphgefäße erreicht und die Venen in ganzer Länge komprimiert werden. In der ambulanten Pflege werden meist Kurzzugbinden zur Thromboseprophylaxe mit verschiedenen Wickeltechniken angewendet. Folgende Punkte sollen dabei berücksichtigt werden:

- Der Druck soll von distal nach proximal kontinuierlich ca. 2/3 abnehmen
- Die Binde beim Wickeln nah am Bein führen und unmittelbar auf der Haut abrollen
- Die Binden mit einer Überlappung von ca. 50% anlegen
- Das Sprunggelenk rechtwinklig (90°) positionieren, Zehen frei lassen
- Bis zum Fibulaköpfchen wickeln
- Zur Vermeidung von Druckstellen Knochen, Kanten und Vorsprünge polstern
- Der Verband darf keine Schmerzen, Einschnürungen oder Druckstellen verursachen
- Alle Binden täglich erneuern
- Die Haut mindestens einmal täglich auf Druckstellen, Trockenheit, Durchblutung, thrombotische Hinweise, allergische Reaktionen beobachten

> **❯** Es ist darauf zu achten, dass sich keine Falten oder Fenster bilden und der Verband nicht zu straff sitzt. Bläuliche, kalte Zehen sind ein Alarmsymptom.

- **Nachbereitung**

- Dokumentation der Durchführung und Wirkung der Maßnahmen
- Richtigen Sitz der Strümpfe und Verbände kontrollieren (Faltenfreiheit, Ferse, Haftband am Oberschenkel, Zehteilöffnung)
- Materialkontrolle der Strümpfe: Da die Strümpfe ihren Zweck nur erfüllen, wenn sie gut sitzen, sollten ausgeweitete Strümpfe rechtzeitig ausgemustert werden
- MTS mindestens alle 2-3 Tage wechseln

Medikamentöse Prophylaxe

Zur Verhinderung von Thrombosen stehen heute einige wirksame Medikamente zur Verfügung.

- **Ziel**
- Hemmung der Blutgerinnung (▶ Kap. Marcumar)

- **Maßnahmen**
- Orale Verabreichung oder subkutane Injektion (z. B. Heparin) des verordneten Präparats unter Wahrung der hygienischen Grundsätze und in einem regelmäßigem Zeitabstand (z. B. Injektion nur morgens, nur abends)

Tracheostoma

Martina Döbele, Ute Becker

M. Döbele, U. Becker (Hrsg.), *Ambulante Pflege von A–Z*,
DOI 10.1007/978-3-662-49885-9_94,
© Springer-Verlag Berlin Heidelberg 2016

Bei Langzeitbeatmung, neurologischen Erkrankungen oder nach großen Operationen im Larynxbereich wird meist ein Tracheostoma als Verbindung zur Luftröhre angelegt. Ein Tracheostoma kann auch (bei zu erwartender Gesundung) vorrübergehend angelegt werden.

Um das Tracheostoma offen zu halten und eine Aspiration von Rachensekret zu verhindern, wird eine Trachealkanüle eingesetzt.

Tracheostoma

Ein Tracheostoma ist eine direkte Verbindung zwischen Haut und Luftröhre in Höhe der 2.–4. Trachealspange.

Probleme aufgrund der veränderten Anatomie:

- Anwärmung, Filterung und Befeuchtung der Atemluft fehlen
- Fehlen des Atemwegswiderstandes (flachere Atmung mit erhöhter Pneumoniegefahr)
- Reize werden direkter erlebt
- Vermehrte Sekretbildung durch Reiz in der Trachea, Schleimabtransport ist erschwert
- Ständige Feuchtigkeit durch Schleim und Kondensat auf normaler Haut
- Zu starker Cuff-Druck kann zu Nekrosen führen
- Unsterile Arbeitsweise kann Bronchialerkrankungen hervorrufen
- Unexaktes Justieren der Kanüle kann zur Verlegung eines Bronchus führen
- Sprechen ist nur mit Ersatzsprache (z. B. Sprechkanüle) möglich, Fehlen des Geruchsinnes

▪ Ziel

- Der Patient fühlt sich sicher und kann kommunizieren
- Verhinderung von Aspiration/Pneumonie

- Atemwege sind frei von Borken und Sekret
- Das Tracheostoma und die Haut der Umgebung sind reizlos
- Komplikationen können beherrscht werden

- **Material**

Trachealkanülen:

Trachealkanülen müssen trocken, lichtgeschützt, staubfrei und kühl gelagert werden. UV-Licht führt zu vorzeitigem Materialverschleiß.

Es existieren verschiedene Arten von Trachealkanülen: aus Kunststoff oder Silber mit/ohne Cuff, mit/ohne Fensterung, mit/ohne Innenkanüle.

Luftbefeuchtung:

Da bei tracheotomierten Patienten die Befeuchtung der Atemluft fehlt, empfiehlt sich eine Befeuchtung der Atemluft durch künstliche oder »feuchte« Nase oder apparative Luftbefeuchter.

Pflege des Tracheostomas

Bei jedem tracheotomierten Patienten muss am Liegeplatz/ im Haushalt vorhanden sein

- Funktionsfähiges Absauggerät mit steril verpackten, passenden Absaugkathetern
- Ambubeutel
- Spreiz-Zange
- 2 Ersatzkanülensets (gleiche Größe und eine Größe kleiner)
- Sterile Handschuhe

Bei jedem Patientenbesuch muss man sich vom Vorhandensein dieser Dinge überzeugen!

Steriles Arbeiten ist notwendig. Da nur gewisse Mengen an Pflegematerial pro Zeitintervall verschrieben werden können, materialsparend arbeiten!

- **Ziel**
- Durchgängigkeit der Trachealkanüle erhalten
- Vermeiden von Infektionen
- Schutz des Stoma und der Schleimhäute, Vermeidung von Druck-ulzera

▬ Sicherer Sitz der Trachealkanüle, Erkennen und Vermeiden von Komplikationen

- **Material**
▬ Sterile Handschuhe
▬ Sterile Wattetupfer oder kleine Kompressen
▬ NaCl 0,9%
▬ Sterile Watteträger
▬ Evtl. Hautpflege-/Schutzmittel
▬ Evtl. anatomische Pinzette, steril
▬ Sterile Trachealkompressen
▬ Cuff-Druckmesser bei geblockten Trachealkanülen

- **Vorbereitung**
▬ Information des Patienten, auch nach Schmerzen, Missempfindungen am Tracheostoma fragen
▬ Patient flach positionieren
▬ Richten des Materials z. B. auf Beistelltisch
▬ Steriles endotracheales Absaugen (► Kap. Absaugen)

- **Maßnahmen**
▬ Hygienische Händedesinfektion, Handschuhe anziehen
▬ Vorsichtiges Entfernen der alten Kompresse (evtl. mit NaCl-Lösung lösen)
▬ Säuberung des Tracheostomas (sterile Handschuhe) mit Tupfern, Kompressen und NaCl-Lösung (nur Einmal-Material)
▬ Entfernen von angetrockneten Schleimresten oder Fusseln mit Pinzette oder sterilem Watteträger

❯ **Bei einigen Trachealkanülen können Öle zu Materialschädigung führen, Herstellerangaben beachten.**

▬ Begutachten des Hautzustandes, Tracheostoma trocknen lassen
▬ Sterile Schlitzkompresse um Tracheostoma legen
▬ Bei starker Schleimproduktion kann zusätzlich das »Abpolstern« von Hals oder Schlüsselbeingruben mit Zellstoff oder Kompressen notwendig sein
▬ Hautpflege des Halses mit Hautkontrolle unter dem Fixierband, nasse Fixierbänder auswechseln
▬ Überprüfen der Kanülenfixierung
▬ Kontrolle des Cuff-Drucks bei geblockten Kanülen

- **Nachbereitung**
- Positionieren des Patienten
- Evtl. Befeuchtung anbringen
- Abfallentsorgung
- Dokumentation: Hautzustand, Sekretmenge und Farbe

- **Mögliche Probleme**

Herausrutschen der Trachealkanüle:
- Damit dies erst gar nicht passiert, regelmäßig Fixierung und Cuff-Druck überprüfen

Druckstellen oder Entzündungen der Haut:
- Arzt verständigen

Verstopfung der Trachealkanüle durch Sekret:
- Sekret absaugen
- Evtl. Borken entfernen
- Präventiv Befeuchtung der Atemluft

- **Besonderheiten der Pflege bei tracheotomierten Patienten**
- Nassrasur empfohlen, da bei Trockenrasur Bartstoppeln in die Trachealkanüle fallen können
- Aspirationsprophylaxe (Tracheostomaschutzkappe bei Duschen oder Baden)
- Verändertes Mundmilieu durch fehlende Nasenatmung (▶ Kap. Mundpflege)

Trachealkanülenwechsel

Die Trachealkanüle muss nach den empfohlenen Zeitintervallen der Hersteller gewechselt werden.

> ❯ **Die korrekten Ausführschritte müssen bekannt und vertraut sein. Der Wechsel ist eine ärztliche Tätigkeit, die im Einzelfall an Pflegefachkräfte delegiert werden kann.**

Steriles Arbeiten ist selbstverständlich. Im Optimalfall sollte der Kanülenwechsel von 2 Pflegekräften durchgeführt werden. In der Praxis ist dies nicht immer realisierbar. In diesem Fall gilt:

Den Arbeitsablauf vorher im Kopf durchgehen, um Wechsel von sterilem und unsterilem Arbeiten so gering wie möglich zu halten.

- **Ziel**
- Vermeiden von Infektionen und Notfallsituationen

- **Material**
- Sterile Handschuhe, Desinfektionsspray
- Absauggerät und Katheter
- Neues Trachealkanülenset (Kanüle, Block-Spritze, Befestigungsband)
- Zwei Ersatztrachealkanülensets, in Normalgröße und eine Größe kleiner, die sowieso immer am Bett vorhanden sein müssen
- Anästhesierendes Gel auf Wasserbasis
- Pflegematerial
- Cuff-Druckmesser

- **Vorbereitung**
- Ankündigen des Vorhabens, auf Fragen oder Ängste des Patienten eingehen
- Patienten flach positionieren
- Hygienische Händedesinfektion
- Absaugen des Patienten
- Nasen-Rachen-Raum absaugen mit einem neuen Katheter (Aspirationsprophylaxe)
- Tracheostomaverband entfernen
- Säuberung des Tracheostomas, Desinfizieren der Haut am Tracheostoma
- Kanülenset bereitlegen mit steriler Spritze und Gleitmittel (Instillagel oder anästhesierendes Gel)
- Sterile Handschuhe anziehen
- Neue Kanüle überprüfen (Cuff auf Dichtigkeit prüfen und entlüften, Lage der Markierung an alte Kanüle anpassen, Gleitmittel oder Anästhetikum auftragen)

- **Maßnahmen**

❯❯ Achtsames Vorgehen, bei diesem Eingriff kann es leicht zu Komplikationen wie Aspiration, Infektion, Verletzung, Vagusreiz (Bradykardie), Spasmus (Stoma verengt) und zu Fehllagen kommen. Wenn die Kanüle zu tief eingeführt wird, kann die Lunge nur einseitig belüftet werden.

- Spritze zum Entblocken ansetzen
- Haltebändchen lösen
- Entblocken der alten Kanüle
- Erneutes Absaugen, da jetzt Sekret und Schleim nach unten rutschen können
- Alte Trachealkanüle aus dem Stoma entfernen
- Einführen der neuen Kanüle mit leichter Drehbewegung und viel Fingerspitzengefühl
- Cuff blocken, bis er hörbar dicht ist
- Kanüle fixieren

- **Nachbereitung**

❯❯ Nach dem Wechsel Belüftung beider Lungen kontrollieren!

- Bronchialtoilette
- Evtl. Cuff-Druck messen
- Evtl. Befeuchtung anschließen
- Materialentsorgung, Bestellung von evtl. verbrauchten Materialien veranlassen
- Dokumentation

- **Mögliche Probleme**

Die neue Kanüle lässt sich nicht einführen:
Ruhe bewahren! Mit leichtem Druck rutscht die Kanüle fast immer in ihre Position. Evtl. Ersatzset eine Größe kleiner verwenden. Bei noch sehr frischem Tracheostoma notfalls Spreiz-Zange benutzen.

❯❯ Notfalls Stoma mit Spreiz-Zange offen halten. Der Notarzt muss in diesem Fall sofort verständigt werden!

Blutung:
Leichte Blutungen am Rand des Tracheostomas durch leichte Kompression stillen (Dokumentation!), bei tiefer sitzenden Blutungen auf jeden Fall einen Arzt hinzuziehen.

Fehllage der Kanüle:

Ist nach dem Kanülenwechsel nur ein Lungenflügel belüftet, Cuff entblocken, Kanüle etwas zurückziehen, Cuff erneut blocken. Danach erneut Lungenbelüftung kontrollieren.

Transfer

Martina Döbele, Ute Becker

M. Döbele, U. Becker (Hrsg.), *Ambulante Pflege von A–Z*,
DOI 10.1007/978-3-662-49885-9_95,
© Springer-Verlag Berlin Heidelberg 2016

Das Positionieren, Umbetten und der Positionswechsel von Pflegebedürftigen spielt in der ambulanten Pflege eine große Rolle. Durch richtige
Arbeitstechniken können diese Bewegungen sicher und rückengerecht
ablaufen.

- **Ziel**
- Reduzieren der körperlichen Belastung für Pflegende durch rücken-
  gerechtes Arbeiten
- Sicherheit für den Pflegebedürftigen
- Aktivierung und Berücksichtigung der Ressourcen des Pflege-
  bedürftigen

- **Material**
Der Transfer wird erleichtert, wenn kleine Hilfsmittel sachgerecht eingesetzt werden:

Reduzieren von Reibung:
- Rollbrett
- Alternativ Plastikfolie

Erleichtern von Umsetzen und Lagern:
- Gleitmatte oder Rutschbrett, alternativ Stecklaken
- Drehscheibe
- Haltegürtel

Verhinderung des Wegrutschens:
- Anti-Rutsch-Matte

Aufrichten:
- Bettleiter

- **Vorbereitung**

Um kombinierte Dreh- und Hebebewegungen zu vermeiden, ist es wichtig:
- Platz zu schaffen
- Hindernisse zu beseitigen
- den Hilfsmitteleinsatz zu planen

Mindestvoraussetzung für einen rückengerechten Transfer ist ein höhenverstellbares Pflegebett. Darüber hinaus:
- beraten Sie den Pflegebedürftigen und/oder seine Angehörigen über die Beschaffung und den Einsatz von Hilfsmitteln z. B. Stecklaken, Gleitkissen etc.
- ist ein Lifter (technisches Hilfsmittel) beim Bewegen von schweren, immobilen Menschen hilfreich
- sollten Arbeitsschritte des Transfers vorausschauend und ergonomisch geplant werden
  - Wo ist die beste Position notwendiger Hilfsmittel?
  - Wie ist meine Stellung (Schrittstellung, Position) zum Pflegebedürftigen?
- dem Pflegebedürftigen Teilschritte des Transfers erklären, zur aktiven Mitarbeit auffordern

> **Die Aktivierung des Pflegebedürftigen ist eine wichtige Methode zur Reduktion der Belastung des Pflegepersonals und zur Rehabilitation des Betroffenen.**

Kann ein Transfer nicht alleine durchgeführt werden, mit Angehörigen bzw. mit einer zweiten Pflegeperson arbeiten

- **Maßnahmen**

Selten müssen in der Pflege große Höhenunterschiede überwunden werden (tiefer Sessel). Meist befindet sich der Stuhl oder Rollstuhl, in dem der Pflegebedürftige sitzt, fast in der gleichen Höhe wie das Pflegebett.

Transfer Bett – Stuhl:
- Höhenverstellbares Pflegebett so einstellen, dass zum Stuhl ein leichtes Gefälle entsteht. Mit einer schiefen Ebene (Gleitbrett) lässt sich der Transfer dann leichter durchführen
- Den Pflegebedürftigen ziehen statt heben (Stecklaken)!
- Vorhandene Bewegungsmöglichkeiten des Pflegebedürftigen nutzen, ihn das Tempo bestimmen lassen

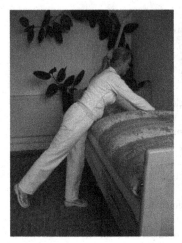

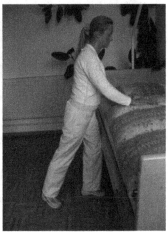

◨ Standwaage.
(Aus Döbele et al. 2006)

◨ Schrittstellung in Bewegungsrichtung. (Aus Döbele et al. 2006)

Transfer im Bett:

━ Manche Pflegebetten lassen sich zur schiefen Ebene verstellen, sodass
man für den Transfer zum Kopfende die Schwerkraft ausnützen kann
(bergab ziehen). Dabei Hilfsmittel anwenden (Stecklaken, Plastikfolie)

> **Praxistipp**
>
> Um Reibung zu reduzieren, Plastikfolie während Transfer unter den
> Pflegebedürftigen legen.

━ Den Pflegebedürftigen für den Transfer »kompakter« machen
(weniger Reibung):
    ━ Muskelanspannung des Pflegebedürftigen
    ━ Überkreuzen der Arme des Pflegebedürftigen vor der Brust
━ Nutzen der Standwaage: Stehen auf einem Bein, während des
Beugens kann das andere Bein als Gegengewicht genutzt werden

Transfer in den Stand:

━ Den Pflegebedürftigen körpernah halten, dabei mit gebeugten
Armen und Knien den Rücken so gerade wie möglich halten
━ Ausgangsstellung der Pflegekraft: Nur wenn die Pflegekraft in der
der Bewegungsrichtung entsprechenden Ausgangstellung steht,

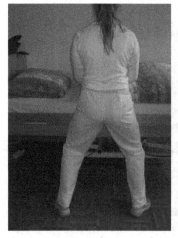
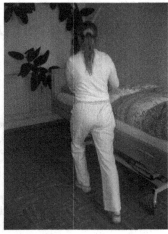

▣ Grätschstellung.
(Aus Döbele et al. 2006)

▣ Schrittstellung.
(Aus Döbele et al. 2006)

kann durch Gewichtsverlagerung von einem Bein auf das andere
die Bewegung mit ihrem gesamten Körpergewicht unterstützt
werden
- Die Schrittstellung ist abhängig vom Transfer: Bei Bewegungen
  parallel zum Bett wird in der Regel in der Grätschstellung gearbeitet
- Bei Bewegungen quer zum Bett wird in der Regel aus der Schrittstellung gearbeitet

- **Nachbereitung**
- Ein rückenschonender Transfer ist nur möglich, wenn gesundheits-
  förderliche Verhaltensweisen erlernt (z. B. Kinästhetik) und umgesetzt werden.
- Nicht alle Techniken und Konzepte sind für jeden Pflegebedürftigen
  geeignet. Eine gute Evaluation der durchgeführten Maßnahmen dient
  dazu, die geeignete Methode zu finden.

Literatur

Döbele M, Becker U, Glück B (2006) Beifahrersitzbuch – Ambulante Pflege. Springer,
  Berlin Heidelberg

Umgang mit pflegenden Angehörigen

Martina Döbele, Ute Becker

M. Döbele, U. Becker (Hrsg.), *Ambulante Pflege von A–Z*,
DOI 10.1007/978-3-662-49885-9_96,
© Springer-Verlag Berlin Heidelberg 2016

Von den über 2 Millionen Pflegebedürftigen werden mehr als zwei Drittel zu Hause, großenteils ausschließlich durch die Angehörigen versorgt. Auf professionelle Dienste wird oft erst dann zurückgegriffen, wenn die familiäre Pflegeleistung erschöpft ist oder fachliche Qualifikation benötigt (z. B. bei der Behandlungspflege) wird.

Für eine gute, partnerschaftliche Zusammenarbeit mit den pflegenden Angehörigen ist es wichtig, deren Situation zu verstehen.

Pflegende Angehörige sind entweder meist Ehefrauen oder Töchter/ Schwiegertöchter. Sie tragen die Hauptlast der Pflege und sind dabei notorischen Be- und Überlastungen ausgesetzt, die mit erheblichen Gesundheitsgefährdungen und zusätzlichen Risiken eigener Pflegebedürftigkeit verbunden sind. Ihnen drohen oft Erschöpfungszustände.

■ Ziel

Ziel der professionellen Pflege ist, eine möglichst stabile Pflegesituation zu erreichen.

- Umfassende Beratung und gute Zusammenarbeit mit den Angehörigen
- Entlastung der pflegenden Angehörigen durch professionelle Pflegeleistungen
- Gute Hilfsmittelversorgung
- Vernetzung aller an der Pflege beteiligten Personen und Berufsgruppen

■ Maßnahmen

Die Beziehung zwischen dem pflegebedürftigen Menschen, seinen Angehörigen und professionellen Pflegekräften ist für die Qualität der Pflege und Betreuung sowie für das Wohlbefinden aller Beteiligten von zentraler

Bedeutung. Um sie aufzubauen und zu erhalten, ist die Anerkennung und Wertschätzung der Pflegearbeit der pflegenden Angehörigen unerlässlich. Korrekturen daran, wie Beratung und Schulung, müssen mit Fingerspitzengefühl durchgeführt werden.

Beratung und Schulung sowohl der Pflegebedürftigen als auch der Angehörigen findet situationsbezogen und mit dem Ziel der Entlastung der Angehörigen statt:

- Gesundheitsfördernde bzw. gesundheitssichernde Pflegetechniken
  (▶ Kap. Anleitung von Angehörigen)
- Angemessene Hilfsmittelversorgung (▶ Kap. Hilfs- und Pflegehilfsmittel)
- Betreuungs- und Entlastungsleistungen (vergleiche § 45b SGB XI,
  ▶ Kap. Pflegeversicherung)

Beratung zur Selbstpflege der Angehörigen:
- Angehörige müssen lernen, für sich selbst zu sorgen und ihre eigenen Bedürfnisse anzuerkennen. Professionelle Pflegekräfte können hier emotionale Unterstützung bieten
- Pflegende Angehörige müssen dafür Sorge tragen, nicht durch die Pflege »ihres« Pflegebedürftigen in gesellschaftliche und soziale Isolation zu geraten
- Sie sollten für sich die Möglichkeit der Verhinderungspflege bzw. Kurzzeitpflege in Anspruch nehmen (vergleiche §§ 39,42 SGB XI),
  ▶ Kap. Pflegeversicherung
- Pflegende Angehörige sollten sich ab und zu ein paar »pflegefreie« Tage gönnen. Ein Pflegedienst kann hier gezielt Angebote zur Sicherstellung der Pflege machen
- Ergänzende Hilfsdienste der ambulanten Versorgung wie Essen auf Rädern, hauswirtschaftliche Versorgung, Besuchsdienste können helfen, Angehörige zu entlasten (z. B. während des Urlaubs, der pflegefreien Tage)

Weitere Unterstützung durch professionell Pflegende:
- Gute Pflegeüberleitung (wenn benötigt)
- Regelmäßige Kontakte und Besprechungen mit den beteiligten Berufsgruppen
- Enge Zusammenarbeit mit dem Hausarzt
- Eine weitere Aufgabe kann auch die Vermittlung von Krisenberatung sein, wenn die Pflege durch die Angehörigen mit Konflikt- und Überlastungssituationen verbunden ist

- **Nachbereitung**
- Regelmäßige Besprechungen und Absprachen mit allen Beteiligten sind hier für den Informationsaustausch und die Zusammenarbeit in der Pflege mit den Angehörigen wichtig

Urin

Martina Döbele, Ute Becker, Brigitte Glück

M. Döbele, U. Becker (Hrsg.), *Ambulante Pflege von A–Z*,
DOI 10.1007/978-3-662-49885-9_97,
© Springer-Verlag Berlin Heidelberg 2016

Urin oder Harn wird in den Nieren gebildet und durch die ableitenden Harnwege (Harnleiter, Harnröhre) ausgeschieden. Normalzustand ist willkürliche, schmerzlose Blasenentleerung.

- **Pathophysiologie**

Physiologisch:
- Urinmenge in 24 Stunden 1,5–2 Liter, Menge pro Miktion 200–400 ml
- Farbe hell- bis dunkelgelb, klar, geruchlos

Bestimmte Merkmale des ausgeschiedenen Urins geben einen Hinweis auf **pathologische Veränderungen**:
- Stark konzentrierter Urin, riecht streng
  - Hinweis auf mangelnde Flüssigkeitszufuhr
- Übel riechender Urin
  - Evtl. bakterielle Infektion der Harnwege
- Rötlicher Urin
  - Evtl. Blutbeimengungen, häufig bei Zystitis (auch durch Rote Beete)
- Schlieriger Urin mit Flockenbildung
  - Evtl. eitrig-entzündliche Erkrankungen der Harn- und Geschlechtsorgane
- Brennen und Krämpfe beim Wasserlassen
  - Evtl. Zystitis

- **Ziel**
- Ausreichende Urinausscheidung
- Erkennen und Vermeidung von Harnwegsinfekten

- **Maßnahmen**
- Bei Verdacht auf Zystitis: Urinprobe
- Bei stark konzentriertem Urin: Pflegebedürftigen zum Trinken anhalten
- Bei starkem Missverhältnis zwischen Einfuhr und Ausfuhr nach Rücksprache mit dem Hausarzt evtl. Flüssigkeitsbilanzierung durchführen

> ⊗ **Bei anhaltend trockener Einlage/Windelhose bei bettlägerigen Patienten unbedingt Ursache abklären (mangelnde Einfuhr, Harnverhalt).**

Durchführung einer Flüssigkeitsbilanzierung

Die Bilanz ist das Ermitteln aller Flüssigkeiten, die dem Körper innerhalb von 24 Stunden zugeführt und die von ihm ausgeschieden werden. Sie ist nur sinnvoll, wenn sie vollständig ist, daher auch Pflegebedürftigen und evtl. betreuende Angehörige unterrichten. Sie wird durchgeführt nach Anordnung des Arztes.

- **Ziel**
- Erkennen von Erkrankungen

- **Maßnahmen**
- Einlegen eines separaten Bilanzierungsbogens in die Pflegedokumentation

> **Praxistipp**
>
> Dieser sollte immer dort aufbewahrt werden, wo der Pflegebedürftige sich überwiegend aufhält, um fehlende Einträge zu vermeiden.

Dokumentation von:
- Flüssigkeitseinfuhr: alle dem Pflegebedürftigen zugeführten Getränke, auch Suppen und evtl. Infusionen
- Ausscheidungen: beinhaltet Urinmenge, Stuhlgang bis Durchfall, Erbrochenes, starke Schweißbildung, Blutungen, Wundsekrete

- **Nachbereitung**
- Nach Ablauf von 24 Stunden ist ersichtlich, in welchem Verhältnis Ein- und Ausfuhr stehen

- Ideal ist eine ausgeglichene Bilanz: Die Menge der Ausfuhr entspricht in etwa der Menge der Einfuhr
- Negative Bilanz: Ausfuhr übersteigt deutlich die Einfuhr, oft bei Diuretikagabe

> Bei stark positiver oder negativer Bilanz Hausarzt verständigen

Harnwegsinfekt

Entzündung der ableitenden Harnwege, meist durch Bakterien.

- **Ursachen**
- Senkung des Beckenbodens
- Falsches »Abwischen« nach dem Stuhlgang (Darmbakterien können in die Harnröhre eindringen)
- Kälte
- Vergrößerung der Prostata bei Männern

- **Symptome**
- Brennen/Krämpfe beim Wasserlassen
- Inkontinenz
- Stark riechender, evtl. rötlicher Urin
- Ein Harnwegsinfekt kann auch asymptomatisch sein

- **Maßnahmen**
- Hausarzt informieren
- Ggf. Abnahme einer Urinprobe (heiß ausgespültes Gefäß ohne Spülmittelreste verwenden)
- Bei wiederkehrenden Harnwegsinfekten kann ein Ansäuern des Urins mit Medikamenten oder Getränken wie Bärentraubenblätter-tee, Preiselbeersaft oder Cranberrysaft sinnvoll sein
- Das Anlegen von Eukalyptus-Öl-Auflagen wirkt lindernd (▶ Kap. Wickel)

- **Prävention**
- Richtiges Abwischen und Waschen nach dem Stuhlgang (von vorne nach hinten), ggf. Pflegebedürftige und Angehörige anleiten
- Warmhalten der Genital- und Nierenregion und der Füße
- Pflegebedürftigen zum Trinken animieren (▶ Kap. Dehydratations-prophylaxe)

Verbrennung

Martina Döbele, Ute Becker

M. Döbele, U. Becker (Hrsg.), *Ambulante Pflege von A–Z*,
DOI 10.1007/978-3-662-49885-9_98,
© Springer-Verlag Berlin Heidelberg 2016

Verbrennung/Verbrühung

Verbrennungen oder Verbrühungen entstehen häufig durch Unachtsamkeit, aber auch durch mangelnde Sinnesleistungen im Alter (Kerzen, Heizlüfter).

Verbrennung

Hitzeschädigung des Gewebes durch heiße Gegenstände/Flüssigkeiten, Strom, Reibung oder offenes Feuer. Bei Schädigung von mehr als 10% der Körperoberfläche können evtl. lebensbedrohliche Folgen auftreten (Schock, Sepsis).

■ **Symptome**

Die Schwere der Verbrennung bzw. Verbrühung kann auf Grund der Ausdehnung und der Tiefe bestimmt werden

Ausdehnung:

Die Ausdehnung einer Verbrennung kann man anhand der Handgröße grob abschätzen.

▶ Faustregel für Erwachsene: Die Größe der Handinnenfläche (einschließlich der Finger) entspricht 1% der Körperoberfläche (KOF).

Tiefe der Schädigung:

- Grad 1: Leichte Rötung und Schwellung, Schmerzen, vollständig reversibel
- Grad 2a: Rötung und Schwellungen, Blasenbildung, Schmerzen, vollständig reversibel
- Grad 2b: Lederartige Hautgebiete, weiß, grau oder schwarz gefärbt, keine Schmerzen, nicht reversibel

- Grad 3: Tiefgehende Verbrennungen (bis auf den Knochen), keine Schmerzen, nicht reversibel

- **Maßnahmen**

Kleine Verbrennungen oder Verbrühungen:
- Ruhe bewahren, Patienten beruhigen
- Bei Verbrühung Kleider entfernen, bei Verbrennung haftenden Stoff belassen
- Zum Stoppen der Gewebezerstörung nur die betroffene Körperstelle unter fließendem kühlem Wasser 15–20 Minuten kühlen, am Körperstamm nicht kühlen
- Kein Eis verwenden
- Sehr kleine Verbrennungen oder Verbrühungen ohne Blasen an der Luft heilen lassen (nicht mit einem Pflaster oder Verband abdecken)
- Auch bei kleineren Verbrennungen und Verbrühungen sollte zur Vermeidung von Komplikationen der Hausarzt informiert werden
- Der Geschädigte sollte nicht unbeaufsichtigt bleiben, weil die Gefahr des Schocks bestehen kann (Angehörige informieren)

Großflächigere Verbrennungen oder Verbrühungen:
- Selbstschutz beachten!
- Kleiderbrand sofort mit Wasser, durch Wälzen des Patienten oder mit Decke löschen

> **Bei Verbrennungen, die größer sind als 10% der Körperoberfläche, sofort Notarzt hinzuziehen! Keine Hausmittel wie Salben, Puder, Mehl, Öl etc. – auch nicht auf Verlangen des Patienten – verwenden!**

- Ruhe bewahren, Patienten beruhigen
- Bei Verbrühung Kleidung entfernen, bei Verbrennung festhaftende Kleidung am Körper lassen
- Nicht kühlen, da Gefahr der Unterkühlung
- Verbrennungsareale keimfrei bedecken
- Bis zum Eintreffen des Rettungsdienstes beruhigen und beobachten, Vitalzeichenkontrolle

> **Bei Sonnenbrand auch an die Gefahr des Hitzeschlags denken und Patienten beobachten lassen.**

- **Prävention**
- Brennende Kerzen immer beaufsichtigen
- Kabel von Bügeleisen, Wasserkocher usw. stolpersicher verlegen
- Warmwasserbereiter (Boiler) auf maximal 50°C einstellen

- Vorsicht bei Erhitzen von Speisen und Getränken in der Mikrowelle (ungleichmäßige Erwärmung)
- Badewassertemperatur mit Thermometer überprüfen
- Elektrische Geräte mit schadhaften Kabeln sicherstellen bzw. Angehörige unterrichten
- Vorsicht bei Wärmflaschen. Maximal 50°C heißes Wasser verwenden
- Heizlüfter und Radiatoren in sicherem Abstand von brennbaren Gegenständen (Gardinen, Polstersessel, Tischdecken) aufstellen, Patienten explizit darauf hinweisen

Verätzung

Zu Verätzungen kann es durch unsachgemäße Aufbewahrung bzw. Umgang mit Substanzen wie z. B. Backofen- oder Abflussreiniger kommen.

- **Maßnahmen**
- Selbstschutz (Schutzhandschuhe, evtl. Plastikschürze)
- Evtl. Notarzt (112) rufen

Verätzungen der Haut:
- Kleidung entfernen
- **Sofort** mit reichlich Wasser spülen (aufpassen, dass verätzte Stelle durch das fließende Wasser nicht vergrößert wird)
- Steril abdecken

Verätzungen der Schleimhäute:
- Kein Erbrechen provozieren
- Viel neutrale Flüssigkeit in kleinen Schlucken zu trinken geben
- Ätzmittel sicherstellen, dem Notarzt mitgeben

Verätzungen des Auges:
- Betroffenes Auge lange mit viel Wasser spülen (vom inneren Augenwinkel nach außen laufen lassen (anderes Auge schützen)

Vergiftung

Martina Döbele, Ute Becker

M. Döbele, U. Becker (Hrsg.), *Ambulante Pflege von A–Z*,
DOI 10.1007/978-3-662-49885-9_99,
© Springer-Verlag Berlin Heidelberg 2016

Vergiftungen treten häufig auf. Sie können ohne Folgen verlaufen, aber auch tödlich oder mit Folgeschäden enden. Häufig sind sie durch Umsicht vermeidbar. Eine der häufigsten Vergiftungsursachen bei erwachsenen Menschen sind falsch eingenommene oder überdosierte Medikamente.

Vergiftung

Eine Vergiftung (Intoxikation) ist ein Zustand, der hervorgerufen wird durch:

- Essen oder Trinken von giftigen Substanzen, Säuren oder Laugen
- Einatmen von Gasen, die giftig wirken oder Sauerstoff verdrängen
- Hautkontakt mit **giftigen Substanzen**

- **Symptome**

Die Symptome einer Vergiftung können so unterschiedlich sein wie die giftigen Substanzen, die sie auslösen. Bei leichten Lebensmittelvergiftungen beobachtet man meist nur Übelkeit und Durchfall, andere Vergiftungen können lebensbedrohlich sein.

Häufige Symptome:

- Kopfschmerzen, Übelkeit, Erbrechen, Bewusstseinsstörung
- Schwindel, neurologische Ausfälle wie Lähmungen, Sehstörung
- Fieber
- Durchfall
- Herzrhythmusstörungen
- Nach Trinken von Säuren und Laugen Verätzungen des Verdauungstrakts

Überdosierung von Digitalispräparaten:

- Übelkeit und Erbrechen
- Herzrhythmusstörungen (Bradykardien, Extrasystolen, Bigeminus)

▬ Sehstörungen (Farbsehstörungen, vor allem »Gelbsehen«, Flimmern)
▬ Kopfschmerzen, Verwirrtheit bis hin zu Halluzinationen

■ **Ursachen**

Vergiftungen entstehen durch Aufnahme von giftigen Substanzen entweder über Essen oder Trinken, über die Haut (Kontaktgift) oder über die Atmung.

▬ Überdosierung oder Fehleinnahme von Medikamenten
  (auch in suizidaler Absicht)
▬ Aufbewahrung von giftigen Substanzen in Haushaltsgefäßen
▬ Verdorbene oder giftige (Pilze) Lebensmittel

■ **Maßnahmen**

Die Maßnahmen bei Vergiftungen richten sich nach Schwere der Vergiftung und Art des Giftes.

❯ Bei Verdacht auf Kontaktgift oder Gasvergiftung Selbstschutz beachten!

Wichtigste Maßnahmen bei Vergiftung:

▬ Verhinderung von weiterer Giftzufuhr (z. B. bei Gasen)
▬ Sicherung der Vitalfunktionen (Atmung, Kreislauf, ▶ Kap. Wiederbelebung)
▬ Bei Bewusstlosigkeit oder gravierenden Störungen Notarzt alarmieren (▶ Kap. Bewusstseinsstörung)
▬ Giftreste sicherstellen (zur Analyse)
▬ Kein Erbrechen provozieren ohne ärztliche Anordnung
▬ Bei Verdacht auf Vergiftung (auch Digitalisvergiftung) umgehend Hausarzt informieren

> **Praxistipp**
>
> Telefonnummern der Vergiftungszentralen im ▶ Anhang.

■ **Prävention**

▬ Medikamente von Angehörigen oder Pflegedienst richten lassen, wenn Schwierigkeiten des Patienten bei der Medikamenteneinnahme beobachtet werden
▬ Bei Ehepaaren: Medikamente getrennt aufbewahren, ggf. beschriften
▬ Bei alleinstehenden Menschen mit Demenz ggf. die Medikamente im Pflegedienst aufbewahren oder in der Wohnung sicher verwahren (wegschließen)

- Giftige Substanzen immer in speziell gekennzeichneten Flaschen aufbewahren, nie in Getränkeflaschen. Bei Menschen mit Demenz ggf. wegschließen. Angehörige dazu beraten
- Abgelaufene Lebensmittel entsorgen. Bei Menschen mit Demenz regelmäßige Inspektion des Kühlschranks und anderer Aufbewahrungsorte. Verdorbene Lebensmittel diskret entsorgen
- Auf Anzeichen von Depression oder Suizidalität achten, Patient auf lebensmüde Gedanken direkt ansprechen, ggf. Facharzt hinzuziehen

Verordnungen

Martina Döbele, Ute Becker

M. Döbele, U. Becker (Hrsg.), *Ambulante Pflege von A–Z*,
DOI 10.1007/978-3-662-49885-9_100,
© Springer-Verlag Berlin Heidelberg 2016

Das Leistungsangebot ambulanter Pflege setzt sich aus unterschiedlichen Pflegeleistungen zusammen, die von Leistungsträgern wie der gesetzlichen Kranken- und Pflegekasse oder von Sozialhilfeträgern finanziert werden:

- Behandlungspflegerische Leistungen
- Grundpflegerische und hauswirtschaftliche Leistungen
- Betreuungsleistungen

Behandlungspflege

Der Begriff Behandlungspflege umschreibt die medizinisch-therapeutische Hilfestellung bei der Ausführung ärztlicher Anordnungen, die

- der Erreichung des medizinischen Zwecks der Heilbehandlung,
- der Linderung einer Krankheit im therapieresistenten Stadium oder
- der Vermeidung von Krankenhauseinweisung dienen.

Grundpflege

Grundpflege meint die Unterstützung bei den Alltagsaktivitäten.

Verordnung zur Behandlungspflege:

Oftmals erkennen Pflegekräfte vor Ort, dass eine Verordnung erforderlich ist, wenn der Pflegebedürftige plötzlich Unterstützung benötigt. Der Arzt stellt bei Leistungen, die seine Therapie unterstützen, eine Verordnung zur Behandlungspflege aus für:

- Blutzuckerkontrollen, Blutdruckmessung (zeitlich begrenzt)
- Medikamentenversorgung (auch Insulin, Augentropfen)
- Wundversorgung, Verbandwechsel, Dekubitusversorgung
- Stomaversorgung, Trachealkanülenversorgung
- Kompressionsverbänden, -strümpfen (ab Klasse 2)
- Pflege von Kathetern (Katheter legen bzw. Blasenspülungen)

- Intramuskuläre oder subkutane Injektionen (auch Richten der Injektionen zur Selbstapplikation)
- Medizinische Bäder/Einreibungen
- Flüssigkeitsbilanzierung, Infusionstherapie
- Inhalationen, Sauerstoffverabreichung
- Magensonde (Legen und Wechseln)
- Absaugen
- Monitoring

Außerdem verordnungsfähig:
- Anleitung zur Grundpflege
- Anleitung zur Behandlungspflege
- Psychiatrische Krankenpflege
  - Erarbeiten der Pflegeakzeptanz (Beziehungsaufbau)
  - Durchführen von Maßnahmen zur Bewältigung von Krisensituationen
  - Entwickeln kompensatorischer Hilfen bei krankheitsbedingten Fähigkeitsstörungen

> **Praxistipp**
>
> Vergleiche: Richtlinien über die Verordnung von häuslicher Krankenpflege in der vertragsärztlichen Versorgung nach § 92 Abs. 1 Satz 2 Nr. 6 und Abs. 7 SGB V.

- **Material**

Verordnungsschein:
- **Erstverordnung:** Dauer in der Regel bis zu 14 Tage. Ausnahmen sind Blasenspülungen, Flüssigkeitsbilanzierungen, Kälteanwendungen (max. 3 Tage verordnungsfähig) und Blutdruckmessungen (max. 7 Tage verordnungsfähig).
- **Folgeverordnung:** Wiederholungsverordnung oder Dauerverordnung, die zur Fortsetzung der Therapie bei chronischen Krankheiten ausgestellt wird. Es besteht keine Quartalsbindung, längerfristige Maßnahmen können bis zu 1 Jahr ausgestellt werden.

- **Vorbereitung**

Die Krankenkasse übernimmt in der Regel die Kosten für Leistungen, die vom behandelnden Arzt verordnet werden. Es ist sinnvoll, mit dem jeweiligen Hausarzt das Prozedere beim Ausstellen von Verordnungen abzuklären.

- Neue Erstverordnungen direkt oder telefonisch unter Angabe des Grundes beim Arzt bestellen
- Benötigte Dauerverordnungen bei chronisch erkrankten Patienten schon einige Tage vor Quartalsende dem Arzt zufaxen (besser planbar)

- **Maßnahmen**

Der Verordnungsschein muss der Krankenkasse spätestens am zweiten der Ausstellung folgenden Arbeitstag (Arbeitstage zählen ohne Samstag) vorliegen! Nur dann übernimmt sie die Kosten für die verordneten und vom Pflegedienst erbrachten Leistungen.

> **Die Kostenübernahme sowie die Genehmigung sind maßgeblich von der korrekten Einhaltung der Formalitäten und Fristen abhängig.**

Oft werden Verordnungen für den Pflegebedürftigen vom Pflegedienst beim Arzt geholt und zur Krankenkasse weitergeleitet:

- Arzt stellt die Verordnung aus
- Pflegekraft holt die Verordnung in der Praxis ab und bringt sie zum Patienten
- Patient unterschreibt
- Pflegekraft bringt die Verordnung zum Pflegedienst
- Pflegedienst sendet die Verordnung zur Krankenkasse

Um Mehrfachwege zu vermeiden, ist es sinnvoll, wenn die Pflegekraft jede Verordnung auf korrekte Ausstellung überprüft, auch wenn der Arzt die Verantwortung für die ordnungsgemäße Ausstellung der Verordnung trägt.

◘ Verordnung häusliche Krankenpflege (Vorder- und Rückseite)	
Verordnung häusliche Krankenpflege – Vorderseite	✓
Sind die Daten des Versicherten vollständig?	
Erstverordnung (EV) über 14 Tage?	
Folgeverordnung (FV) (Anfangs- und Enddatum beachten)	
Diagnosen - Stimmen die verordneten Maßnahmen mit den Diagnosen überein? - Liegt für jede beantragte Leistung mindestens eine relevante Diagnose vor?	
Stimmen Diagnosen und Maßnahmen mit den Medikamenten (Name!) und Dosierungen überein?	

◘ (Fortsetzung)	
Ist die Dauer der Maßnahme genau angegeben?	
Ist die Häufigkeit (z. B. 2-mal tgl. und 7-mal wö.) der zu erbringenden Leistungen genau bezeichnet?	
Wundversorgung - Lokalisation, Wundbefund, Wundgröße (z. B. bei Verbandswechsel oder Dekubitusbehandlung)	
Abweichung von der Erstverordnung (z. B. bei der Häufigkeit) - Liegt eine Begründung vom Arzt vor?	
Sind Ausstellungsdatum, Stempel und Unterschrift des Arztes vorhanden?	
Bei nachträglichen Änderungen: - Sind Ausstellungsdatum, Stempel und Unterschrift des Arztes vorhanden?	
Verordnung häusliche Krankenpflege – Rückseite	✓
Der Versicherte hat anzukreuzen bzw. auszufüllen: - in meinem Haushalt - die verordneten Maßnahmen können durch eine in meinem Haushalt lebende Person nicht erbracht werden - Datum und Unterschrift des Versicherten	
Der Pflegedienst hat auszufüllen: - Zeitraum von – bis - Tabelle: Leistungen, Häufigkeit und Dauer der Behandlungen - Name des Pflegedienstes - Stempel - Institutionskennzeichen (IK-Nr.) - Ansprechpartner - Datum und Unterschrift	

Neben Behandlungspflegen können Grundpflege und hauswirtschaftliche Versorgung bis maximal 4 Wochen ärztlich verordnet werden (Einzelfallverhandlung).

> **Rückwirkende Verordnungen sind grundsätzlich nicht zulässig.**

Bei Abwesenheit des Arztes stellt der Vertretungsarzt die Verordnungen aus.

- **Nachbereitung**

Besteht der Bedarf an medizinischer Behandlungspflege weiter, muss der Arzt eine neue Verordnung ausstellen.

Verschlossene Tür

Martina Döbele, Ute Becker, Brigitte Glück

M. Döbele, U. Becker (Hrsg.), *Ambulante Pflege von A–Z*,
DOI 10.1007/978-3-662-49885-9_101,
© Springer-Verlag Berlin Heidelberg 2016

Der Pflegende muss Zutritt zu Wohung oder Haus des Patienten haben.

- Bei alleine lebenden Menschen mit eingeschränkter Mobilität bzw. bei Schwerhörigkeit wird bei Pflegevertragsabschluss das Aushändigen von Schlüsseln vereinbart.
- Manche Patienten möchten keinen Schlüssel aushändigen.

- **Maßnahmen**

Mögliche Maßnahmen, wenn zum vereinbarten Zeitpunkt des Pflegeeinsatzes nicht geöffnet wird:

- Klingel lange und oft drücken
- Bei Nachbarn läuten, um an die Wohnungstür zu kommen, um zu klopfen
- Auf eventuelle Geräusche in der Wohnung horchen
- Den Pflegebedürftigen anrufen
- Wenn keine Reaktion erfolgt, bei Angehörigen oder Nachbarn erfragen, ob der Pflegebedürftige ins Krankenhaus gekommen ist (es wurde vielleicht vergessen, den Pflegedienst zu informieren)
- Im Büro/Bereitschaftsdienst anrufen, ob der Pflegebedürftige den Einsatz kurzfristig abgesagt hat
- Ggf. Büro oder Bereitschaftsdienst bitten, nachfolgende Pflegebedürftigen zu informieren, dass der Mitarbeiter später kommt
- Wenn weder Nachbarn noch Angehörige Auskunft geben können und wenn niemand einen Schlüssel zur Wohnung hat, muss entschieden werden, ob die Wohnungstür von der Polizei/Feuerwehr geöffnet werden muss (Notfalltüröffnung)

Versorgung eines Verstorbenen

Martina Döbele, Ute Becker

M. Döbele, U. Becker (Hrsg.), *Ambulante Pflege von A–Z*,
DOI 10.1007/978-3-662-49885-9_102,
© Springer-Verlag Berlin Heidelberg 2016

Die besondere Atmosphäre nach dem Tod eines Menschen wird bewahrt, wenn alles mit Ruhe und Achtsamkeit getan wird.

Wenn lebenswichtige Organe vollständig ausfallen, stirbt der Mensch. Ein wissenschaftlich anerkanntes Kriterium ist der Hirntod. Er liegt bei unumkehrbarem Funktionsausfall des Gehirns vor.

Unsichere Todeszeichen:
- Atemstillstand, Pulslosigkeit
- Abkühlung des Körpers

Sichere Todeszeichen:
- Totenflecken (Ausbildung ab 30 Minuten nach Todeseintritt, an tiefliegenden Körperteilen)
- Totenstarre (abhängig von der Umgebungstemperatur nach 6–12 Stunden voll ausgeprägt)
- Fäulnisprozesse (spätes Todeszeichen, nach Tagen)

- **Vorbereitung**
- Zeitpunkt des Todes notieren
- Ggf. Angehörige und/oder Betreuer informieren
- Gefühle von anwesenden Angehörigen respektieren und tolerieren
- Arzt informieren. Dieser ist verpflichtet, den Toten zu untersuchen und eine Todesbescheinigung auszustellen (erst möglich, wenn sichere Todeszeichen vorliegen)
- Je nach Organisation des Pflegedienstes Pflegedienstleitung informieren
- Zeit nehmen für den eigenen Abschied und Trauer

- **Maßnahmen**

❯ Die Versorgung des Toten geschieht erst, nachdem der Arzt den Tod festgestellt hat! Bei der Leichenschau (die der Arzt durchführt) sollte der Verstorbene unbekleidet sein.

Nachfolgende Maßnahmen sollten erfolgen, bevor die Leichenstarre eintritt, die die Handlungen erschwert.

❯ Bei Infektiosität des Verstorbenen sind die vorgeschriebenen hygienischen Schutzmaßnahmen unbedingt zu beachten.

- Nach Wunsch Beteiligung der Angehörigen bei der Versorgung des Verstorbenen
- Auf Wunsch der Angehörigen evtl. entsprechende Musik
- Entfernen von persönlichen Hilfsmitteln (z. B. Brille, Hörgeräte)
- Evtl. Augenlider mit feuchten Tupfern schließen
- Entfernung aller technischen Geräte und Materialien wie Katheter, Drainagen usw.
  Achtung: würde an der Austrittsstelle massiv Körperflüssigkeit austreten, Drainagen belassen
- Entfernung der Lagerungshilfen
- Waschen und Säubern des Toten nur an den nötigen Körperstellen, z. B. nach Entleerung von Blase und Darm
- Eine Ganzkörperwaschung nur auf Wunsch der Angehörigen oder wenn der Verstorbene es vor seinem Tod gewünscht hat
- Bettlaken bei Bedarf wechseln
- Beim Umdrehen des Toten kann »Restluft« entweichen. Aufklärung der Angehörigen zur Vermeidung von Fehlinterpretationen
- Der Tote wird mit leicht erhöhtem Oberkörper positioniert, damit sich das Gesicht nicht verfärbt
- Zum Schließen des Mundes ein zusammengerolltes Handtuch unter das Kinn legen
- Der Verstorbene wird frisch bekleidet. Auch hier sollten individuelle Wünsche der Angehörigen oder des Verstorbenen berücksichtigt werden
  - Ggf. Inkontinenzhosen anziehen
- Eine vorhandene Zahnprothese einsetzen
- Haare kämmen
- Hände übereinanderlegen
- Schmuck unter Zeugen abnehmen und inventarisieren. Es sei denn, es liegen andere konkrete Handlungsanweisungen vom Verstorbenen oder den Angehörigen vor

- **Nachbereitung**
- Sorgen für eine friedliche Atmosphäre (Blumen, Kerzenlicht etc.)
- Lassen Sie den Angehörigen ungestört Zeit zum Abschied. Fragen Sie die Angehörigen, ob sie mit dem Verstorbenen alleine sein wollen und sich dies auch zutrauen

> Der Verstorbene darf im häuslichen Bereich bis zu 36 Stunden aufgebahrt bleiben (Landesrecht beachten).

Vorsorgevollmacht

Martina Döbele, Ute Becker

M. Döbele, U. Becker (Hrsg.), *Ambulante Pflege von A–Z*,
DOI 10.1007/978-3-662-49885-9_103,
© Springer-Verlag Berlin Heidelberg 2016

Mit einer Vorsorgevollmacht kann eine entscheidungsfähige Person an gesunden Tagen festlegen und vorsorgen, wer im Falle einer später eintretenden Geschäfts- und Entscheidungsunfähigkeit für sie entscheiden darf.

Die Erfahrungen aus der täglichen Pflegepraxis zeigen, dass Pflegebedürftige plötzlich in einen Zustand kommen können, in dem sie nicht mehr selbstverantwortlich handeln und entscheiden können. In diesem Fall muss dann, wenn Handlungsbedarf gegeben ist, durch das Vormundschaftsgericht ein rechtlicher Betreuer bestellt werden. Um dies zu vermeiden, ist es sinnvoll und ratsam, eine Vorsorgevollmacht rechtzeitig auszustellen.

■ Inhalte der Vollmacht

Aus Gründen der Beweissicherheit sollte die Schriftform gewählt werden (Hand- oder Maschinenschrift). Bei höchstpersönlichen Angelegenheiten wie z. B. der Gesundheitsfürsorge und der Aufenthaltsbestimmung ist die Schriftform verpflichtend.

In der Vollmacht soll festgehalten werden, für welche Bereiche die Vollmacht gilt. Sie sollte die gewünschte Regelung über:

— Vermögensangelegenheiten,
— Gesundheitsfürsorge und
— Aufenthaltsbestimmung

beinhalten.

— Eine Vollmacht sollte nur einer Person des Vertrauens erteilt werden.
  — Der Bevollmächtigte muss volljährig und geschäftsfähig sein.
  — Der Bevollmächtigte sollte informiert und einverstanden sein.
— Man kann eine oder mehrere Personen gleichzeitig bevollmächtigen oder die Aufgaben auf mehrere Personen verteilen. Diese Aufgabenteilung muss in der Praxis umsetzbar sein. Es sollte festgelegt werden,

ob jede bevollmächtigte Person einzeln vertretungsbefugt ist oder die Bevollmächtigten nur gemeinsam handeln können.

— Der Vollmachtgeber entscheidet, ob die Vollmacht sofort wirksam ist oder erst ab Vorlage eines fachärztlichen Zeugnisses. Dieses muss bescheinigen, dass der Vollmachtgeber nicht mehr verantwortlich handeln kann oder dass er dazu körperlich nicht mehr in der Lage ist.

— Zusätzlich zur Vollmacht ist eine Bankvollmacht (bei der Bank) für alle Konten und evtl. Schließfächer und eine Postvollmacht (bei der Post) zu erteilen.

- **Vor- und Nachteile einer Vollmacht**

Vorteile:

— Rechtzeitige, private Vorsorge für den Fall eigener Entscheidungsunfähigkeit

— Der Umfang der Vollmacht ist selbstbestimmt

— Sofortiges Handeln ist möglich

— Es besteht ein Widerrufsrecht

— Die rechtliche Betreuung wird u. U. vermieden

Nachteile:

— Gefahr des Missbrauchs

— Mögliche fehlende Qualifikation und Kontrolle des Bevollmächtigten

- **Notarielle Beglaubigung oder Beurkundung**

Sie wird bei größerem Vermögen empfohlen, wenn mit Rechtsstreitigkeiten in der Familie zu rechnen ist, sowie bei Zweifeln an der Geschäftsfähigkeit des Vollmachtgebers.

Sie muss auf jeden Fall erfolgen bei allen Rechtsgeschäften, bei denen ein Formzwang besteht, z. B. bei Grundstücksverfügungen, Erbschaftsausschlagung.

- **Aufbewahrung**

Das Original sollte am besten zuhause aufbewahrt werden. Dabei sollte die Vertrauensperson über den Aufbewahrungsort informiert sein. Im Zentralen Vorsorgeregister (ZVR) kann man die Vorsorgevollmacht registrieren lassen (http://www.vorsorgeregister.de). Dort wird die Vollmacht jedoch nicht hinterlegt.

Wahnhafte Zustände

Martina Döbele, Ute Becker

M. Döbele, U. Becker (Hrsg.), *Ambulante Pflege von A–Z*,
DOI 10.1007/978-3-662-49885-9_104,
© Springer-Verlag Berlin Heidelberg 2016

Wahn kann als Symptom bei vielen verschiedenen psychiatrischen Erkrankungen auftreten.

Typisch ist er als Symptom der Schizophrenie, aber auch bei Depression oder Demenz können wahnhafte Elemente auftreten. Wahnvorstellungen oder -gedanken können aber auch Ausdruck von Vereinsamung sein oder auf organische Ursachen wie Einschränkung der Wahrnehmungsfähigkeit zurückzuführen sein.

Den betroffenen Patienten fehlt die Krankheitseinsicht.

■ Definition

Als Wahn bezeichnet man die unkorrigierbare Falschbewertung der Wirklichkeit, an der mit subjektiver Gewissheit festgehalten wird. Die wahnhafte Überzeugung wird von den Mitmenschen nicht geteilt und kann auch nicht nachvollzogen werden.

Kriterien des Wahns:

- Irrationalität des Inhalts
- Absolute subjektive Gewissheit
- Unbeeinflussbarkeit durch Gegenbeweise

Inhalt und Auftreten des Wahnes stehen oft in direktem Zusammenhang mit der aktuellen Lebenssituation des Patienten.

Bei Angehörigen löst das Verhalten häufig Unverständnis, Ärger oder Wut aus, da aus ihrer Sicht die geäußerten Dinge nicht der Wahrheit entsprechen.

■ Formen des Wahns

Wahneinfall:

Es handelt es sich um eine plötzlich, ohne äußeren Auslöser auftretende Überzeugung (z. B. »Frau Meier versucht, mich zu vergiften«).

Wahnwahrnehmung:
Entsteht als Folge einer Sinneswahrnehmung, der eine unrealistische Be-
deutung zugeordnet wird (z. B. »Vom weißen Auto, das immer vor meiner
Wohnung parkt, senden die Strahlen, die mich krank machen«).

- **Inhalte des Wahns**

Meist bezieht sich die wahnhafte Wahrnehmung nur auf einzelne Bereiche
des Lebens, z. B.:

Beziehungswahn:
Der Patient bezieht Ereignisse seiner Umgebung auf sich, obwohl diese
nach objektiven Gesichtspunkten nichts mit ihm zu tun haben (z. B.: er ist
der Meinung, dass der Radiosprecher ihm eine versteckte Botschaft zukommen lässt).

Beeinträchtigungswahn/Verfolgungswahn:
Der Patient fühlt sich von seiner Umgebung beleidigt/bedroht, obwohl es
dafür keine Anhaltspunkte gibt (z. B.: der Patient ist der Meinung, dass sein
Nachbar versucht, ihn zu vergiften).

Verarmungswahn:
Der Patient fürchtet zu verarmen, trotz unveränderter finanzieller Situation.

Schuldwahn:
Der Patient lebt in der Gewissheit, er trage die Schuld an schlimmen Kata-
strophen.

Hypochondrischer Wahn:
Der Patient ist davon überzeugt, an einer schweren Erkrankung zu leiden.

Induzierter Wahn (Folie à deux):
Kein echter Wahn. Vom induzierten Wahn spricht man, wenn ein Lebens-
gefährte oder naher Angehöriger des Patienten dessen Wahninhalte teilt.

Häufige Wahnthemen im Alter
- Verfolgungs-/Bedrohungswahn
- Bestehlungswahn
- Eifersuchtswahn, Liebeswahn
- Schuldwahn
- Hypochondrischer Wahn

- **Krankheiten, die häufig mit Wahn einhergehen**
- Isolierter Wahn im Alter (wahnhafte Störung): häufig bedingt durch soziale Isolation. Die Betroffenen ziehen sich zurück, fühlen sich verfolgt und bedroht
- Depression: hier Verarmungswahn und Schuldwahn
- Schizophrenie: hier bizarre und abstruse Wahninhalte
- Wahn als Symptom bei körperlichen Erkrankungen:
  - Fieber, Exsikkose
  - Unterkühlung
  - Hypoglykämie, Schilddrüsenerkrankungen
- Demenz: auch hier häufig Bestehlungs- oder Verfolgungswahn
- Alkoholmissbrauch

- **Umgang mit Wahn**

❯ Zunächst bei neu auftretendem Wahn körperliche Ursache ausschließen (Fieber, Exsikkose etc.)

Wahn kann in sehr verschiedenen Ausprägungen auftreten.

❯ Wenn im Rahmen des Wahns starke Agitiertheit, Halluzinationen, Angst oder Aggressivität auftritt, die eine Eigen-oder Fremdgefährdung zur Folge hat, muss umgehend der Hausarzt verständigt werden, bei sehr starker oder bedrohlicher Ausprägung Notarzt und Polizei.

Der Einsatz von Neuroleptika bei älteren Patienten ist nicht unproblematisch (Nebenwirkungen, kognitive Einbußen).

Häufig kommen Patienten mit mildem Wahn gut im Alltag zurecht. Hier empfiehlt es sich, zunächst nichtmedikamentöse Maßnahmen auszuschöpfen:

Allgemeine nichtmedikamentöse Maßnahmen:
- Demenzpatienten profitieren von erhöhter Aufmerksamkeit (Angehörige mit einbeziehen)
- Räumliche Beengtheit, Schmerzen, Einsamkeit oder latente Partnerkonflikte können Wahntendenzen verstärken, hierüber Angehörige informieren
- Anregung zur sinnvollen Alltagsgestaltung
- Anregung zum Aufbau von Kontakten (bei Schizophrenie kann dies die Symptomatik verschlimmern)

- **Kommunikation mit wahnhaften Patienten**

Die Meinungen darüber, ob es hilfreich sein kann, in die Wahnwelt des Patienten mit einzutauchen und dort nach Lösungen zu suchen, werden kontrovers diskutiert.

Folgende Grundhaltungen können im Umgang mit Wahn eingenommen werden:

Mitgehen mit der Erlebniswelt des Patienten:
- Dies kann bei dementen Patienten zur Beruhigung beitragen (z. B. die Spinnen auf der Bettdecke des Patienten zu verscheuchen)

Validierende Umgangsweise:
- Nicht realitätskorrigierend eingreifen oder sich auf die Wahninhalte einlassen, sondern auf der Gefühlsebene Verbindung zum Patienten herstellen und das Gefühl hinter dem Erleben thematisieren

Grundsätzliche Umgangsweisen
- Dem Patienten ernsthaft zuhören (▶ Kap. Kommunikation)
- Die geschilderten Vorgänge ernst nehmen und auf Wahrheitsgehalt prüfen
- Nicht versuchen, dem Patienten den Wahn auszureden, nicht über Halluzinationen streiten
- Aufbauen einer empathischen Atmosphäre, Verständnis bekunden
- Auf die eigene Realitätswahrnehmung hinweisen, ohne den Patienten zu verletzen oder zu beleidigen
- Sicherheit vermitteln und dem Patienten zeigen, dass man durch die Schilderungen nicht beunruhigt ist

- **Wann muss ein (Fach-)Arzt informiert werden?**

Sofort:
- Suizidalität
- Fremdaggression

Zeitnah:
- Zunahme der Symptomatik
- Neu aufgetretener Wahn
- Halluzination
- Angst- oder Erregungszustände

Wickel

Martina Döbele, Ute Becker

M. Döbele, U. Becker (Hrsg.), *Ambulante Pflege von A–Z*,
DOI 10.1007/978-3-662-49885-9_105,
© Springer-Verlag Berlin Heidelberg 2016

Wickel können Heilung fördern und Beschwerden lindern. Bei Zeit-knappheit im Pflegealltag können Angehörige diese Aufgabe übernehmen oder die Wickel können z. B. vor dem Richten der Medikamente angelegt werden.

Man unterscheidet folgende Wickel:
- Wärmeentziehende Wickel (z. B. Wadenwickel bei Fieber, bei Ent-zündungen, Schmerzen und zur Anregung der Hautdurchblutung und des Stoffwechsels)
- Warme Wickel (z. B. bei unterkühlten Patienten)
- Quarkwickel (bei Halsschmerzen, Sonnenbrand und Entzündungen)
- Kohlwickel (bei Gelenkentzündungen)
- Weitere Wickel siehe Fachliteratur

Wickelzusätze:
Es werden viele Heilpflanzen in Form eines Teeaufgusses, als Ölauszug oder deren ätherische Öle in einer bestimmten Dosierung genutzt. Auch werden Lebensmittel wie Quark, Zwiebel, Kartoffel, Ingwer oder Kohl und anderes als Auflagen verwendet.

- **Grundsätzliches zur Durchführung**
- Abstimmen mit dem behandelnden Arzt
- Zustimmung des Patienten einholen, evtl. vorher Toilettengang, ruhige, warme Umgebung
- Benötigtes Material vorrichten und ggf. anwärmen (z. B. passende Tücher wählen in Bezug auf Größe und Stoffqualität)
- Wickel sollten möglichst immer mit dem Außentuch zirkulär eingehüllt und damit gleichzeitig auch gut befestigt werden. Ist dies im Einzelfall nicht möglich, muss die Auflage dennoch sorgfältig wärmend abgedeckt werden

▬ Im Bezug auf Zudecken während der Anwendung den Wünschen des Patienten folgen, auf warme Füße achten

▬ Wickel sofort entfernen, wenn dies für den Patienten unangenehm ist

❯ **Feuchte Wickel niemals mit Plastikfolie abdecken, Gefahr des Wärmestaus**

▪ **Maßnahmen**

▬ Die meisten Wickel bestehen aus 3 Lagen: dem feuchten Innentuch, einem trockenen Zwischentuch und dem wärmenden Außentuch. Innen- und Zwischentuch bestehen optimalerweise aus Baumwolle oder Leinen, das Außentuch kann etwas dicker und evtl. auch aus Wolle sein

▬ Das Bett vor Durchnässung schützen (Molltontücher, Betteinlagen)

▬ Beim Entfernen eines Wickels gut nachtrocknen und wieder warm und trocken einhüllen

▬ Bei starkem Schwitzen auf Flüssigkeitszufuhr achten

▬ Bei Hautreizung evtl. danach Hautpflege

▬ Ausreichende Nachruhe (mindestens 15 Minuten)

▬ Wickelzutaten wie Quark etc. mit dem Restmüll entsorgen

▬ Dokumentation

Wadenwickel

Wadenwickel sind eine schonende Möglichkeit, um bei fiebernden Patienten die Körpertemperatur um 1–1,5°C zu senken. Sie entziehen dem Körper durch Verdunsten Hitze.

❯ **Nie Wadenwickel bei**
  - **kalten Waden**
  - **gelähmten Gliedmaßen**
  - **in der Phase des Fieberanstiegs**
  - **akuter Blasenentzündung**
  - **arteriellen Durchblutungsstörungen**

▪ **Material**

▬ Bettschutz

▬ Je 2 Innen-, Zwischen- und Außentücher

- **Maßnahmen**
- Alle Handtücher in Unterschenkelbreite falten, 2 davon etwas schmaler
- Die Innentücher mit Wasser (30–34°) tränken, grob auswringen und faltenfrei um die Unterschenkel des Patienten wickeln

❯ **Wadenwickel nie mit Eiswasser oder mit Zusatz von Alkohol!**

- Zwischentücher um die nassen Innentücher wickeln, Wickel mit Außentüchern einhüllen
- Untere Extremitäten nicht zudecken, damit Wärme abgegeben werden kann
- Da Wadenwickel den Kreislauf belasten können, Puls und Blutdruck kontrollieren, ggf. Wickel entfernen
- Nach ca. 20 Minuten Wickel erneuern, da dieser sich dann erwärmt hat

Warme Wickel

Warme Wickel führen dem Körper Wärme zu und wirken dadurch schmerzlindernd und entspannend. Feuchte Wärme wirkt intensiver als trockene. Der warme Wickel soll abgenommen werden, bevor er abgekühlt ist.
Sie können angewendet werden bei:
- Unterkühlungszuständen und chronischen Erkrankungen (mit Hausarzt abklären)
- Schmerzen und Krampfzuständen der Muskulatur

Die Wassertemperatur sollte hier ca. 38°C betragen (abhängig vom Wärmeempfinden des Patienten).

Quarkwickel

Die Inhaltsstoffe des Quarks (Kasein, Milchsäure) wirken mildernd auf akute Entzündungen. Die feuchte Kälte wirkt kühlend, schmerzlindernd und abschwellend. Angezeigt sind Quarkwickel bei allen warmen, akuten Entzündungen wie Gelenkentzündungen, Sonnenbrand, oberflächlicher Venenentzündung (Thrombophlebitis), Halsschmerzen, entzündeten Insektenstichen, beginnender Bronchitis etc.

❯ **Quarkwickel nicht bei tiefer Beinvenenthrombose anwenden!**

- **Material**
- Bettschutz
- Je 1 Innen-, Zwischen- und Außentuch
- 500 g zimmerwarmer Quark

- **Maßnahmen**
- Das fingerdick mit Quark bestrichene Innentuch faltenfrei mit der Quarkseite auf die zu wickelnde Stelle des Patienten legen
- Zwischentuch darauf legen
- Mit Außentuch einhüllen
- Wickel belassen, solange er als angenehm empfunden wird (bei akuten Entzündungen nach 15–20 Minuten entfernen), ggf. Puls und Blutdruck kontrollieren

Wirsing- oder Kohlwickel

Kohlwickel wirken sich wohltuend auf entzündete, gerötete, geschwollene, überhitzte Gelenke aus. Sie können bei akuten Gelenkentzündungen, im Rahmen einer bestehenden Arthrose und auch bei rheumatischen Beschwerden an allen Gelenken am Körper angelegt werden.

- **Material**
- 1 Handtuch aus Baumwolle
- 1 Kompressionsbinde oder Netzverband zur Fixierung des Wickels (als Behelfslösung kann man auch abgeschnittene Stücke von Nylonstrümpfen verwenden)
- Einige große Wirsingblätter, notfalls Weißkohlblätter (möglichst ungespritzt)

- **Vorbereitung**
- Handtücher so falten, dass sie die zu wickelnde Stelle gut bedecken
- Strunk aus den Wirsingblättern heraus schneiden
- Mit leerer Glasflasche o. Ä. Wirsingblätter so flach quetschen, dass der Saft heraus tritt, nach Möglichkeit kein Holznudelholz und keine Holzunterlage verwenden

- **Maßnahmen**
- Die zu wickelnde Körperregion des Patienten aufdecken
- Die Wirsingblätter überlappend auf die zu wickelnde Stelle des Patienten legen
- Dünnes Handtuch als Zwischenschicht auf die Wirsingblätter legen

- Zur Fixierung Kompressionsbinde, Netzverband o. Ä. verwenden
- Der Wickel kann über Stunden (z. B. über Nacht) belassen werden
- Der Wickel sollte entfernt werden, sobald sich die Wirsingblätter verfärben, merkwürdig riechen oder vom Patienten als unangenehm empfunden werden

Auflagen

Eine Sonderform stellen die Auflagen dar. Hier wird das Innentuch mit körperwarmem, stark verdünntem (2–5%ig bei Erwachsenen, 0,5–2%ig bei Kindern ab 6 Monaten, Schwangeren, alten Menschen) ätherischem Öl getränkt.

> ❯ Auf keinen Fall darf ein pures, 100%iges ätherisches Öl als Ölauflage auf die Haut gebracht werden, da es hierdurch zu Hautreizungen und unangenehmen Allgemeinreaktionen kommen kann.

Anwendungsdauer:
Eine Ölkompresse kann beliebig lange liegen bleiben (wenn sie wohl tut, bis zu mehreren Stunden).

- **Auflagearten**

Lavendelölauflage:
- Bei Erkältung mit Husten, Bronchitis
- Nervosität und Unruhe, Schlafstörungen
- Auflagestelle: Brust (Sternum)

Eukalyptusölkompresse (Eucalyptus citriodora):
Auflagestellen sind Brust (Sternumbereich) und der Unterbauch (Blasenregion)
- Zur Vorbeugung oder bei Erkältungskrankheiten und Husten
- Bei Harnverhalt oder Blasenentzündung

Thymianölkompresse (Thymus vulgaris/linalool):
Auflagestellen sind Brust bei Husten und Unterbauch bei Zystitis
- Bei Hustenreiz (auch Keuchhusten) und Erkältung
- Bei Blasenentzündung

Wiederbelebung

Martina Döbele, Ute Becker

M. Döbele, U. Becker (Hrsg.), *Ambulante Pflege von A–Z*,
DOI 10.1007/978-3-662-49885-9_106,
© Springer-Verlag Berlin Heidelberg 2016

Oft wird bei Herz-Kreislauf-Stillstand von den Umstehenden nichts unternommen, aus Angst, etwas falsch zu machen. In diesem Fall tritt unweigerlich der Tod ein.

Durch sofortigen Beginn von Herzdruckmassage und Beatmung kann eine Minimalversorgung des Gehirns als Überbrückung bis zum Eintreffen des Notarztes aufrechterhalten werden.

- **Ziel**

Die kardiopulmonale Reanimation ist primär darauf ausgerichtet, einen Minimalkreislauf aufrecht zu erhalten, bis der Notarzt eintrifft.

- **Maßnahmen**

❯ Da bereits nach wenigen Sekunden ohne Sauerstoff erste Gehirnzellen absterben, muss unverzüglich nach Feststellen des Herz-Kreislauf-Stillstands mit der Wiederbelebung begonnen werden.

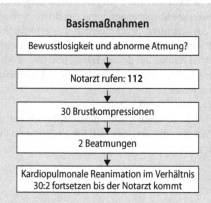

Basismaßnahmen

Bewusstlosigkeit und abnorme Atmung?
↓
Notarzt rufen: **112**
↓
30 Brustkompressionen
↓
2 Beatmungen
↓
Kardiopulmonale Reanimation im Verhältnis 30:2 fortsetzen bis der Notarzt kommt

> **Praxistipp**
>
> Verständigung des Notarztes evtl. per Lautsprechfunktion, während schon mit den Brustkompressionen begonnen wurde, oder Nachbarn oder Passanten durch Rufen aufmerksam machen.

Bewusstseinskontrolle:
- Patient laut ansprechen, sachte rütteln, Schmerzreiz setzen (sanftes Kneifen in den Trapezmuskel zwischen Hals und Schulter)

❯ **Maximaler Zeitbedarf 5 Sekunden!**

Atmungskontrolle:
- Freimachen der Atemwege durch Überstrecken des Kopfes nach hinten und Ziehen des Unterkiefers nach vorne. Atmungskontrolle durch Sehen, Hören, Fühlen (nicht länger als 10 Sekunden!)

❯ **Bei Verdacht auf Verletzung der Halswirbelsäule darf der Kopf nicht überstreckt werden. In diesem Fall nur das Kinn anheben und den Kopf als Ganzes in Neutralposition fixieren.**

Herzdruckmassage:
Bei Bewusstlosigkeit und abnormer Atmung muss sofort mit der Herzdruckmassage begonnen werden. Prinzip ist die rhythmische Komprimierung des Herzens zwischen Wirbelsäule und Brustbein.
- Lagerung des Patienten auf dem Rücken, harte Unterlage (Boden)
- Kompressionspunkt für die Herzmassage ist beim Erwachsenen die Mitte der Brust (untere Hälfte des Brustbeins). Hier werden die Handballen der übereinander gelegten Hände aufgesetzt
- Für eine wirksame Kompression muss das Brustbein beim Erwachsenen 5–6 cm heruntergedrückt werden. Der erforderliche Kompressionsdruck wird erreicht, indem das ganze Körpergewicht des Helfers bei gestreckten Armen auf dessen Hände übertragen wird. Durch die Kompression können etwa 30% des normalen Herzminutenvolumens ausgeworfen werden
- Frequenz ca. 100–120 pro Minute
- Die Pause für die Beatmung sollte maximal 10 Sekunden betragen
- Bei alten Patienten müssen eventuell Rippenfrakturen in Kauf genommen werden

Beatmung:
- Kopf überstrecken, Verschließen von Nase mit den Fingern
- Vorsichtiges, aber forsches Einblasen der Luft in den Mund (Dauer 1 Sekunde).
- Hebung des Brustkorbes sollte sichtbar sein
- Bei unklarer Infektiosität oder starker Blutung auf Beatmung verzichten, nur Herzdruckmassage

- **Nachbereitung**
- Den Patienten an Notarzt übergeben
- Evtl. Medikamentenplan und bekannte Diagnosen weitergeben
- Ausführliche Dokumentation
- Evtl. Angehörige benachrichtigen

Wundmanagement

Martina Döbele, Ute Becker, Sabine Philbert-Hasucha

M. Döbele, U. Becker (Hrsg.), *Ambulante Pflege von A–Z*,
DOI 10.1007/978-3-662-49885-9_107,
© Springer-Verlag Berlin Heidelberg 2016

Ursachen für chronische Wunden sind meist chronisch venöse Insuffizienz, Diabetes, periphere arterielle Verschlusskrankheit, Druckgeschwüre (Dekubitus).

Chronische Wunden sind für die Betroffenen auch psychisch belastend und mit Einschränkungen verbunden (Bewegungseinschränkung, Wundgeruch, Schmerzen).

- **Ziel**
- Unterstützung der Wundheilung, Vermeidung von Rezidiven
- Anleitung von Patienten und Angehörigen zu Maßnahmen im Umgang mit der Wunde
- Verbesserung der Heilungschancen durch sachgerechte Beurteilung und phasengerechte Versorgung der Wunde sowie die regelmäßige Pflegedokumentation des Verlaufs

Aufgaben im Rahmen des Wundmanagements

- Erfassung der therapiebedingten Einschränkungen des Patienten
- Modernes Wundmanagement
- Koordination der inter- und intraprofessionellen Wundversorgung
- Beratung von Patienten und Angehörigen in Bezug auf ein gesundheitsbezogenes Selbstmanagement

- **Erfassung der therapiebedingten Einschränkungen des Kunden**

Bei der Aufnahme werden alle Einschränkungen, die der Patient aufgrund seiner chronischen Wunde hat, in der Anamnese festgehalten. Dazu zählen z. B.:

- Mobilitäts- und andere Einschränkungen
- Schmerzen

- Ernährungsstatus
- Psychische Verfassung

Dies dient als Grundlage für den nachfolgend zu erstellenden individuellen Maßnahmenplan.

■ Modernes Wundmanagement
Ablauf der Wundtherapie:
Die **Wundart** gibt Aufschluss über die Grunderkrankung und liefert daher die Hauptinformation für den Therapieansatz!
- Dekubitalulzera
- Ulcus cruris venosum (UCV)/arteriosum (UCA)/mixtum (UCM)
- Diabetisches Fußsyndrom (DFS)

Die Wundversorgung ist eine multiprofessionelle Aufgabe. Den Auftrag für eine Wundversorgung wird auf Verordnung des Arztes erteilt (▶ Kap. Verordnungen). Die Versorgung wird auf der Wundanamnese beschrieben und vom Arzt abgezeichnet.

Wundspezifisches Assessment:
Im Pflegedienst wird zunächst eine schriftliche Wundanamnese erhoben und die Wunde (bei Einverständnis des Patienten) mit Foto dokumentiert. Ein erneutes Assessment erfolgt nach 4 Wochen, bei Therapieänderung, oder wenn sich die Wunde stark verändert hat!

Moderne Wundversorgung:
Die Ziele der modernen Wundversorgung sind:
- Aufrechterhalten eines feuchten Milieus im Wundbereich
- Entfernung von überschüssigem Exsudat und toxischen Bestandteilen
- Gewährleistung des Gasaustausches
- Thermische Isolierung der Wunde
- Schutz vor Sekundärinfektion durch Undurchlässigkeit für Mikroorganismen von außen
- Ermöglichen eines atraumatischen Verbandswechsels
- Keine Abgabe von Fasern oder anderen Fremdstoffen in die Wunde

Tourenplanung:
Festlegen der Reihenfolge (wenn möglich): von rein zu unrein
1. Aseptische Wunden
2. Kontaminierte Wunden
3. Kolonisierte Wunden

4.   Infizierte Wunden
5.   MRSA/ORSA

> **Koordination der inter- und intraprofessionellen Wundversorgung**
> ▬ Regelmäßiger Arztkontakt
> ▬ Ggf. Diabetesberatung, Podologe
> ▬ Lymphdrainage
> ▬ Ernährungsberatung usw.

■ **Beratung von Patienten und Angehörigen in Bezug auf ein gesundheitsbezogenes Selbstmanagement**

Schulung des Patienten/der Angehörigen zu:

▬ Bewegungsförderung (Art und Dauer der Übungen nach der körperlichen Konstitution)
▬ Druckentlastung (► Kap. Dekubitusprophylaxe)
▬ diabetischem Fußsyndrom:
  ▬ Schuhe regelmäßig auf Unebenheiten und Passgröße kontrollieren
  ▬ Ggf. spezielle Schuhe anpassen lassen
▬ Kompression (► Kap. Thromboseprophylaxe, ► Abschn. Komprimierende Maßnahmen)
▬ Ernährungsstatus
  ▬ Eiweißreiche und energiehaltige Ernährung
  ▬ Erhöhter Flüssigkeitsbedarf

Wundversorgung

Die Versorgung einer Wunde folgt den Wundheilungsphasen. Nur dann findet eine zügige Wundheilung statt.

> **Phasen der Wundheilung**
> ▬ Phase 1: Debridement
>   Wundreinigung, Entfernen von abgestorbenem Gewebe durch
>   – chirurgisches Abtragen (Mittel der Wahl bei größeren Nekrosen)
>   – enzymatisches Auflösen
>   – biochirurgisches Abtragen (Madentherapie)
> ▬ Phase 2: Infektionsbekämpfung und Keimreduktion
>   Reinigung der Wunde durch mechanische Techniken (Spülen) und den Einsatz von Antiseptika oder Silberpräparaten

- Phase 3: Fördern der Granulation und Exsudatmanagement
  Feuchtes, physiologisches Wundmilieu fördern (z. B. mit Ringer-
  lösung), empfindliches Granulationsgewebe schützen. Exsudat soll
  nicht aus dem Verband laufen und es sollen keine trockenen
  Krusten entstehen
- Phase 4: Narbenbildung
  Gute Hautpflege, wie trockene und empfindliche Haut versorgen

Verbände

Einfacher Wundverband mit Kompressen

Bei oberflächlichen, sauberen primär heilenden Wunden, die wenig sezer-
nieren.

- **Ziel**
- Schnelle Wundheilung
- Saubere Wunde und feuchtes Wundmilieu
- Atraumatischer Verbandwechsel

> Wundbehandlung erfolgt grundsätzlich in Absprache mit dem Arzt
und muss ärztlich verordnet werden.

- **Material**
- Unsterile Handschuhe
- Sterile Pinzette, ggf. auch Schere

> Unsterile Scheren nur zum Schneiden von sauberen, unsterilen
Materialien verwenden, z. B. Pflaster. Bei Patientenkontakt (z. B.
beim Aufschneiden des Verbandes) davor/danach desinfizieren.

- Erwärmte Ringerlösung zum Reinigen und Anfeuchten der Wunde
- Sterile Kompressen
- Klebevlies oder Pflaster
- Abwurf

- **Vorbereitung**
- Vor dem Verbandwechsel Orientierung in der Dokumentation über:
  - ärztliche Anordnung, zu verwendendes Material
  - Analgesie? (Wirkungseintritt der verordneten Medikation)

- ═ Wundbeschreibung
- ═ Häufigkeit des Verbandwechsels
- ═ Positionierung des Patienten zum Verbandwechsel
- ═ Information des Betroffenen
- ═ Materialien zusammenstellen (auch an Fotodokumentation denken)
- ═ Arbeitsfläche schaffen (Wischdesinfektion) und gute Beleuchtung
- ═ Vorbereitung der benötigten Utensilien auf einer sauberen Unterlage
- ═ Abwurfbehälter (kein Glas) für benutzte Instrumente, spitze Gegenstände und Verbandstoffe bereitstellen
- ═ Patient entsprechend positionieren (evtl. Schutzunterlage)
- ═ Schutzkleidung/Einmalschürze anziehen (Unterarme unbedeckt)
- ═ Desinfektion der Hände vor dem Verbandwechsel
- ═ Einmalhandschuhe anziehen

- **Maßnahmen**
- ═ Alten Verband entfernen, dabei einen unsterilen Einmalhandschuh tragen. Schmutzige Verbände nur in den normalen Mülleimer entsorgen, wenn er sofort im Anschluss geleert wird
- ═ Wundversorgung erfolgt unter sterilen Bedingungen. Möglichst mit Pinzetten und nicht nur mit sterilen Handschuhen arbeiten
- ═ Pinzette aufnehmen und mit Ringerlösung getränkten Tupfer greifen
- ═ Wunde damit anfeuchten und ggf. reinigen (z. B. von Blutresten). Reinigungsrichtung bei sauberen Wunden von innen nach außen
- ═ Wunde mit steriler Kompresse abdecken und mit Pflaster oder Klebevlies befestigen

❯ Saubere Wunden nicht desinfizieren (stört die Wundheilung)!

- **Nachbereitung**
- ═ Verband mit Datum beschriften
- ═ Verbandsmaterial sicher entsorgen
- ═ Gebrauchte Instrumente desinfizieren, sicher aufbewahren
- ═ Salbentöpfe, Tuben oder Lösungsflaschen mit Anbruchsdatum beschriften
- ═ Lösungen alle 24 Stunden wechseln
- ═ Ablagefläche desinfizieren
- ═ Hände desinfizieren
- ═ Dokumentation (▶ Abschn. Dokumentation von Wunden)

Begleitende Maßnahmen bei Wundinfektionen:

- Nach ärztlicher Anordnung Wundabstrich vom Wundgrund und vom Wundrand
- Täglich abends Temperatur messen, bei Temperatur über 37,5°C 2-mal täglich

Enzymsalbenverband

Die Beseitigung kleiner Nekrosen und Beläge kann nach ärztlicher Anordnung mit enzymatischen Salben erfolgen.

> **Enzympräparate werden durch Antiseptika, Seifen und Badezusätzen unwirksam. Zeigt sich nach 10–14 Tagen kein Erfolg, sollte die Behandlung aufgegeben und die Nekrosen chirurgisch vom Arzt abgetragen werden.**

- **Ziel**
- Die Wunde ist in maximal 14 Tagen frei von Nekrosen
- Problemlose Wundheilung, reizlose Wunde

- **Material**
- Enzymsalbe
- Sterile Pinzette und Spatel
- Ggf. Spritze und Aufziehkanüle
- Substanz zum Anfeuchten der Wunde (Ringerlösung oder Hydrogel)
- Wundabdeckung je nach Sekretion:
  - Salbengaze oder Alginat (bei starker Sekretion)
- Kompressen und Pflaster oder Klebevlies

- **Vor- und Nachbereitung**
▶ Abschn. Einfacher Wundverband.

- **Maßnahmen**
- Wunde vor dem Aufbringen der Salbe anfeuchten (Enzyme benötigen feuchtes Milieu)
- Enzymsalbe mit sauberem Spatel nach Vorschrift ein- oder mehrmals täglich dünn auftragen
- Wunde je nach Ausmaß des Sekretflusses mit Salbengaze/Alginat und Kompressen abdecken
- Verband mit Pflaster oder Klebevlies fixieren

Alginatverband

Bei nicht infizierten, stark sezernierenden, tiefen Wunden.

- **Ziel**
- Das Wundsekret wird vom Verband aufgenommen und läuft nicht heraus
- Problemlose Wundheilung

- **Material**
- Sterile Pinzette
- Alginat als Kompressen, Watte oder Tamponadestreifen
  - Substanz zum Anfeuchten der Wunde (Ringerlösung oder Hydrogel)
- Abdeckung
  - Kompressen und Pflaster oder Klebevlies
  - Hydrokolloid- oder Polyurethanverband

- **Vor- und Nachbereitung**
- ► Abschn. Einfacher Wundverband.

- **Maßnahmen**
- Die Wundumgebung mit einer feuchten, sterilen Kompresse säubern
- Wunde spülen (► Abschn. Wunde spülen)
- Die Wunde feucht lassen, locker mit Alginatwatte/-kompressen ausfüttern (das Material muss aufquellen können)
- Die weitere Wundabdeckung kann mit imprägnierten Gazen und Kompressen, Hydrokolloid- oder Polyurethanverband erfolgen
- Bei infizierten Wunden kann mit Silber versetztes Alginat verwendet werden

Salbengazeverband

Bei Wunden, die täglich oder sogar mehrmals täglich verbunden werden (z. B. infizierte Wunden).

- **Material**
- Sterile Pinzette
- Salbengaze
- Kompressen
- Pflaster oder Klebevlies

- **Vor- und Nachbereitung**
▶ Abschn. Einfacher Wundverband.

- **Maßnahmen**
— Die Gaze mit steriler Pinzette aus der Verpackung entnehmen und glatt aufbringen, nie zusammenfalten (wird dann unwirksam)
— Salbengaze mit Kompressen abdecken, in die das Sekret abfließen kann, mit Klebevlies fixieren
— Salbengaze ist bei viel Sekret mit Alginatpräparaten kombinierbar
— Silikonbeschichtete Gaze bei stark klebenden Wunden und empfindlicher Haut verwenden
— PVP-Jod-Gaze zur Wunddesinfektion, verliert nach und nach ihre Wirkung und ihre Färbung. Hell werdende Wundgaze ist unwirksam und muss gewechselt werden

Hydrokolloidverband

Hydrokolloidverbände schließen die Wunde nach außen ab, halten die Körperwärme und können Sekret aufnehmen. Sie entwickeln bei Sekretaufnahme einen typischen Geruch. Sie werden bei wenig bis mittelstark sezernierenden Wunden und bei Dekubitus bis Grad 3 angewendet.

- **Material**
— Sterile Spritze und Aufziehkanüle
— Ringerlösung oder NaCl 0,9% oder Hydrogel
— Hydrokolloidverband in Stärke und Form der Wunde angepasst auswählen. Es gibt spezielle Formen für Ferse und Steiß sowie verschiedene Stärken für wenig oder viel Sekretfluss

- **Vor- und Nachbereitung**
▶ Abschn. Einfacher Wundverband.

- **Maßnahmen**
❯ Den Verband erst wechseln, wenn er sich aufwölbt; er kann bis zu maximal 7 Tagen auf der Wunde verbleiben.

— Die Wunde anfeuchten, z. B. mit Ringerlösung oder NaCl 0,9% oder Hydrogel
— Die Auflagengröße so wählen, dass sie mindestens 3 cm über dem Wundrand klebt
— Auf fettfreie Wundränder achten

━ Den Verband nach dem Aufbringen mit der flachen Hand andrücken und anwärmen, dann klebt er besser, evtl. mit Hydrokolloidkleber fixieren
━ Bei tieferen Wunden kann der Defekt aufgefüllt werden, z. B. mit Hydrokolloidpuder, -salbe oder einer Alginattamponade (▶ Abschn. Alginatverband)

Polyurethanverband

Polyurethanverbände werden als dünne durchsichtige Folien angeboten, die kaum Sekret aufnehmen können, und als Schaumverbände, die sehr viel Sekret aufnehmen können. Diese Verbände gibt es haftend und mit Kleberand.

Für stark sezernierende Wunden gibt es Präparate, die zusätzlich Superabsorber enthalten.
━ Folien für trockene Wunden
━ Schaumverband für mittel bis stark sezernierende Wunden und Dekubitus bis Grad 3/4

- ### Material
━ Sterile Spritze und Aufziehkanüle
━ Ringerlösung, NaCl 0,9% oder Hydrogel
━ Verband in Stärke und Form der Wunde anpassen. Es gibt spezielle Formen für Ferse und Steiß sowie verschieden Stärken für unterschiedlichen Sekretfluss

- ### Vor- und Nachbereitung
▶ Abschn. Einfacher Wundverband.

- ### Maßnahmen
━ Den Verband erst wechseln, wenn er sich aufwölbt; er kann bis zu maximal 7 Tagen auf der Wunde verbleiben
━ Folienverbände ohne Anfeuchten der Wunde aufbringen
━ Bei Schaumverbänden die Wunde anfeuchten, z. B. mit Ringerlösung, NaCl 0,9% (nur kurzzeitig anwenden) oder Hydrogel
━ Die Auflagengröße so wählen, dass sie mindestens 3 cm über dem Wundrand klebt
━ Evtl. Kombination mit Alginat oder Salbengaze

Wunde spülen

- **Indikation**
- Bei infizierten, großflächigen oder tiefen Wunden

- **Ziel**
- Keimreduktion (mechanisch und chemisch)
- Feuchtes Wundmilieu

- **Material**
- Unterlage, sauberes Handtuch
- Kompressen
- Sterile Pinzette
- Spüllösungen mit steriler Spritze und Kanüle (Ringerlösung, NaCl 0,9%, desinfizierende Lösung)

- **Maßnahmen**
- Alten Verband mit unsterilem Handschuh entfernen. Bei infizierten Wunden Material sofort sicher entsorgen
- Nur sanften Druck ausüben, um die Wundoberfläche nicht zu verletzen
- Verwendete Wundspülungen müssen steril sein. Verfallsdatum beachten. Ringerlösung ist Kochsalz vorzuziehen (Verfall nach 24 Stunden)
- Spülflüssigkeit sollte ca. 30°C warm sein (heißes Wasserbad)

▶ **Die Wunde von außen nach innen mit einen gut angefeuchteten Tupfer reinigen, damit keine Keime in die weitere Umgebung verschleppt werden.**

- Saugfähige Unterlage so platzieren, dass die Spüllösung aufgefangen werden kann
- Wunde spülen, Flüssigkeit mit Kompressen auffangen
- Taschen mit Hilfe einer Knopfkanüle ausspülen
- Bei der Verwendung desinfizierender Lösungen nicht nachspülen, damit sich die Wirkung voll entfalten kann

▶ **Spülungen mit desinfizierenden Lösungen sollten nur kurzzeitig und auf ärztliche Anordnung erfolgen. Desinfizierende Mittel sofort absetzen, wenn die Wunde sauber ist! Nicht baden, auch keine Teilbäder (Gefahr der Superinfektionen). Der reinigende Effekt ist beim Spülen größer, außerdem werden Granulation und Wundheilung durch Spülungen nicht beeinträchtigt.**

Chronische Wunden

Dekubitus

Der Dekubitus wird den Wundheilungsphasen entsprechend versorgt. Größere Nekrosen sollten zunächst chirurgisch abgetragen werden.

- Wunde mit kleinen Nekrosen: Enzymsalbenverband
- Oberflächlicher eher trockener Defekt (2. Grades): Dünner Hydrokolloidverband oder Polyurethanfolie. Spezielle Formen für Steiß und Ferse einsetzen
- Saubere, tiefere sezernierende Wunde (3. Grades): Wunde spülen, Alginatverband, dickerer Hydrokolloidverband oder Polyurethanschaumverband. Spezielle Formen für Steiß und Ferse einsetzen
- Infizierte, tiefere sezernierende Wunde (3.-4. Grades): Wunde mit desinfizierender Lösung 1- bis 2-mal täglich spülen, Alginatverband mit Salbengaze und Kompressenabdeckung
- Auf ausreichende Trinkmenge, eiweiß-, kohlenhydrat- und vitaminhaltige Kost achten

❯ Nie auf einem Dekubitus positionieren! Bewegungsplan anlegen.

Ulcus cruris

Das Ulcus cruris wird den Wundheilungsphasen entsprechend versorgt.

- Wundauflage je nach Heilungsstadium und Sekretion wählen, z. B. Schaumkompresse oder Alginat. Hydrogel bei trockenen Wunden verwenden
- Zusätzlich wird ein Kompressionsverband angelegt (▶ Kap. Thromboseprophylaxe)

Diabetisches Fußsyndrom

- Nekrosen müssen zunächst abgetragen werden
- Wundauflage je nach Heilungsstadium und Sekretion wählen

Dokumentation von Wunden

Die Dokumentation wird auf den Formularen der Einrichtung vorgenommen.

Häufigkeit:
- Monitoring der Wunde bei jedem Verbandswechsel (Veränderungen zum Vorzustand dokumentieren)
- Vollständiges Wundassessment inklusive Wundvermessung alle 7–14 Tage und nach wundbezogenen Interventionen, z. B. Debridement oder bei Verschlechterung

Art:
- Wunddokumentation als Beschreibung der Wunde und der Art der Wundversorgung
  - Beschrieben werden alle vorhandenen Phasen.
- Fotografische (digitale) Wunddokumentation

- **Schriftliche Dokumentation**

Das Formular sollte folgende Punkte der Beschreibung ermöglichen:
1. Art der Wunde (Wundklassifikation)
2. Lokalisation
   - Genaue Beschreibung des Wundortes (z. B. »Ulcus cruris venosum li. U-Schenkel«). Anatomische Strukturen sind zu benennen
3. Ausmaß, Größen
   - Es wird immer Länge, Breite und Tiefe in cm angegeben
   - Bei unregelmäßigen Wunden wird die größte Ausdehnung gemessen:
     - Länge (Kopf → Fuß – Ausrichtung)
     - Breite (rechts → links – Ausrichtung)
   - Alternativ:
     - Längste Länge und breiteste Breite
     - Entlang der Körperachsen
     - Tiefe (tiefste Stelle)
4. Ausmaß, Stadien
   - z. B. bei Dekubitus nach EPUAP
5. Wundphase
   - Exsudationsphase
   - Granulationsphase
   - Epithelisierungsphase
6. Wundrand
   - Taschenbildung/Unterminierung, Allergien, Infektionen, Mazerationen, Ödementwicklung
7. Wundumgebung
   - Infektionszeichen, Hautstruktur, Hautfarbe, Kallusbildung, Mazeration, Ödeme

8. Exsudat
   - Menge, Beschaffenheit, Farbe, Geruch
9. Infektionsgrad der Wunde:
   Eine Wundinfektion kann die Wundverhältnisse negativ beeinflussen und ist die folgenschwerste Störung der Wundheilung. Durch frühzeitiges Erkennen kann eine unnötige Verzögerung und Verschlechterung der Wundheilung verhindert werden.
   - Lokale Infektionszeichen:
     - Rötung, Überwärmung, Schmerzen, Verfärbung, Funktions- und Bewegungseinschränkung
     - Ödeme im Wundgebiet
     - Geruchsbildung
     - Wulstige Wundränder
     - Schnell blutende Wunden
   - Allgemeine Symptome:
     - Fieber, Schüttelfrost
     - Lymphknotenschwellung
     - Ödem
   - Beschreibung:
     - Klassische Zeichen einer Infektion (siehe oben)
     - Zu welchem Zeitpunkt ist die Infektion erstmals aufgetreten bzw. beobachtet wurde
     - Zeitpunkt der genauen Diagnosestellung
     - Therapiebeginn
     - Zeitpunkt der Abheilung
     - Dokumentation der allgemeinen Symptome
   - Wundschmerzen:
     - Keine Schmerzäußerungen
     - Patient äußert selten Schmerzen, ggf. Situationsbeschreibung
     - Hat häufig Schmerzen
     - Leidet permanent unter Schmerzen
     - Alternativ: Dokumentation mit Hilfe einer Smiley-Scala oder numerischen Scala

- **Fotodokumentation**

Folgende Dinge sollten bei der fotografischen Dokumentation einer Wunde beachtet werden:
- Vor- und Nachname, Geburtsdatum oder Code, Erstellungsdatum und ggf. Lokalisation vermerken
- Wundgröße mit Einmal-Messband ermitteln

❯ — Einwilligung des Patienten einholen
 — Die Fotodokumentation ersetzt nicht die schriftliche Wunddokumentation.

— Wunde erst nach Reinigung fotografieren
— Neutralen Hintergrund wählen (nicht weiß)
— Schattenbildung vermeiden
— Gleiche Lichtverhältnisse, gleicher Abstand, gleiche Position der
   Wunde (evtl. in gleicher Positionierung fotografieren, Position zu
   Beginn der Dokumentation vermerken)
— Wunde nimmt mindestens 1/3 des Fotos ein

Zeit

Martina Döbele, Ute Becker, Brigitte Glück

M. Döbele, U. Becker (Hrsg.), *Ambulante Pflege von A–Z*,
DOI 10.1007/978-3-662-49885-9_108,
© Springer-Verlag Berlin Heidelberg 2016

Wenn du es eilig hast, geh langsam. Wenn du es noch eiliger hast,
mach einen Umweg. (Aus Japan)

Zeitdruck entsteht, wenn es nicht möglich ist, das geplante Vorhaben
pünktlich, qualitativ ausreichend und in Ruhe durchzuführen.

Es gibt zwei Arten von Störungen, die letztlich zu Zeitmangel führen:

Unbeeinflussbare »Zeitfresser«:
Alle Ereignisse, die vorher nicht eingeplant waren, aber trotzdem jederzeit
eintreten können:

— Wetterverhältnisse
— Verkehrsverhältnisse, Parkplatzsituation
— Unvorhergesehene Zwischenfälle beim Patienten
— Verschlossene Tür

Beeinflussbare »Zeitfresser«:
— Hoher Krankenstand im Pflegedienst
— Mängel in der Arbeitsorganisation, unklare Kommunikations-
   strukturen
— Überflüssige Dokumentation
— Suchen von Dingen
— Unkenntnis von arbeitserleichternden Techniken
— Fehler in der Planung der Einsatzzeiten
— Zeitintensive, unnötige Gewohnheiten
— Gestresste Grundhaltung
— Probleme mit dem Auto

- **Maßnahmen – unbeeinflussbare Zeitfresser**
— Rechtzeitige Information über besondere Ereignisse, um diese gezielt
   zu umfahren

- Bei verschlossener Tür: ▶ Kap. Verschlossene Tür
- Bei aufgebrachten, verwirrten Patienten Atmosphäre entschärfen, nach Möglichkeit Angehörige informieren

> **Praxistipp**
>
> Bei unvorhersehbaren Gesprächen mit Angehörigen einschätzen, was sofort geklärt werden muss. Für alles andere kann ein günstigerer Zeitpunkt zum Gespräch angeboten werden.

- **Maßnahmen – beeinflussbare Zeitfresser**
- Selbstpflege, ausreichend Pausen, ausreichend Essen, Supervision
- Keine überflüssige Dokumentation: Regelmäßige, tägliche Routinetätigkeiten gehören in den Bereich der Pflegeplanung (Dokumentation nur im Abweichungsfall)
- Evtl. Dokumentation direkt am Bett bzw. im Beisein des Patienten erledigen, um den patientennahen Zeitanteil zu erhöhen
- Einsatzzeiten kritisch überprüfen (Planung realistisch?)
- Minimierung von Suchzeiten: Verbindliche Regelungen, was wo aufbewahrt wird, wer für Bestellungen zuständig ist
- Unmittelbare Verfügbarkeit von wichtigen Daten/Telefonnummern
- Lücken in den Kommunikationsstrukturen erkennen und beheben (Hauswirtschaft, Hausarzt, Physiotherapeut, Apotheken etc.)
- Benutzen von Arbeitshilfen
- Eigenes Handeln auf unnötige Gewohnheiten hin überprüfen
- Gestresste Grundhaltung: ▶ Kap. Stress
- Dienstwagen warten: ▶ Kap. Dienstwagen
- Bei absehbarer größerer Verspätung Hintergrunddienst informieren, um nachfolgende Patienten in Kenntnis zu setzen
- Parkausweis (Ordnungsamt)
- Kompetenz, Sicherheit durch Fortbildungen

- **Nachbereitung**
- Genaue Dokumentation (Uhrzeit bei Beginn und bei Ende des Einsatzes, die erbrachten Leistungen und die aufgetretenen Schwierigkeiten)
- Bei regelmäßiger Diskrepanz zwischen geplanter und tatsächlich benötigter Zeit sollte dies dem Innendienst der Einrichtung rückgemeldet werden

Serviceteil

M. Döbele, U. Becker (Hrsg.), *Ambulante Pflege von A–Z*,
DOI 10.1007/978-3-662-49885-9,
© Springer-Verlag Berlin Heidelberg 2016

Anhang: Vergiftungszentralen

Berlin	030–19 240 im Notfall oder 030–30 68 67 11 bei allgemeinen Fragen
Bonn	0228–28 73 211, 0228–28 73 333
Erfurt	0361–73 07 30
Freiburg	0761–19 240 im Notfall oder 0761–27 04 361 bei allgemeinen Fragen
Göttingen	0551–19 240 für alle und 0551–38 31 80 für Ärzte
Homburg/Saar	06841–19 240 oder 06841–16 83 15
Mainz	06131–19 240 und 06131–23 24 67
München	089–19 240
Nürnberg	0911–39 82 451

Stichwortverzeichnis

Q

R

S

Printed in the United States
By Bookmasters